高等学校医学类应用型示范专业实验教学教材

实验诊断学实验教程

主　编　孙国贵　董爱英
副主编　刘俊杰　邢凤梅
编　委　（按姓名汉语拼音排序）

唱丽荣（华北理工大学临床医学院）　　王一超（华北理工大学临床医学院）
董爱英（华北理工大学附属医院）　　　邢凤梅（华北理工大学临床医学院）
高学敏（华北理工大学公共卫生学院）　邢　欢（华北理工大学附属医院）
郝晓方（华北理工大学附属医院）　　　徐　媛（华北理工大学附属医院）
李　超（开滦总医院）　　　　　　　　杨学惠（华北理工大学附属医院）
李　宁（华北理工大学附属医院）　　　于笑涵（华北理工大学临床医学院）
刘俊杰（华北理工大学临床医学院）　　张婧曦（华北理工大学临床医学院）
刘亚杰（华北理工大学附属医院）　　　赵济华（华北理工大学临床医学院）
路艳红（华北理工大学附属医院）　　　赵俊睐（华北理工大学附属医院）
孙国贵（华北理工大学附属医院）　　　赵力欣（华北理工大学附属医院）
王冬梅（开滦总医院）　　　　　　　　周林林（华北理工大学附属医院）
王婧瑶（华北理工大学临床医学院）

北京大学医学出版社

SHIYAN ZHENDUANXUE SHIYAN JIAOCHENG

图书在版编目（CIP）数据

实验诊断学实验教程 / 孙国贵，董爱英主编. --
北京：北京大学医学出版社，2025.1. -- ISBN 978-7-
5659-3260-1

Ⅰ. R446

中国国家版本馆 CIP 数据核字第 2024E0K512 号

实验诊断学实验教程

主　　编：孙国贵　董爱英
出版发行：北京大学医学出版社
地　　址：（100191）北京市海淀区学院路 38 号　北京大学医学部院内
电　　话：发行部 010-82802230；图书邮购 010-82802495
网　　址：http://www.pumpress.com.cn
E-mail：booksale@bjmu.edu.cn
印　　刷：北京瑞达方舟印务有限公司
经　　销：新华书店
责任编辑：郭颖　　责任校对：靳新强　　责任印制：李啸
开　　本：850 mm×1168 mm　1/16　印张：13.5　彩插：8　字数：400 千字
版　　次：2025 年 1 月第 1 版　2025 年 1 月第 1 次印刷
书　　号：ISBN 978-7-5659-3260-1
定　　价：45.00 元

版权所有，违者必究

（凡属质量问题请与本社发行部联系退换）

前言

实验诊断学又名检验诊断学,是临床医学专业桥梁学科,也是一门涉及现代医学多学科、多专业的临床应用学科。本教材是高等医学院校规划教材《实验诊断学》的配套教材,可供高等医学院校本科生实验或实习时使用。本教材以临床疾病的检验诊断为基点,在整个教学过程中结合临床案例,重构教学内容模块,及时补充临床医学最新教学资源,体现学科专业融合,内容与时俱进。

本教材编写的主导思想是围绕教科书的理论教学内容,选择相关的实验,强调理论与实践相结合,使学生通过有关检验的操作,了解检验的基本技术,进一步理解课堂教学内容,达到理论联系实际的目的,注重培养学生的实践能力和思维能力。本教材的主要内容包括红细胞检查与贫血报告诊断、白细胞检查与白细胞疾病实验诊断、骨髓细胞检查与造血系统疾病诊断、血栓与止血的实验室检查与疾病诊断、尿液及肾功能检查与泌尿系统疾病实验诊断、糖代谢和脂代谢紊乱的实验诊断、浆膜腔积液实验检查、粪便实验检查、肝功能检查与肝脏疾病的实验诊断、脑脊液实验室检查及中枢神经系统疾病实验诊断、临床常用微生物免疫检查与实验诊断、分子生物学检查与分子诊断。

为了适应现代教育的需求,本教材同时为各章内容精选了配套的练习题;另外将学科新进展、先进检测设备的使用等通过二维码链接附于书中,读者通过手机扫描后即可阅读,这种多媒体教学手段的引入,不仅丰富了教材的表现形式,也提高了学生的学习兴趣和效率。

在编写本教材的过程中,我们得到了北京大学医学出版社及华北理工大学有关部门的宝贵建议和支持,在此一并致谢!由于作者水平有限,不足之处在所难免,诚望大家在使用过程中提出宝贵意见,以便我们及时改正。

编者

目 录

第一章　实验诊断报告内容及要求	1
第二章　红细胞检查与贫血报告诊断	5
第一节　课堂病案讨论	5
第二节　实验内容	7
第三节　常见病例报告解读	16
第四节　知识拓展	19
第三章　白细胞检查与白细胞疾病实验诊断	23
第一节　课堂病案讨论	23
第二节　实验内容	25
第三节　常见病例报告解读	33
第四节　知识拓展	40
第四章　骨髓细胞检查与造血系统疾病诊断	43
第一节　课堂病案讨论	43
第二节　实验内容	46
第三节　常见病例报告解读	56
第四节　知识拓展	64
第五章　血栓与止血的实验室检查与疾病诊断	70
第一节　课堂病案讨论	70
第二节　实验内容	75
第三节　常见病例报告解读	78
第四节　知识拓展	79
第六章　尿液及肾功能检查与泌尿系统疾病实验诊断	83
第一节　课堂病案讨论	83
第二节　实验内容	88
第三节　常见病例报告解读	94
第四节　知识拓展	97
第七章　糖代谢和脂代谢紊乱的实验诊断	101
第一节　课堂病案讨论	101
第二节　实验内容	103
第三节　常见病例报告解读	107
第四节　知识拓展	113

第八章　浆膜腔积液实验检查、粪便实验检查 ... 115
第一节　课堂病案讨论 ... 115
第二节　实验内容 ... 117
第三节　常见病例报告解读 ... 126
第四节　知识拓展 ... 128

第九章　肝功能检查与肝脏疾病的实验诊断 ... 132
第一节　课堂病案讨论 ... 132
第二节　实验内容 ... 137
第三节　常见病例报告解读 ... 144
第四节　知识拓展 ... 147

第十章　脑脊液实验室检查及中枢神经系统疾病实验诊断 ... 154
第一节　课堂病案讨论 ... 154
第二节　实验内容 ... 156
第三节　常见病例报告解读 ... 159
第四节　知识拓展 ... 162

第十一章　临床常用微生物免疫检查与实验诊断 ... 164
第一节　课堂病案讨论 ... 164
第二节　实验内容 ... 166
第三节　常见案例解读与技能训练 ... 179
第四节　知识拓展 ... 186

第十二章　分子生物学检查与分子诊断 ... 188
第一节　课堂病案讨论 ... 188
第二节　实验内容 ... 191
第三节　常见病例报告解读 ... 197
第四节　知识拓展（荧光原位杂交、基因诊断） ... 198

参考文献 ... 207

第一章 实验诊断报告内容及要求

实验诊断报告是对临床医生申请检查的各项检验结果的电子或书面报告。实验诊断的报告与分析是临床诊疗的重要环节，及时、正确的报告与综合有效的分析，可为疾病的诊断、鉴别诊断、疗效评估、预后转归等提供有力的支持。临床实验室针对报告的内容、发布时限、结果审核、分析等应有严格的要求和操作规范，以保证临床医护人员和患者及其家属能够准确、及时获得检验结果。有时在临床医生提出检验申请的基础上，检验医师会根据患者病情和初步实验结果的需要加做一些试验，如全血细胞计数异常时加做血涂片显微镜形态学检验，有助于对感染或血液病等的诊断；梅毒筛查试验阳性时，加做梅毒确诊试验等。临床医生在获得检验报告后，应结合患者的家族史、病史、临床表现和其他检查等资料，给予综合分析或评价。

一、实验诊断报告的内容

实验诊断报告所包含的内容须规范，格式清晰、易懂。

一般应包含以下信息。

1. 医嘱信息 ①患者信息：姓名、性别、年龄、病历号、病区、床号；②原始样本类型：如静脉血、随机尿等；③申请医师姓名、申请科室；④临床诊断；⑤申请检验项目。

2. 检验信息 ①原始样品采集的日期和时间；②样本接收时间；③样本检测时间；④实验检测人员和报告审核人员签名；⑤结果报告日期和时间；⑥检测方法；⑦发布报告的实验室名称和地址。必要时，应注明可能对检测结果准确性造成影响的标本状态，例如标本黄疸、溶血等。

3. 检验结果 检测项目与相应检测数据、数据单位应在报告中清晰地列出，一般附有参考区间和结果增高或减低的提示。不能以数据形式表达的检测结果，可附有文字描述，例如形态学检验的描述。一些对于诊断有重要意义的形态图片可以在报告中体现。

4. 实验诊断意见或结论 对于部分检验报告，应基于多项检验结果，在了解患者临床信息后，通过综合分析、判断和总结，结合疾病诊断标准或指南等，可给出适当的检验诊断意见或结论，对不明确的检验结果，可给出结果描述、解释或进一步检查的建议等。

例如：

×××医院微生物检验报告			
姓名：	性别：	年龄：	样本编号：
科别：	病历号：	床号：	申请医生：
标本类型：		临床诊断：	检验仪器：
检测结果：白念珠菌	菌落数：cfu/ml：2+		耐药机制：
抗生素结果：	该报告使用检测方法 MIC（μg/ml）		

续表

抗生素名称	结果	折点	敏感度	抗生素名称	结果	折点	敏感度
两性霉素	0.5	ECV=2	WT	伊曲康唑	0.03	—	—
5-氟胞嘧啶	≤0.06	—		卡泊芬净	0.06	≥1 ≤0.25	敏感
氟康唑	1	≥8 ≤2	敏感	伏立康唑	0.03	1 ≤0.12	敏感
阿尼芬净	0.016	≥1 ≤0.25	敏感	米卡芬净	≤0.03	≥1 ≤0.25	敏感
泊沙康唑	0.03	ECV=0.06	WT				

备注：真菌培养。SDD-剂量依赖性敏感；IR-固有耐药（天然耐药）；NWT-非野生型［即MIC>ECV，该菌株有获得性和（或）突变耐药］；WT-野生型［MIC≤ECV，该菌株无获得性和（或）突变耐药］

二、实验诊断报告的签发时限

实验诊断报告签发应具有时限要求。从标本接收到结果审核与报告签发，临床实验室应详细规定其时间要求。临床实验室在遵循行业相关规定并严格按照相关操作规程的基础上，应尽可能地缩短检测周期，满足临床需要。若因仪器故障等因素不能在规定时限内签发报告，实验室应采取应急措施（尽快联系维修或送至委托实验室），并及时与临床医生沟通，说明延迟的原因及能够发出报告的时间。

三、实验诊断报告的分析与审核

临床标本检测完毕后，实验室审核人员应认真核对患者信息的完整性及准确性、检验项目有无遗漏、错项等情况，结合患者临床资料、相关检测项目、历史数据等对检测结果进行动态分析，审核检测结果是否正确，并签发实验诊断报告。实验诊断报告的审核与签发应由具有专业技术资质的人员完成。

（一）常规分析与审核

1. 结合临床资料分析 将试验结果与患者的年龄、性别、临床诊断等有关临床信息进行系统性评价。

2. 检测结果的相关性分析 针对同一患者相同时间段的检验项目，从细胞代谢、免疫反应、器官功能损伤、多系统并发症等多角度进行相关分析。如肝硬化腹水患者同一时间血液和尿液胆红素可升高、凝血酶原时间延长、肝功能试验异常等。综合分析检测结果的合理性，并进行评估和判断。多项目的组合试验，例如血常规试验与尿常规试验各项目之间存在内在联系和动态变化，也可辅助判断结果是否准确、可靠。

3. 结合既往检验结果分析 查看以往检验结果的历史数据，针对发病病因、病理变化、治疗和预后等疾病全过程的相关检验指标进行纵向分析。

（二）异常检测结果的分析与审核

在分析实验诊断报告时，可能会遇到结果显著异常或与临床医生的诊断不符合的情况，此时应注意可从以下几个方面查找线索。

1. 检测系统因素

（1）分析前：例如取错样本、患者姓名或病历号有误、样本量少、患者在输注高渗葡萄糖盐水过程中同侧抽血检查血液葡萄糖或电解质、血液抗凝剂使用错误、抗凝血发生肉眼难见的微小凝固、样本采集后未及时送检等。这些是临床较为常见的差错。

（2）分析中：实验室检测人员应仔细排查试验结果的检测、审核、传输、发放等各个环节有无疏漏和错误，以除外实验室内可能出现的差错。例如检测仪器是否发生故障、当日检测项目的室内质量控制是否在控、检测试剂是否在有效期内、人员操作是否按照标准操作规程进行等。

（3）分析后：标本质量和药物干扰是不可忽视的重要的潜在因素，例如高胆红素、乳糜及溶血样本可干扰一些比色、比浊和酶联免疫分析等试验结果；碱性尿可导致干化学法检测尿蛋白呈假阳性；大剂量维生素 C 治疗时可使血液葡萄糖、甘油三酯、胆固醇等的测定结果偏低；口服阿司匹林可引起血小板聚集率下降等。另外，患者的饮食、运动、体位、其他疾病状态等都能影响试验结果，例如在饥饿或全身性疾病时体内甲状腺激素浓度往往明显下降，有时会低于参考区间低限。结合临床，评估各项干扰因素对试验结果的影响。

2. 疾病因素　仔细分析与疾病变化不相符合的检验项目，以发现疾病早期变化、疾病好转或恶化趋势，以及发生其他新的病理变化所导致的结果异常。

当实验检测人员发现异常试验结果时，应核查实验室内部因素，并及时与临床医生进行沟通，了解患者的疾病状态、用药情况等，综合患者的临床资料判断导致异常检测结果的原因。

四、实验诊断报告的发布

实验诊断报告经过审核后签发，可通过实验室信息系统（LIS）向临床进行发布。实验结果的描述尽可能使用专业术语。报告签发时应在报告中描述接收到原始样品时质量不适于检测或可能影响检测结果的情况，例如样本乳糜血、黄疸、溶血等。当 LIS 故障无法发放正式报告，或临床医生因治疗需要须提前知晓患者初步检验结果时，可通过电话、图文传真和其他电子设备传送临时和（或）口头结果报告。发布临床和（或）口头实验诊断报告前，实验室检测人员应仔细核对患者姓名、性别、年龄、检测项目、检测时间、申请者姓名、样本类型以及与患者的关系等信息，确认患者信息后发布报告并详细记录结果报告内容，报告接收对象姓名［医生、护士和（或）患者］、报告时间及报告人。发放临时和（或）口头报告结果后，应提供正式报告，并且应将最终报告发放给检验申请者。

五、危急值报告

危急值（critical value）是指某项或某类临床检测的显著异常结果，是明显偏离参考区间上限或下限的定值，它与疾病的治疗、转归有密切联系。一旦出现危急值，表明患者病情正处于危及生命的边缘状态，实验检测人员在确认危急值后应立即报告临床医生，临床医生应迅速给予患者有效的干预或治疗措施，否则可能出现严重后果。

常规检验危急值报告项目及范围见表 1-1。

表 1-1　常规检验危急值报告项目及范围

项目名称	危急值报告范围	备注
白细胞计数（WBC）	$<1.5 \times 10^9$/L 或 $>30 \times 10^9$/L	首检报告
血红蛋白含量（Hb）	<50 g/L	首检报告
血小板计数（PLT）	$<20 \times 10^9$/L 或 $>1000 \times 10^9$/L	首检报告
血浆凝血酶原时间（PT）	>35 s	首检报告
活化部分凝血活酶时间（APTT）	>100 s	首检报告
血浆纤维蛋白原（FIB）	<1 g/L	
血钾（K^+）	<2.5 mmol/L 或 >6.2 mmol/L	

续表

项目名称	危急值报告范围	备注
血钠（Na^+）	<120 mmol/L 或 >160 mmol/L	
血钙（Ca^{2+}）	<1.5 mmol/L 或 >3.5 mmol/L	
血葡萄糖	<2.2 mmol/L 或 >22.2 mmol/L	
高敏肌钙蛋白（TNHS）	>500 ng/L	首检报告
涂片抗酸染色	抗酸染色阳性	
血培养	发现细菌生长按三级报告	
脑脊液	墨汁染色阳性	
抗HIV	阳性	
二氧化碳分压（PCO_2）	<20 mmHg 或 >65 mmHg	
氧分压（PO_2）	<40 mmHg	
pH	<7.15 或 >7.55	
乳酸	>3.2 mmol/L	

（董爱英　刘俊杰）

第二章 红细胞检查与贫血报告诊断

【内容提要】

课堂病案讨论（贫血的实验诊断）

实验内容：

1. 红细胞计数及红细胞平均值参数检测
   （1）目视计数法（操作）
   （2）血细胞自动分析仪法（示教）
   （3）网织红细胞测定（操作）
   （4）红细胞沉降率测定（操作）
2. 红细胞形态观察（血涂片红细胞形态辨认；示教）
3. 报告单解读
4. 知识拓展

第一节 课堂病案讨论

【简要病史】 患者李某，女，23岁，学生。头晕、乏力1年，近2个月加重，伴心悸、食欲缺乏，二便正常。月经史：13岁初潮，月经周期不规律（间隔20~23天），行经期7天，月经量大。既往体健，无血液病病史。

【体格检查】 T 36.2 ℃，R 20次/分，P 96次/分，BP 110/70 mmHg。一般状况尚可，发育正常，营养中等，面色及睑结膜苍白，皮肤及黏膜无出血点、巩膜无黄染，浅表淋巴结未触及，胸骨无压痛。心率96次/分，心律整，无异常杂音；肺、肝、脾、四肢及神经系统未见明显异常。

【实验室检查】

血液一般检查：RBC 3.3×10^{12}/L，Hb 75 g/L，Hct 0.25；
　　　　　　　MCV 75 fl，MCH 23Pg，MCHC 300 g/L，RDW 16.5%；
　　　　　　　WBC 4.5×10^9/L；
　　　　　　　PLT 120×10^9/L。

【思考题】

（1）初步考虑为何种诊断？为什么？

（2）如何分析实验检查结果？

（3）为了明确诊断，还应该做哪些实验室检查？可能会有什么病理变化？

（4）分析其可能病因是什么？应该与哪些疾病进行鉴别诊断？

【病案分析】

（1）初步考虑该患者为小细胞低色素性贫血　其诊断依据如下。

1）有贫血的临床症状和月经量过多的慢性失血病史：头晕、乏力 1 年，加重并伴心悸、食欲缺乏 2 个月；月经周期不规律，间隔时间短（20~23 天），行经期 7 天，月经量大。

2）有贫血的临床体征（皮肤及黏膜苍白，脉搏及心率稍快），但无出血性、溶血性和急性白血病的常见阳性体征（皮肤及黏膜无出血点和瘀斑、无黄染及胸骨压痛等表现）。

3）血液一般检查：RBC 3.3×10^{12}/L，Hb 75 g/L，Hct 0.25，皆明显低于参考值下限，表明有中度贫血（Hb<90 g/L）；MCV（75 fl）、MCH（23Pg）和 MCHC（300 g/L）均降低，符合小细胞低色素性贫血的实验室改变。

（2）分析实验检查结果　RBC、Hb、HCT 均明显低于参考值下限，提示为贫血；MCV 75 fl 小于正常下限，提示为小细胞性贫血，MCH 23Pg，MCHC 300 g/L 明显低于参考值下限，共同提示为小细胞低色素性贫血；RDW16.5% 增大，提示为缺铁性贫血。

附：贫血的形态学分类（表 2-1）

表 2-1　贫血的形态学分类

分类	MCV（fl）	MCH（pg）	MCHC（g/L）	病因
正常细胞性贫血	82~100	27~34	316~354	急性失血性贫血、再生障碍性贫血、多数溶血性贫血、白血病
大细胞性贫血	>100	>34	316~354	巨幼细胞贫血及恶性贫血
单纯小细胞性贫血	<82	<27	316~354	慢性感染、炎症、肝病、尿毒症、风湿性疾病等
小细胞低色素性贫血	<82	<27	<316	缺铁性贫血、珠蛋白生成障碍性贫血、铁粒幼细胞贫血

（3）为了进一步明确诊断，还应该做以下检查。

1）红细胞形态观察和网织红细胞检查：缺铁性贫血时会见到红细胞体积变小、中心淡染区增大（图 2-1，彩图见书后）；网织红细胞计数可能正常或轻度增高。

2）血清铁、铁蛋白等实验室检查：缺铁性贫血时，此两项检查可能都会降低，其中以铁蛋白降低更为敏感、特异。

3）必要时可做骨髓及骨髓铁染色检查：缺铁性贫血时可见骨髓红系造血呈轻、中度活跃，以中晚幼红细胞增生为主，幼红细胞体积小，细胞质量减小且发育滞后，幼红细胞呈"核老浆幼"（图 2-2，彩图见书后）；骨髓铁染色可见细胞内外铁皆降低，以细胞外铁降低明显。

（4）该患者缺铁性贫血的病因，可能与长期月经量过多（失血过多）且补养不足，导致慢性失血有关。小细胞低色素性贫血最常见的是缺铁性贫血；且该患者 RDW（16.5%）增大，也提示为缺铁性贫血。

应注意与其他小细胞低色素性贫血（如地中海贫血、铁粒幼细胞贫血等）进行鉴别。

【最终诊断】结合病史、临床体征及上述实验室检查结果分析，此病例的诊断考虑是缺铁性贫血。待补做红细胞形态观察、血清铁、铁蛋白等实验室检查后，方可作出最终诊断。

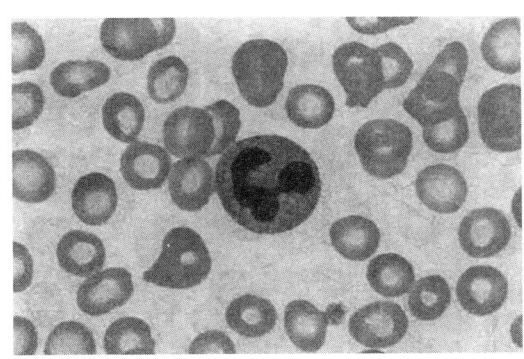

图 2-1 缺铁性贫血的血象

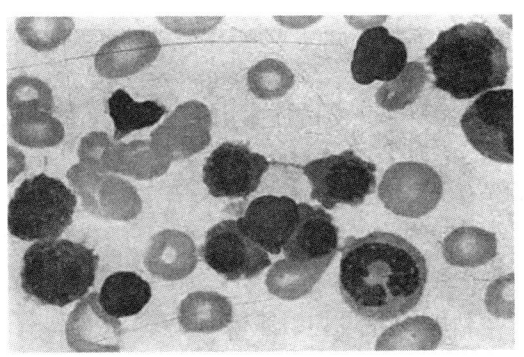

图 2-2 缺铁性贫血的骨髓象

（路艳红）

第二节　实验内容

一、红细胞计数及红细胞平均值参数检测

（一）红细胞目视计数法（操作）

【目的】熟悉红细胞目视计数方法，掌握红细胞计数参考值及临床意义，熟悉细胞计数板及细胞计数方法。

【原理】用红细胞稀释液将血液稀释一定倍数，置于血细胞计数板内，于显微镜下计数一定容积内的红细胞数，然后再计算出每升血液内的红细胞数。

【试剂】红细胞稀释液［赫姆（Hayem）稀释液］

　　氯化钠　　　　　　　　　　　1.0 g
　　硫酸钠（$Na_2SO_4 \cdot 10H_2O$）　　5.0 g（或无水硫酸钠 2.5 g）
　　氯化高汞　　　　　　　　　　0.5 g
　　蒸馏水加至　　　　　　　　　200.0 ml（过滤后备用）

【器材】

（1）试管、玻棒、采血针、2 ml 玻璃吸管、显微镜。

（2）一次性微量吸管：标有 10 μl 及 20 μl 的刻度线。

（3）血细胞计数板（改良牛鲍计数板）：如图 2-3 所示。血细胞计数板中央有两个刻度平台（即血细胞计数池），每个平台划分为 9 个大方格，每个大方格长、宽各为 1 mm，其面积为 1 mm^2，加盖玻片后的深度为 0.1 mm，故每一大方格的容积为 0.1 mm^3（0.1 μl）。四角的四个大方格等分为 16 个中方格，为白细胞计数区（图 2-4）；中央一大方格作为红细胞计数用，用双线等分为 25 个中方格，每个中方格又等分为 16 个小方格，其中四角的四个中方格加上中间的一个中方格为红细胞计数区（图 2-4，图 2-5）。

【操作】

（1）取试管 1 支，准确加入红细胞稀释液 2 ml。

（2）消毒皮肤，用采血针刺破皮肤，使血液自动流出，拭去第一滴血，用一次性微量吸管准确吸取血液 10 μl。

（3）拭去管尖外面多余的血液，将吸管插入稀释液底部，轻轻将血液全部排出，然后吸取其上方稀释液清洗吸管内残余血液2~3次。

（4）混匀后用玻棒蘸取红细胞悬液，充入血细胞计数池内，注意充池的液量要适宜，使之恰好充满，无气泡及多余液体溢出。静置2~3 min，待红细胞下沉后进行计数。

（5）将血细胞计数板置于显微镜下，用低倍镜观察计数池内红细胞分布是否均匀，如红细胞分布均匀，即可用高倍镜进行计数。计数中央大方格中的四个角上和中心的中方格（共5个中方格）的红细胞。为准确计数，对于压在线上的细胞可采用以下计数原则：计数时，对于压在左右相邻两侧线上的细胞，计数压在左侧线上的细胞，不计数压在右侧线上的细胞（即"计左不计右"）；对于压在上下相邻线上的细胞，计数压在上线上的细胞，不计数压在下线上的细胞（即"计上不计下"）。按上述原则进行计数时，没有计数重复或遗漏的细胞（每个细胞只计数一次）（图2-6）。

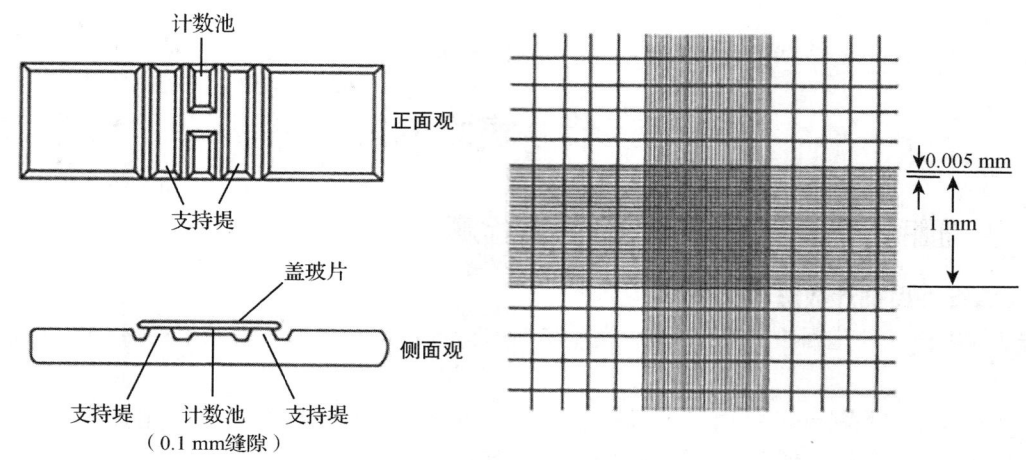

图2-3 血细胞计数板（改良牛鲍计数板）

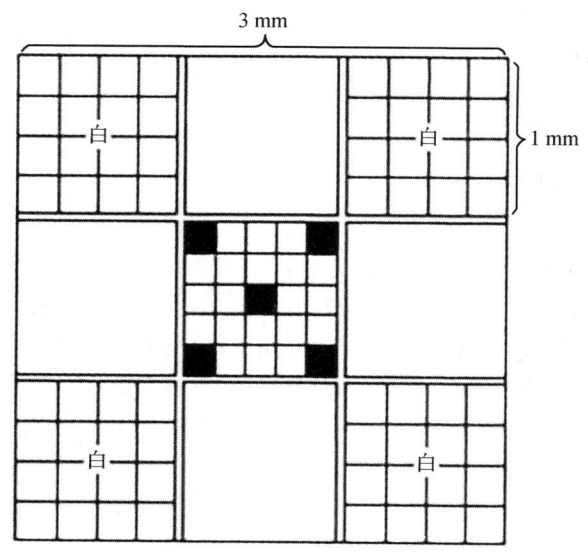

图2-4 红细胞、白细胞计数区示意图（■为红细胞计数区）

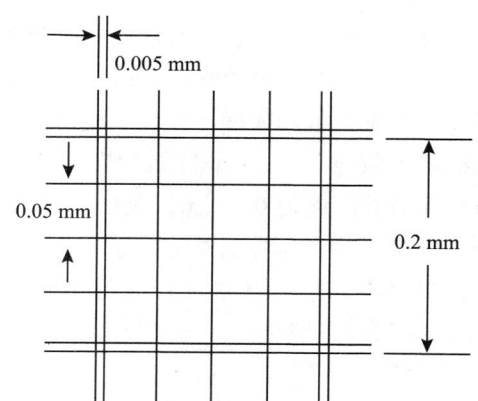

图2-5 红细胞计数区（中方格）放大示意图

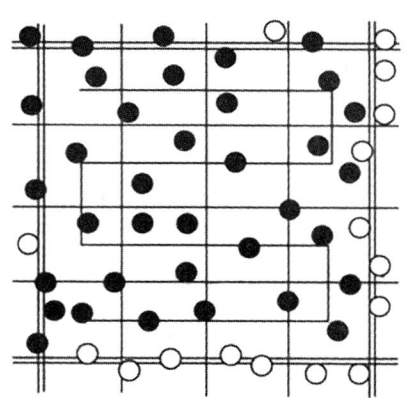

图 2-6 红细胞计数原则（计数黑点，不计数白点）

（6）计算：将 5 个中方格所得的红细胞数的总和（N）乘以 10 000 即为每微升（μl）血液内的红细胞数，再乘以 10^6 换算为每升（L）血液内的红细胞数。

计算公式为：

$$红细胞/L = N \times \frac{25}{5} \times 10 \times 200 \times 10^6 = N \times 10^{10} = \frac{N}{100} \times 10^{12}/L$$

式中：N 为 5 个中方格内数得的红细胞数；

$\times \frac{25}{5}$ 是将 5 个中方格红细胞数换算成一个大方格（即 0.1 μl）的红细胞数；

$\times 10$ 是将一个大方格的容积（0.1 μl）换算成 1 μl 血液内的红细胞数；

$\times 200$ 为血液稀释倍数；

$\times 10^6$ 是将 μl 换算成 L。

（7）计数完毕后，用清水将计数盘和盖玻片冲洗干净，待干后备用。

【注意事项】

（1）显微镜物镜接近计数板时应注意，勿损坏计数板及镜头。

（2）计数时进入显微镜的光线要适中，否则不易找到方格。

（3）计数细胞时，计数池内的细胞分布要均匀，各中方格的细胞相差不应超过 ±10%，否则应重新充池计数。

（4）计数不准确的常见原因主要有以下几种。

1）采血不符合要求，如局部皮肤水肿、炎症、穿刺过浅、过度挤压等。

2）稀释液量不准，特别在夏季，稀释液放置过久、水分蒸发。

3）操作过慢，血液凝固。

4）微量吸管内壁沾有白细胞稀释液，会使红细胞破坏，计数不准（故应先做红细胞计数，后做白细胞计数；微量吸管用后一定要清洗干净）。

5）红细胞悬液混匀不充分。

6）计数池充池不均匀、有气泡，或充池后移动盖玻片。

7）计数时对压在线上的红细胞，未按压线红细胞计数原则进行计数，造成计数遗漏或重复。

8）当白细胞极度增多时，将使红细胞计数结果假性偏高，此时应对红细胞计数结果进行校正。校正方法：校正后红细胞计数结果 = 校正前红细胞计数结果 – 白细胞计数结果。

【参考区间】①成年：男性（4.3~5.8）×10^{12}/L；女性（3.8~5.1）×10^{12}/L。
②新生儿（6.0~7.0）×10^{12}/L。

【临床意义】

（1）红细胞增多

1）相对性增多：由各种原因导致的血浆量减少，使 RBC 计数相对性增多，多为暂时性增多，见于严重呕吐、腹泻、大面积烧伤、多尿等导致的脱水状态。

2）绝对性增多：多由于缺氧而致红细胞代偿增多，红细胞增多的程度与缺氧程度成正比；少数病例是由造血系统疾病所致。

3）生理性增多：见于胎儿、新生儿、高原居民等；剧烈运动、体力劳动、情绪激动时红细胞也可一过性增多。

4）病理性增多：见于慢性心肺功能不全疾患，如肺气肿、肺源性心脏病及某些发绀型先天性心脏病等。此外，真性红细胞增多症时，红细胞增多可达（7.0~10.0）×10^{12}/L。

（2）红细胞减少

1）生理性减少：出生后3个月~15岁，生长发育迅速，血容量急剧增加而造血原料相对不足；部分老年人骨髓造血组织逐渐减少，其造血功能明显减退；妊娠中、晚期血容量剧增而引起血液稀释，红细胞相对减少。

2）病理性减少：指血液中红细胞数量绝对减少。见于造血功能障碍、造血原料供应不足、红细胞丢失和破坏过多等原因引起的各种贫血。

（二）血细胞自动分析仪（示教）

（1）仪器原理、操作、注意事项等，详见第三章第二节"一、白细胞计数（血细胞分析仪）"。

（2）对临床实际检验报告单进行解读：重点解读有关红细胞检查的各项内容，包括红细胞计数（RBC）、血红蛋白含量（Hb）、血细胞比容（Hct）和红细胞平均值参数（MCV、MCH、MCHC 和 RDW），同时了解不同类型红细胞直方图的含义，结合红细胞形态学检查，了解红细胞检查的临床应用及其临床意义。血细胞分析仪在 36~360 fl 范围内分析红细胞，横坐标表示红细胞体积，纵坐标表示不同体积红细胞出现的相对频率。正常红细胞直方图呈正态分布（图 2-7），缺铁性贫血的红细胞直方图曲线波峰左移，基底部加宽（图 2-8）。

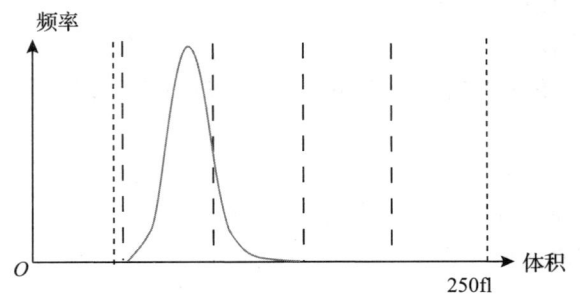

图 2-7 正常红细胞直方图

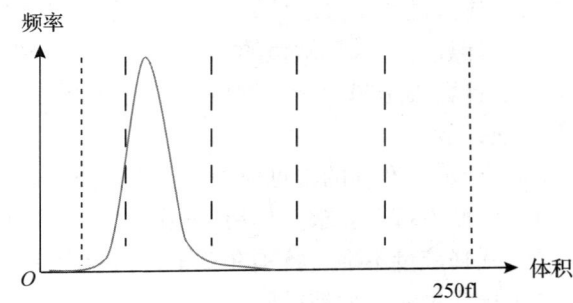

图 2-8 小细胞性贫血红细胞直方图

二、红细胞形态观察

1. 显微镜下观察血涂片 对正常及病理情况下的红细胞形态进行辨认（示教）。

2. 观察红细胞形态图像 （图 2-9~图 2-29，彩图见书后）。

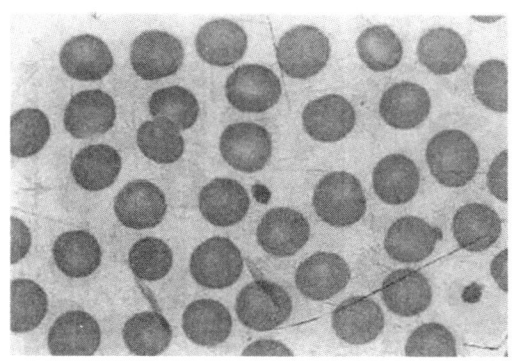

图 2-9　正常红细胞

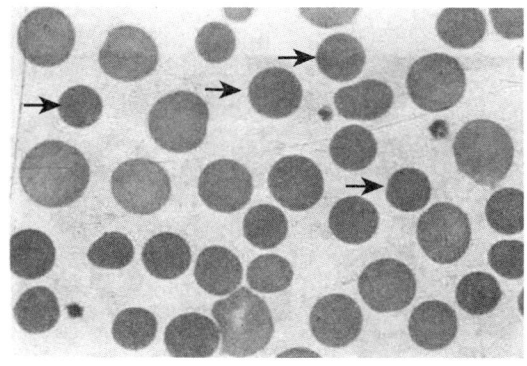

图 2-10　球形红细胞

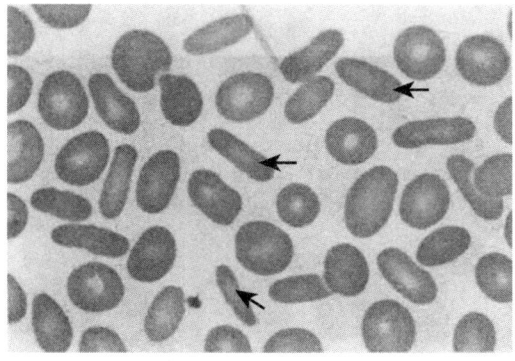

图 2-11　椭圆形红细胞

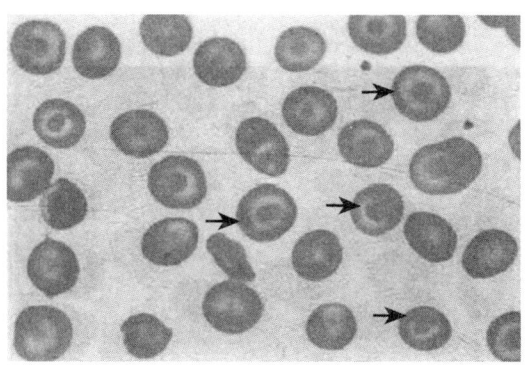

图 2-12　靶形红细胞

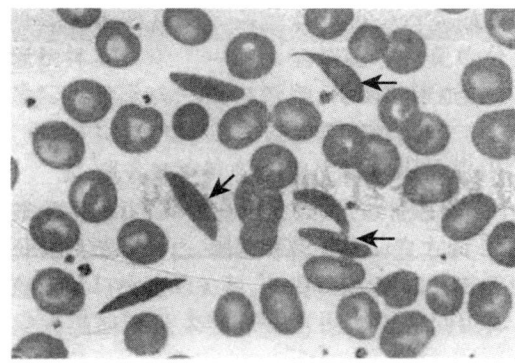

图 2-13　镰形红细胞

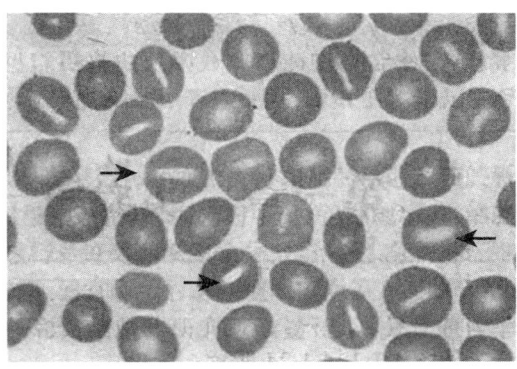

图 2-14　口形红细胞

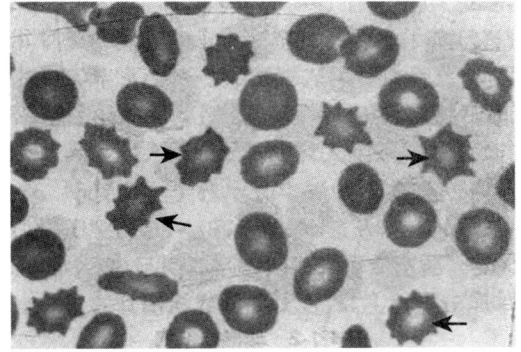

图 2-15　棘细胞

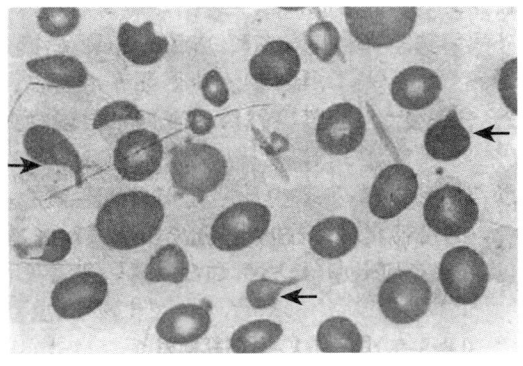

图 2-16　泪滴形红细胞

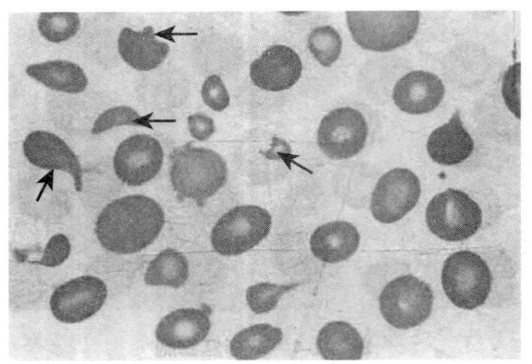

图 2-17 裂红细胞

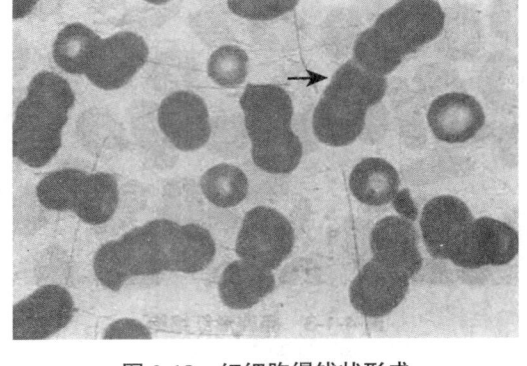

图 2-18 红细胞缗钱状形成

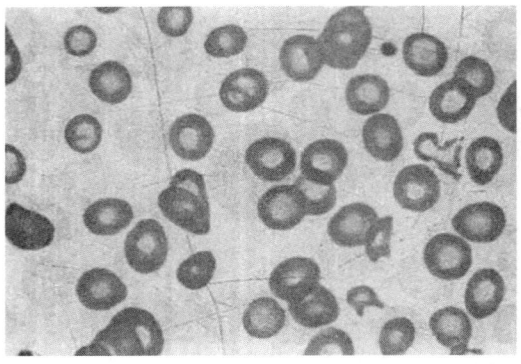

图 2-19 低色素性红细胞

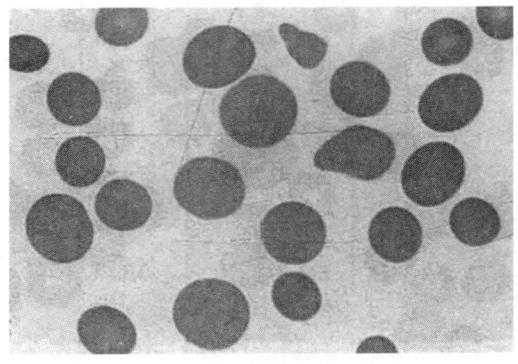

图 2-20 高色素性红细胞

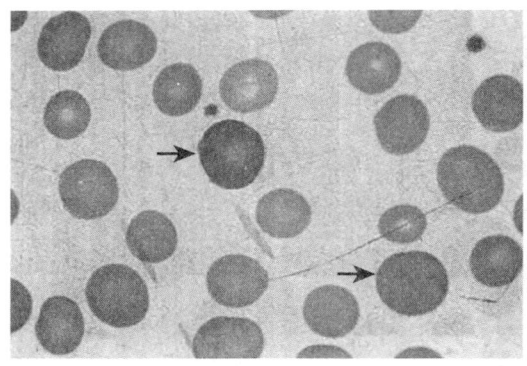

图 2-21 嗜多色性红细胞

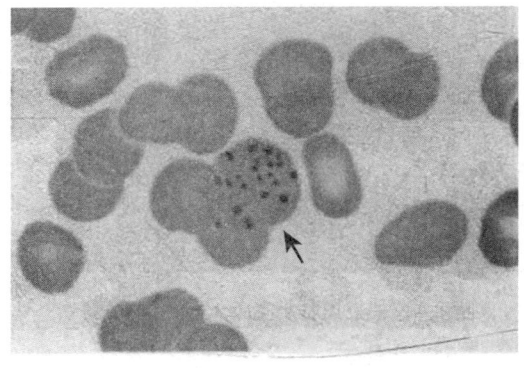

图 2-22 嗜碱性点彩红细胞

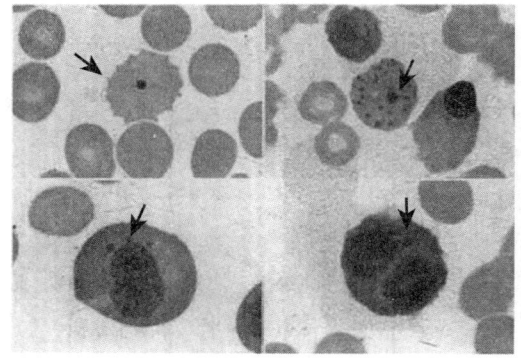

图 2-23 染色质小体

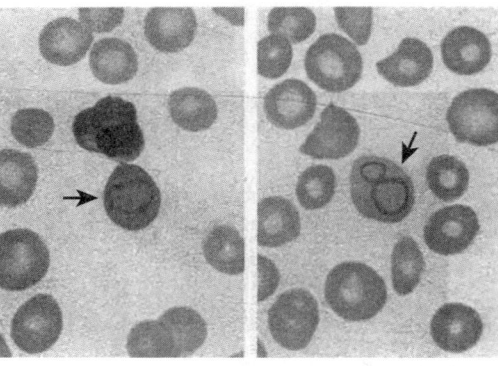

图 2-24 卡波环

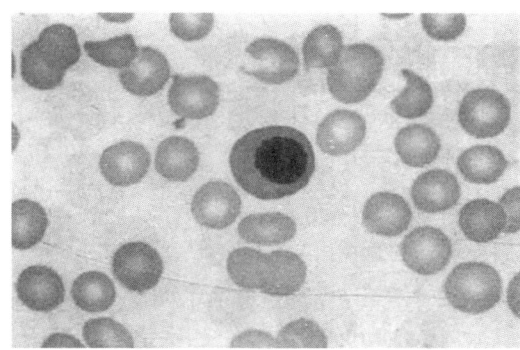
图 2-25 有核红细胞

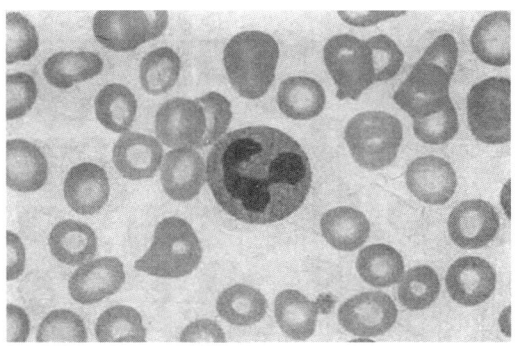
图 2-26 缺铁性贫血的血象

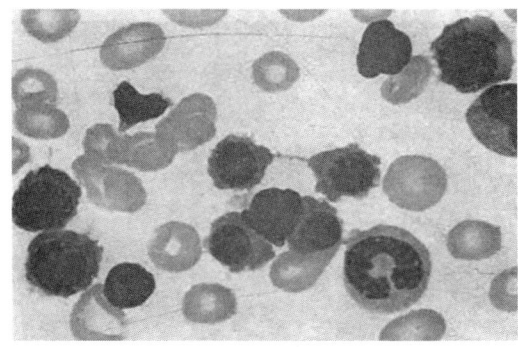
图 2-27 缺铁性贫血的骨髓象

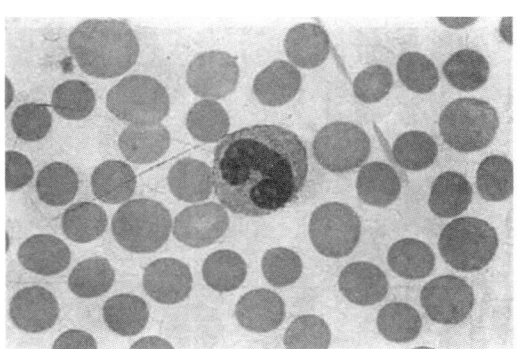
图 2-28 溶血性贫血的血象

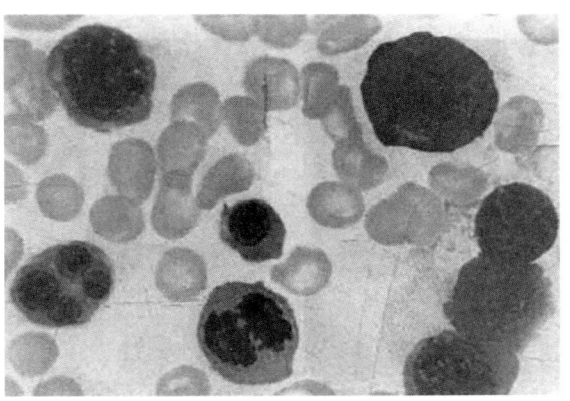
图 2-29 溶血性贫血的骨髓象

3. 讨论红细胞形态观察的临床意义 通过对血涂片上红细胞大小、形状、染色、结构等的形态学观察，与血红蛋白及红细胞计数相结合，可以粗略地推断贫血的原因，对贫血的诊断和鉴别诊断有重要的临床意义。

红细胞形态的病理变化，可参见表 2-2。

表 2-2 红细胞形态变化及其主要临床意义

红细胞形态变化	主要临床意义
大小异常	
正常红细胞	健康人，再生障碍性贫血、多数溶血性贫血、急性失血、骨髓病性贫血

续表

红细胞形态变化	主要临床意义
小红细胞	健康人偶见，病理时见于缺铁性贫血、血红蛋白病、遗传性球形红细胞增多症
大红细胞	溶血性贫血、巨幼细胞贫血
巨红细胞	巨幼细胞贫血（最常见于缺乏叶酸和维生素 B_{12} 所致）
红细胞大小不等	中度以上的增生性贫血（尤其巨幼细胞贫血）、骨髓增生异常综合征
形态异常	
球形红细胞	遗传性球形红细胞增多症、伴有球形红细胞增多的其他溶血性贫血（自身免疫性溶血性贫血、新生儿溶血性贫血）
椭圆形红细胞	巨幼细胞贫血、遗传性椭圆形红细胞增多症
靶形红细胞	珠蛋白生成障碍性贫血，其他溶血性贫血、缺铁性贫血、阻塞性黄疸、脾切除等
镰形红细胞	最常见于镰状细胞贫血（HbS）病
口形红细胞	遗传性口形红细胞增多症、DIC、酒精中毒
棘细胞	脾切除、酒精中毒性肝病、尿毒症、β-脂蛋白缺乏症
泪滴形红细胞	骨髓纤维化，地中海贫血、溶血性贫血
裂细胞（红细胞异型症）	微血管病性溶血性贫血（DIC、血栓性血小板减少性紫癜、溶血尿毒症综合征）等
细胞缗钱状形成	浆细胞骨髓瘤、原发性巨球蛋白血症等高球蛋白血症
染色异常	
正常色素性	健康人，急性失血、再生障碍性贫血、白血病
低色素性	缺铁性贫血、珠蛋白生成障碍性贫血、铁粒幼细胞性贫血、某些血红蛋白病
高色素性	巨幼细胞贫血
嗜多色性	各种增生性贫血（特别是急性溶血性贫血）
结构异常	
嗜碱性点彩红细胞	骨髓增生旺盛的贫血（巨幼细胞贫血）、重金属中毒（铅中毒）
染色质小体	脾功能下降、红白血病及其他增生性贫血
卡波环	提示严重贫血、溶血性贫血、巨幼细胞贫血、铅中毒、白血病
有核红细胞	各种溶血性贫血、巨幼细胞贫血、红白细胞性贫血、骨髓纤维化（髓外造血）、骨髓转移癌及严重缺氧等

三、网织红细胞测定

【目的】掌握网织红细胞计数的原理、操作方法、注意事项及其临床意义。

【原理】活体染色：网织红细胞内 RNA 的磷酸基（带负电荷）能与煌焦油蓝、新亚甲蓝等碱性染料的有色反应基（带正电荷）结合，形成核酸与碱性染料复合物的多聚体凝集颗粒，其颗粒又连缀成线，而构成浅蓝或深蓝的网织状结构，此含有两个以上深染颗粒（或具有线网状结构）的无核红细胞，即为网织红细胞。

视频：网织红细胞计数

【试剂】（1）1% 煌焦油蓝乙醇溶液：

    煌焦油蓝   1 g

研磨于 100 ml 95% 乙醇中过滤后备用（此试剂用于玻片法）。

（2）煌焦油蓝　　　　2 g
　　　草酸铵　　　　　1.2 g
　　　草酸钾　　　　　0.8 g

加蒸馏水溶解并稀释到 100 ml，反复摇动混合，完全溶解后过滤，贮于棕色瓶中（此试剂用于试管法）。

【器材】载玻片、推片、香柏油、乙醚、采血针、微量吸管、吸头、显微镜、Miller 窥盘。

【操作步骤】

（1）玻片法：在洁净载玻片一端滴一小滴 1% 煌焦油蓝乙醇溶液，待干燥后，在染料上加 1 滴血液，用另一玻片角将血液与染料充分混合，然后将该玻片的一端盖在血液和染料的混合液上。约 5 min 后将其推成均匀的薄血膜，干燥后在低倍镜下选择细胞分布均匀、着色清晰的部位，用油镜计数 1000 个红细胞内的网织红细胞数，再除以 10 计算出网织红细胞百分数。对于严重贫血患者，应计算网织红细胞的绝对值（网织红细胞百分数 × 每微升内的红细胞数）。

（2）试管法：取干净小试管一只，加入 1% 煌焦油蓝溶液 2~3 滴，然后加入等量的血液。混匀后放置 15~20 min，使红细胞充分染色，取一小滴推抹成薄血膜，置于空气中干燥，用油镜观察。

为了便于网织红细胞计数，需将视野缩小，可在接目镜中放置 Miller 窥盘，选择红细胞分布均匀的部位，用小正方形计数红细胞，用大正方形计数网织红细胞，计数细胞规则为"数上不数下，数左不数右"。

Miller 窥盘结构及使用方法：Miller 窥盘内含大小两个正方格 A、B，面积比为 1∶9，在油镜下选择红细胞散在且分布均匀的部位，计数 B 格中的网织红细胞数与 A 格中的红细胞数，最后按如下公式计算网织红细胞的百分比（图 2-30）。

$$网织红细胞（\%）=\frac{大格 B 中网织红细胞总数}{小格 A 中红细胞总数 \times 9}\times 100\%$$

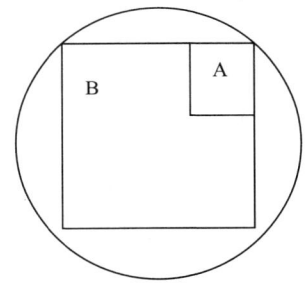

图 2-30　Miller 窥盘

【注意事项】

（1）网织红细胞须用新鲜血液活体染色，染液与血液的比例以 1∶1 为宜。

（2）血膜制备技术很重要。红细胞应均匀散开，如有重叠则会影响结果的准确性。网织红细胞体积较成熟红细胞体积稍大，多分布于涂片的尾部及两侧，故应在巡视整个血涂片中网织红细胞分布情况后再进行计数。

（3）为便于计数，可使用 Miller 窥盘或使用缩视野方法进行计数。

（4）血液与染液混合时间必须足够长。

（5）染料配制前必须过滤，防止在放置保存过程中有任何沉淀，以免影响计数结果。

【思考题】

（1）网织红细胞计数增高有何临床意义？

（2）有哪些不当的操作可使网织红细胞计数结果偏低？

（3）在经活体染色的血涂片中，网织红细胞与成熟红细胞相比有何形态特征？

（4）网织红细胞减少见于什么疾病？

四、红细胞沉降率测定

【目的】掌握红细胞沉降率(血沉)测定原理及正常参考值。掌握血沉测定的操作技术。

【原理】将血液与抗凝剂混合,使红细胞悬于血浆内,置入特制血沉管内,垂直竖立,观察单位时间内红细胞下沉(上层出血浆)的距离。

【试剂】3.8% 枸橼酸钠。

【器材】魏氏血沉管、血沉架,采血针,试管。

【操作步骤】

国际血液学标准化委员会推荐:魏氏法。

(1)取 3.8% 枸橼酸钠溶液 0.4 ml 于试管中。

(2)静脉采血 1.6 ml 注入上述试管中,立即混匀。

(3)用血沉管自上述试管中吸取抗凝血至"0"刻度,垂直固定在血沉架上,1 小时后观察结果,记录红细胞下降的高度。

(4)参考值:男性 0~15 mm/h,女性 0~20 mm/h。

(5)报告结果:血沉 ××mm/h。

【注意事项】

(1)抗凝剂与血液比例要准确(1:4)。

(2)抽血应在 30 秒内完成,避免产生凝块。

(3)血沉管应干燥、洁净,避免溶血。

(4)实验应在 18~25 ℃室温下测定。

(5)准确按照单位时间内(1 小时)读取结果。

【思考题】

(1)血沉测定的影响因素有哪些?

(2)血沉可作为哪些疾病的鉴别诊断?

(3)病理性血沉增快见于何种疾病?

(4)当血浆中的胆固醇和磷脂酰胆碱增高时,血沉有何变化,为什么?

(5)在结核病和风湿病的活动期及恢复期,血沉有何变化?

(路艳红 唱丽荣)

第三节 常见病例报告解读

一、巨幼细胞贫血病例

【简要病史】患者崔某,女,69 岁。因乏力、恶心、食欲缺乏 2 个月余就诊。不伴发热及腹痛,无尿急、尿频、尿痛及排尿困难,排便正常。既往健康,否认肝炎、结核病史,无家族遗传性疾病史。

【体格检查】T 36.7 ℃,P 88 次/分,R 18 次/分,BP 120/78 mmHg。一般状况尚可,贫血貌,睑结膜苍白,皮肤巩膜轻度黄染,皮肤、黏膜未见瘀点、瘀斑,胸骨无压痛,周身浅表淋巴结未触及肿大。心律规整、无异常杂音;两肺呼吸音清;腹软,肝、脾肋下未触及;四肢及神经系统检查正常。

【实验室检查】

血液一般检查：RBC 2.11×10^{12}/L，Hb 73 g/L，Hct 0.216；
MCV 102 fl，MCH 34.4 pg，MCHC 338 g/L；
WBC 2.4×10^{9}/L，Sg 0.52，St 0.03，E 0.02，
L 0.38，M 0.05；PLT 160×10^{9}/L。

铁蛋白、叶酸、维生素 B_{12} 检查：铁蛋白 315 ng/ml，
维生素 B_{12} 73.64 pg/ml，
叶酸 25.0 ng/ml。

【思考题】

（1）根据以上资料，初步考虑该患者为何种诊断？为什么？

（2）为了明确诊断及做必要的鉴别诊断，还应该做哪些检查？

（3）根据进一步的检查结果，分析该患者的诊断是什么？

【病案分析】

（1）本病例的初步诊断考虑为：巨幼细胞贫血。依据如下：

1）病史及临床症状：乏力，食欲缺乏，偶有恶心，无发热，无腹痛，无尿频、尿急、排尿困难和排尿痛等症状，提示非泌尿系统疾病。

2）体征：巩膜及皮肤轻度黄染（提示黄疸），睑结膜苍白（提示贫血），皮肤、黏膜未见瘀点、瘀斑（未见出血体征），胸骨无压痛（无急性白血病体征）。肝、脾未触及（注意肝和血液疾患）。

3）实验室检查：① RBC 2.11×10^{12}/L，Hb 73 g/L，Hct 0.216，均降低，有轻度贫血；MCV 102 fl，MCH 34.4 pg，均增高，MCHC 338 g/L，在正常范围，提示该贫血类型为大细胞性贫血。②维生素 B_{12} 73.64 pg/ml，降低。

表 2-3　红细胞大小异常及其临床意义

红细胞体积变化	MCV	MCH	MCHC	病因
大细胞	>92	>31	320~360	缺乏叶酸、维生素 B_{12}，如营养性巨幼细胞贫血、妊娠期巨幼细胞贫血、恶性贫血等
正常细胞	82~92	27~31	320~360	急性失血性贫血、急性溶血性贫血、再生障碍性贫血、白血病等
小细胞	<82	<27	320~360	慢性感染、中毒等，如慢性炎症、尿毒症等
	<82	<27	<320	慢性失血性贫血、缺铁性贫血等

（2）为了进一步明确诊断，还应做下列检查。

1）网织红细胞计数、红细胞形态观察可以帮助诊断贫血的病因。

2）骨髓细胞学检查，除外骨髓增生异常综合征（二者都可有有核细胞巨幼样改变）。

（3）本例进一步的检查结果如下。

1）网织红细胞 3.5%（增生性贫血时升高），血涂片可见部分中性粒细胞核分叶过多，成熟红细胞大小不等，以大细胞为主。

2）骨髓细胞学检查符合巨幼细胞贫血：①骨髓增生明显活跃；②粒红比值减低；③粒系红系细胞均可见巨幼样改变。

以上进一步检查的结果与前面的检查结果相一致，明确提示本例为巨幼细胞贫血。

【最终诊断】根据病史、临床体征及实验室检查结果，该患者的最终诊断为：巨幼细胞贫血。

二、自身免疫性溶血性贫血病例

【简要病史】 患者李某，女，32岁，干部。因乏力、头晕1个月，活动后气短、眼睛发黄伴发热1周就诊。食欲差、恶心，未吐，无腹痛、腹泻，二便正常。既往健康，否认肝炎、结核病史，否认家族遗传性疾病史。

【体格检查】 T 37.8 ℃，P 92次/分，R 22次/分，BP 110/60 mmHg。贫血貌，巩膜黄染，睑结膜苍白，皮肤、黏膜轻度黄染，未见瘀点、瘀斑，胸骨无压痛。心率92次/分，心律规整；双肺未闻及异常。腹软，肝肋下未触及，脾大、肋下2 cm，全腹无压痛。

【实验室检查】

血液一般检查：RBC 3.2×10^{12}/L，Hb 88 g/L，Hct 0.27；
MCV 84 fl，MCH 27.5 pg，MCHC 326 g/L，
WBC 6.8×10^9/L，Sg 0.65，St 0.02，E 0.02，
L 0.28，M 0.03；PLT 120×10^9/L。

临床生化检查：ALT 29 U/L，AST 24 U/L，ALP 48 U/L；
TP 68 g/L，ALB 44 g/L，GLB 24 g/L；
STB 85 μmol/L，CB 8 μmol/L。

尿液检查：尿胆红素（-），尿胆原（+++）。

【思考题】

（1）结合临床及实验室检查，初步考虑该患者为何种诊断？为什么？

（2）为了进一步明确诊断，还应该做哪些检查？

（3）如果该患者的最终诊断是自身免疫性溶血性贫血，这些检查的可能结果是什么？

（4）本例的诊断是什么？

【病案分析】

（1）结合临床及实验室检查，初步诊断考虑为：溶血性贫血。依据如下。

1）有贫血的临床症状和黄疸表现：乏力、头晕、活动后气短（提示贫血）、发热、眼睛发黄（提示有黄疸，溶血？）。

2）临床体征：巩膜、皮肤黄染，脾大（提示黄疸），睑结膜苍白（提示贫血），皮肤、黏膜未见瘀点、瘀斑（未见出血体征），胸骨无压痛（无急性白血病体征）。双肺呼吸音清，全腹软、无压痛（提示无呼吸道和腹部阳性体征）。

3）实验室检查

① RBC 3.2×10^{12}/L、Hb 88 g/L、Hct 0.27，提示有中度贫血，MCV 84 fl、MCH 27.5 pg、MCHC 326 g/L，提示其贫血为正细胞性贫血（急性溶血性贫血为正细胞性贫血）。

② WBC和PLT检查都正常，不支持再生障碍性贫血及白血病性贫血。

③ ALT、AST和TP、ALB、GLB均正常，提示肝功能正常，不支持肝细胞性黄疸；ALP正常，提示无胆汁淤积，不支持阻塞性黄疸。

④ STB 85 μmol/L、CB 8 μmol/L，表明是以间接胆红素（非结合胆红素）升高为主，尿液检查胆红素（-）、尿胆原（+++），支持溶血性黄疸。

（2）为了进一步明确诊断，还应做下列检查。

1）血细胞形态、网织红细胞计数，Rous实验、Ham试验、Coombs试验等溶血实验，可以帮助进一步判断贫血和溶血的原因和性质。

2）骨髓穿刺及细胞学检查。

（3）如果该患者的最终诊断是自身免疫性溶血性贫血，可能的检查结果如下。

1）外周血可见有核红细胞和 Howell-Jolly 小体（染色质小体），网织红细胞计数和血浆游离血红蛋白明显增高，结合珠蛋白明显减少，骨髓有核细胞增生活跃，红系增生旺盛，均支持急性溶血性贫血。

2）Rous 试验（-），Ham 试验（-），除外 PNH。

3）直接 Coombs 试验（+），支持自身免疫性溶血性贫血。

【最终诊断】根据病史、临床症状与体征及所有实验室检查结果，本例目前的诊断考虑是：自身免疫性溶血性贫血。待各项检查结果出来后，方可作出最终诊断。

（路艳红）

第四节　知识拓展

一、血细胞分析仪流水线使用

血细胞计数的自动化进程始于库尔特原理（Coulter Principle）的提出和基于该原理的血细胞计数仪的发明。经过 70 余年的发展，血细胞分析仪的检测性能日臻完善，从最早的单纯血细胞计数到白细胞三分群、五分类，再到网织红细胞（RET）、有核红细胞（NRBC）、幼稚粒细胞（IMG）的全自动检测，实现了对血细胞的更精准定量和更精细分类。在样本类型方面，从最早的血液细胞分析到体液细胞分析，再到近年的全血特定蛋白，实现了多种样本类型的多项目联合检测。在检测速度方面，从每小时 60 测试到 90 测试、125 测试直至 200 测试。血细胞分析仪迈向了计数、分类、检测项目、样本类型和检测速度越来越先进的新时代。

全自动血细胞分析流水线应运而生，从最初仅能连接血细胞分析仪和推片染色机，发展到能够整合多个模块多功能的流水线。尽管如此，面对更复杂的使用场景、更深入的临床需求、更高水平的质量管理，血细胞分析仪及其流水线仍有很大的提升空间。

二、练习题

1. 下列与缺铁性贫血**不相符**的是
    A. 小细胞低色素性贫血
    B. MCV、MCH、MCHC 皆降低
    C. RDW 降低
    D. 缺铁是主要病因
    E. 网织红细胞计数正常
2. 下列**不符合**溶血性贫血的是
    A. 总胆红素升高
    B. MCV、MCH、MCHC 皆正常
    C. 非结合胆红素明显升高
    D. 血清结合珠蛋白升高
    E. 尿胆原明显升高
3. 有助于诊断血管内溶血的是
    A. 血浆游离血红蛋白明显升高
    B. 红细胞渗透脆性升高
    C. 网织红细胞增高
    D. 胎儿血红蛋白增高
    E. 尿胆原明显升高
4. Rous 试验阳性主要提示
    A. 慢性血管外溶血
    B. 慢性血管内溶血
    C. 红细胞酶缺陷

D. 急性溶血性贫血　　　　　　E. 血红蛋白病

5. 遗传性球形细胞增多症贫血见于下列哪种原因
    A. 骨髓造血功能障碍　　　B. 铁缺乏　　　　　C. 叶酸缺乏
    D. 红细胞内在缺陷　　　　E. 红细胞以外的因素

6. 常作为铅中毒诊断的筛选指标是
    A. 嗜碱性点彩红细胞　　　B. 染色质小体　　　C. 有核红细胞
    D. 泪滴红细胞　　　　　　E. 靶形红细胞

7. 自身免疫性溶血性贫血见于下列哪一种原因
    A. 骨髓造血功能障碍　　　B. 铁缺乏　　　　　C. 叶酸缺乏
    D. 红细胞内在缺陷　　　　E. 红细胞以外因素

8. 海洋性贫血的红细胞形态异常为
    A. 嗜碱性点彩 RBC　　　　B. 靶形 RBC　　　　C. 缗钱状改变
    D. 镰形 RBC　　　　　　　E. 球形 RBC

9. 下列哪项组合是正确的
    A. 红细胞大小不等、中心淡染——地中海贫血
    B. 红细胞呈靶形——缺铁性贫血
    C. 红细胞排列呈缗钱状——溶血性贫血
    D. 红细胞呈盔形、三角形及碎片——DIC
    E. 红细胞呈小球形——椭圆形红细胞增多症

10. 巨幼细胞贫血的病因是
    A. 铁缺乏　　　　　　　　　　　　B. 红细胞内在缺陷
    C. 红细胞以外因素　　　　　　　　D. 骨髓造血功能障碍
    E. 叶酸或（和）$VitB_{12}$ 缺乏或利用障碍

11. 哪项试验阳性是阵发性睡眠性血红蛋白尿症的诊断依据
    A. Ham 试验　　　　　　　　　　　B. 蔗糖水溶血试验
    C. Coombs 试验　　　　　　　　　D. 红细胞渗透脆性试验
    E. 冷溶血试验

12. 哪种情况下外周血不能出现有核红细胞
    A. 急性溶血性贫血　　　B. 红白血病　　　　C. 再生障碍性贫血
    D. 髓外造血　　　　　　E. 骨髓转移癌

13. 以下哪项可作为贫血治疗疗效判定的指标
    A. 白细胞　　　　　　　B. 网织红细胞　　　C. 血小板
    D. 单核细胞　　　　　　E. 淋巴细胞

14. 缺铁性贫血的原因是
    A. 骨髓造血功能障碍　　B. 叶酸缺乏　　　　C. RBC 内在缺陷
    D. RBC 以外因素　　　　E. 铁缺乏或利用障碍

15. 下列哪一项可认为有贫血
    A. 男性 Hb<135 g/L，女性 Hb<120 g/L
    B. 成年男性 Hb<135 g/L，成年女性 Hb<120 g/L
    C. 男性 Hb<130 g/dl，女性 Hb<115 g/dl
    D. 男性 Hb<135 g/dl，女性 Hb<115 g/dl

E. 成年男性 Hb<130 g/L，成年女性 Hb<115 g/L
16. 红细胞平均生存时间是
    A. 90 天
    B. 100 天
    C. 130 天
    D. 120 天
    E. 125 天
17. 多发性骨髓瘤时常见哪种红细胞形态异常
    A. 靶形 RBC
    B. 镰形 RBC
    C. RBC 缗钱状形成
    D. 球形 RBC
    E. 嗜碱点彩 RBC
18. 网织红细胞增多**不能**见于
    A. 急性溶血性贫血
    B. 缺铁性贫血
    C. 巨幼细胞贫血
    D. 再生障碍性贫血
    E. 急性出血
19. 诊断缺铁性贫血最好的指标为
    A. 血清铁
    B. 血清铁蛋白
    C. 血清总铁结合力
    D. 血清转铁蛋白
    E. 转铁蛋白饱和度
20. 关于网织红细胞，正确的是
    A. 胞质中残存脱氧核糖核酸等嗜碱性物质
    B. 胞质中残存核糖核酸等嗜酸性物质
    C. 胞质中残存核糖体、核糖核酸等嗜碱性物质
    D. 胞质中残存脱氧核糖核酸等嗜酸性物质
    E. 不能直接反映骨髓红细胞生成能力
21. 骨髓纤维化最多见的是哪种红细胞
    A. 棘形红细胞
    B. 镰形红细胞
    C. 泪滴形红细胞
    D. 新月形红细胞
    E. 口形红细胞
22. 病理性贫血**不包括**
    A. 缺铁性贫血
    B. 再生障碍性贫血
    C. 自身免疫性溶血性贫血
    D. 妊娠中、后期贫血
    E. 巨幼细胞贫血
23. 患者，女性，Hb 65 g/L，MCV 110 fl，MCH 35 pg，该患者属于下列哪一种贫血
    A. 再生障碍性贫血
    B. 肾性贫血
    C. 巨幼细胞贫血
    D. 溶血性贫血
    E. 缺铁性贫血
24. 对于溶血性贫血，下列哪项是**不正确**的
    A. 网织红细胞明显增高
    B. 间接胆红素及尿胆原增加
    C. 游离血红蛋白增多
    D. 血浆结合珠蛋白降低
    E. 骨髓幼红细胞减少
25. 巨幼细胞贫血时，血液血红蛋白测定和红细胞计数变化如下
    A. 血红蛋白↓，红细胞计数↓
    B. 血红蛋白↓↓，红细胞计数↓
    C. 血红蛋白↓，红细胞计数↓↓
    D. 血红蛋白↓↓，红细胞计数↓↓
    E. 血红蛋白↑，红细胞计数↓
    （↓减低，↓↓明显减低）
26. 以下**不属于**血红蛋白继发性增多的疾病是
    A. 慢性肺源性心脏病
    B. 肺源性心脏病
    C. 真性红细胞增多症
    D. 某些肿瘤患者

E. 发绀型先天性心脏病
27. 卡波环现认为可能是
   A. 细胞膜病理改变
   B. 纺锤体残余物或脂蛋白变性
   C. 色素沉着
   D. 血红蛋白聚集
   E. 胞质发育异常

【参考答案】

1—5 CDABD 6—10 AEBDE 11—15 ACBEE 16—20 DCDBC
21—25 CDCEC 26—27 CB

（唱丽荣）

第三章 白细胞检查与白细胞疾病实验诊断

【内容提要】

课堂病案讨论（化脓性扁桃体炎）
实验内容：
1. 白细胞计数
    （1）白细胞计数（血细胞自动分析仪，示教）
    （2）目视计数法（牛鲍氏计数板使用，手工计数，操作）
2. 白细胞形态学辨认
    （1）白细胞分类计数（示教及操作）
    （2）血涂片正常及异常白细胞形态辨认（示教及操作）
3. 不同病例报告解读
4. 知识拓展：白细胞计数及分类计数
（血细胞分析仪流水线使用、白细胞手工计数、血涂片制备、染色及白细胞分类计数）

第一节 课堂病案讨论

【简要病史】患者李某，男，14岁，学生。3天前受凉后出现发热、畏寒、咽痛，自服"泰诺"2天（一次1片，每6小时一次），症状未缓解，吞咽时咽部疼痛加重、耳根部疼痛，遂来医院就诊。

【体格检查】T 39.5 ℃，R 27次/分，P 108次/分，BP 100/75 mmHg。急性病容，面颊赤红，咽部及双侧扁桃体充血明显，呈Ⅱ度肿大，表面见黄白色脓性分泌物，颌下淋巴结肿大，有触痛。结膜不苍白，皮肤无黄染，无皮下出血点及瘀斑。胸骨无压痛及叩击痛，双肺呼吸音粗，未闻及啰音，心界不大，律齐、无杂音，腹平软，肝、脾肋下未及，双下肢不肿，神经系统检查无异常。

【实验室检查】
血液一般检查：WBC 22.0×10^9/L，PLT 165×10^9/L；
　　　　　　　RBC 4.6×10^{12}/L，Hb 138 g/L，Hct 0.42；
　　　　　　　WBC 分类计数：St 0.1，Sg 0.69，
　　　　　　　L 0.16，M 0.04，E 0.01。

血涂片显示：中性粒细胞胞质中可见中毒颗粒、空泡形成；红细胞和血红蛋白无明显变化，血小板形态正常、无聚集。

咽拭子细菌涂片和培养：β-溶血性链球菌阳性。

【思考题】

（1）本病诊断是什么？

（2）对实验室检查结果应如何分析？

（3）需要与哪些疾病进行鉴别诊断？

【病案分析】

（1）结合病史、体检及实验室检查，考虑本例为急性化脓性扁桃体炎。

（2）本例实验室检查结果主要表现如下。

1）血液一般检查表现为急性感染的血象：WBC 增多（$22.0 \times 10^9/L$），以中性粒细胞计数增多为主（N 79%），出现核左移（St 0.1），中性粒细胞有中毒性改变（胞质中可见中毒颗粒和空泡形成）；淋巴细胞计数相对减少（16%）；RBC（$4.6 \times 10^{12}/L$）和 PLT（$165 \times 10^9/L$）正常。

2）咽拭子细菌学检查阳性可帮助确诊：咽拭子涂片和培养出现致病的 β-溶血性链球菌，为急性感染常见病原菌，常可引起皮肤和皮下组织的化脓性炎症、呼吸道感染、流行性咽炎、猩红热等疾病，是急性扁桃体炎的主要致病菌。

（3）鉴别诊断

1）急性病毒性咽喉炎：血液一般检查常常不表现为急性感染的血象，WBC 多正常，以淋巴细胞计数增多为主，无核左移和中性粒细胞中毒症状，咽拭子涂片或培养为阴性。

2）疱疹性咽峡炎：血液一般检查常常不表现为急性感染的血象，咽拭子涂片或培养为阴性。

【最终诊断】急性化脓性扁桃体炎。

血液一般检查及 WBC 分类计数参考区间见表 3-1、表 3-2。

表 3-1　血液一般检查及 WBC 分类计数参考区间

项目	参考区间	项目	参考区间
RBC	男性（$4.3 \sim 5.8$）$\times 10^{12}/L$	MCV	$82 \sim 100$ H
	女性（$3.8 \sim 5.1$）$\times 10^{12}/L$	MCH	$27 \sim 34$ pg
WBC	成人（$3.5 \sim 9.5$）$\times 10^9/L$	MCHC	$316 \sim 354$ g/L（$31\% \sim 35\%$）
	新生儿（$15 \sim 20$）$\times 10^9/L$	PLT	成人（$125 \sim 350$）$\times 10^9/L$
	6 个月 $\sim$ 2 岁（$11 \sim 12$）$\times 10^9/L$		新生儿（$183 \sim 614$）$\times 10^{12}/L$（静脉血）
Hb	男性 $130 \sim 175$ g/L	Hct	男性 $0.40 \sim 0.50$
	女性 $115 \sim 150$ g/L		女性 $0.35 \sim 0.45$
	新生儿 $170 \sim 200$ g/L		

表 3-2　白细胞分类计数参考区间（成人）

白细胞分类	百分比（%）	白细胞分类	百分比（%）
中性杆状核粒细胞（Nst）	$0 \sim 5$	嗜碱性粒细胞	$0 \sim 1$
中性分叶核粒细胞（Nsg）	$40 \sim 70$	淋巴细胞	$20 \sim 50$
嗜酸性粒细胞	$0.4 \sim 8.0$	单核细胞	$3 \sim 10$

（周林林）

第二节　实验内容

一、白细胞计数（血细胞分析仪）

【目的】血细胞分析仪是临床检验科进行血液检查和体液检查的模块式全自动多项目血细胞分析装置，可对静脉血样本、末梢血样本、体液样本进行测定及结果分析。

【器材】以 BC-7500CS 全血细胞分析仪为例，包含其配套数据处理分析系统和管理软件、打印机。

【试剂】试剂稀释液，鞘流液，白细胞分类溶血素，白细胞分类染色液，嗜碱性粒细胞溶血素，幼稚细胞溶血素，血红蛋白溶血素，有核红细胞溶血染色液，网织红细胞溶血染色液，清洗液。这些试剂需要在室温干燥环境下保存。

【标本要求】EDTA-K_2抗凝静脉血。

【原理】BC-7500CS 采用鞘流阻抗法、激光散射法、结合荧光染色的流式细胞技术进行细胞分类、计数；采用比色法进行血红蛋白测定。采用乳胶增强免疫散射比浊法测定 C-反应蛋白和血清淀粉样蛋白 A 浓度。在此基础上，分析仪计算出其余参数的结果。

WBC 检测：激光流式细胞术（图 3-1），流式细胞术检测通道和光路系统（图 3-2，彩图见书后）。

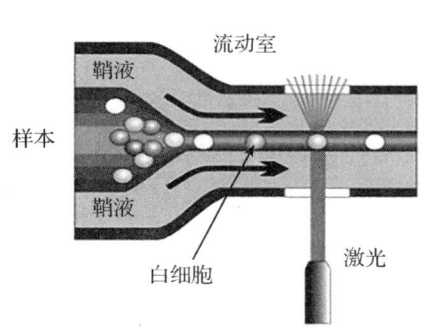

图 3-1　激光流式细胞术示意图

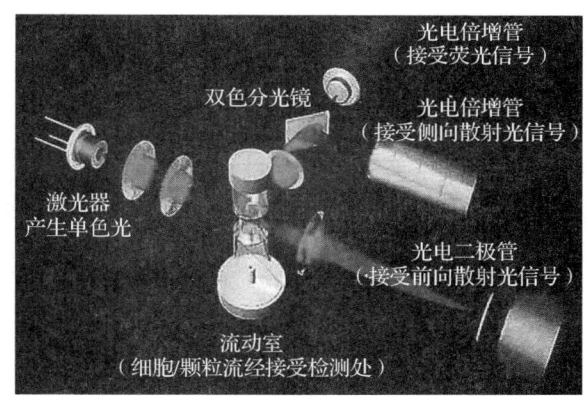

图 3-2　荧光检测原理示意图

【操作步骤】

1. 开机

（1）开启电脑，双击电脑桌面上的 LabXpert 软件图标，输入用户名和密码登录，进入 LabXpert 软件界面。

（2）空白检查未通过时，单击帮助对话框中的【执行】，以再次进行自动冲洗和空白检查。表 3-3 所列为空白允许值。

表 3-3　检测参数及其他空白允许值

检测参数	空白允许值	检测参数	空白允许值
WBC	≤ 0.1 × 10^9/L	PLT	≤ 3 × 10^9/L
RBC	≤ 0.02 × 10^{12}/L	FR-CRP	≤ 0.2 mg/L
HGB	≤ 1 g/L	SAA	≤ 2.00 mg/L

2. 质控品测定

（1）质控品从冰箱中取出后恢复至室温，每日开机需做 3 个水平质控，即高值、中值及低值质控。

（2）在仪器主屏幕上点击 QC → ExecuteQC →选择要测定的质控品批号→ Enter →进入 ExecuteL-J 菜单。

（3）采用自动进样方式检测：颠倒混匀质控品 8～10 次后放在标本架 1 号位置，将标本架放入进样槽内，按绿色的 Start 键，仪器自动进行样本检测。

（4）测定完成后，结果若在控，点击 OK；若失控，数据栏出现黄色或者红色报警，点击 Cancel，应查找失控原因，纠正后重新测定质控品。

（5）在计算机主屏幕点击 QC →在 eCHECK 处，分别选择 L、N、H，检查当日和当月各质控参数是否在控。若失控，查找原因，直到各水平质控合格后方可使用仪器。

（6）每个水平的质控均按（2）～（5）步骤操作。

3. 失控处理 失控原因分析及采取相应措施。

（1）检查质控编辑内容，如输入有误，进行修改。

（2）执行本底检测，如本底异常，参考"故障处理"进行排除。

（3）重新执行质控计数。

（4）确认是否为仪器校准的问题。

（5）如果上述步骤未能得到在控结果，提示仪器可能出现故障，应联系维修人员。

4. 常规标本检测

（1）肉眼仔细观察血液标本是否有凝血、冷凝集等。

（2）全自动进样模式：

1）将标本编号后，按顺序排列在标本架上，将标本架按顺序码放在仪器进样区。

2）样本检测：仪器主屏幕点击 SAMPLE →在 SampleNo. 处，输入待测样品号→在 RackNo. 处，输入样品架编号→在 TubePos. 处，输入试管位置号→在 Discrete 处，选择要测定的项目 CBC+DIFF，按 Start 键开始检测，检测数据自动传输到数据处理分析系统。

5. 分析实验结果

（1）在计算机工作站屏幕的工具栏中点击"Browser（浏览器）"按钮，数据浏览器屏幕会显示分析数据的信息。如按↑键，将显示列的上一个数据；如按↓键，将显示列的下一个数据。

（2）数据浏览器由许多子屏幕组成，所有的数值数据、标记信息、散点图和直方图将在"Graph"屏幕显示（图 3-3）。

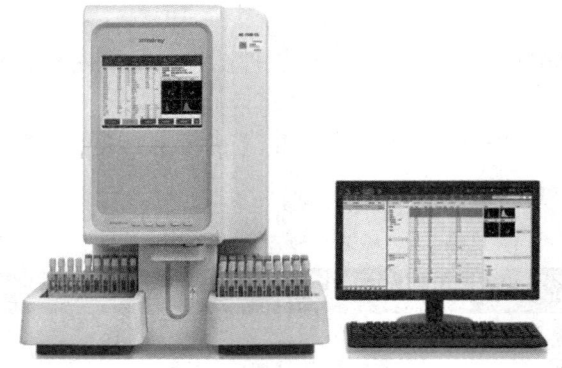

图 3-3 BC-7500 CS 全自动血液细胞分析仪数据浏览器示意图

6. 仪器菜单中点击"关机"。

【思考题】

（1）白细胞的正常参考值范围是多少？

（2）如何充液才能使白细胞在计数池内均匀分布？

（3）白细胞计算公式中为什么要乘以 0.05？

（4）显微镜下计数白细胞时，常见的技术误差的原因有哪些？

（5）白细胞的生理变化有哪些？

二、血涂片的制备和白细胞分类计数

（正常及异常白细胞形态辨认；示教及操作）

视频：血涂片的制备与染色

【目的】掌握外周血各种类型白细胞的形态特征，熟悉血涂片制作方法和白细胞分类计数方法。

【原理】将标本制成血涂片固定后，经 Wright-Giemsa 染色，在显微镜下可见不同发育阶段及病理生理改变的白细胞，依据其形状、染色颗粒、细胞质和细胞核的形状及大小可以进行分类。根据白细胞形态学特点逐个分类计数，得出各种白细胞相对比值（或百分率），并注意观察其形态和质量的变化。

【试剂】Wright-Giemsa 染液，磷酸盐缓冲液。

【器材】显微镜，香柏油，小滴管，拭镜纸，乙醇-乙醚清洁液，载玻片，玻片水平支架，采血针，消毒棉球，计数器，蜡笔。

【操作步骤】

1. 血涂片的制备　取一滴末梢血，滴于洁净无油脂的载玻片一端。左手持载玻片，右手取边缘光滑的另一载玻片作为推片。将推片边缘置于血滴前方，然后向后拉，当与血滴接触后，血即均匀附在两个玻片之间。使推片与载玻片之间呈 30°～45° 并平稳地向前推至玻片另一端，形成具有头-体-尾三部分的薄血膜，将制好的血涂片晾干，注意不可加热（图 3-4）。

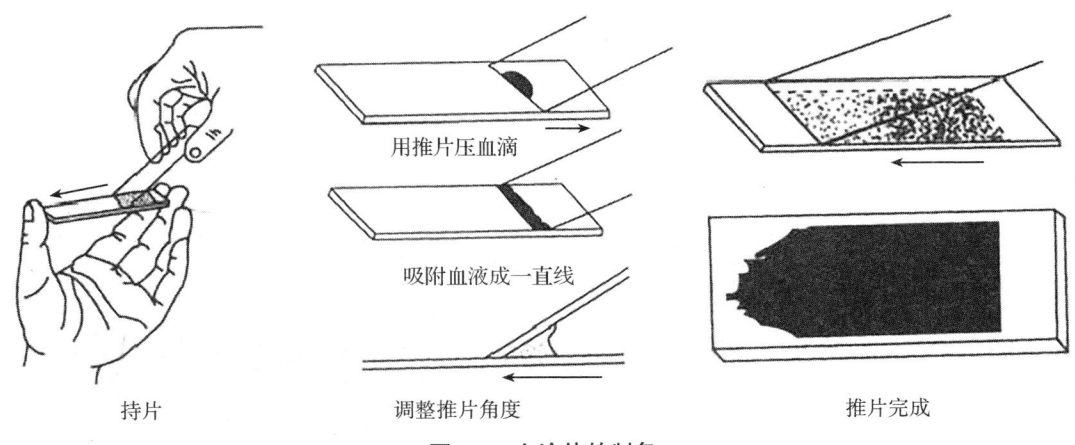

图 3-4　血涂片的制备

2. 血涂片的染色步骤

（1）用蜡笔在血膜两端各划一道线，以免染料外溢，置涂片于水平的支架上。

（2）用小滴管将 Wright-Giemsa 染液 3～5 滴滴于血涂片上，固定 0.5～1 min。

（3）用另一小滴管再加 1～2 倍缓冲液，轻轻摇动，并轻吹液体使染液与缓冲液混合均匀，静置 5～10 min。

（4）将载玻片持平，用流动水从载玻片的一端冲洗，斜置血涂片于空气中干燥。或用滤纸吸取水分使其迅速干燥，即可镜检。

3. 白细胞分类计数（计数原则见图 2-6）。

（1）肉眼观察：血涂片的外观和染色情况，正面向上置于显微镜载物台上。

（2）低倍镜观察：采用 10× 目镜观察全片，快速查看有无异常细胞。

（3）高倍镜观察：转换 40× 目镜，在血涂片的体尾交界处，选择细胞分布均匀、染色良好、红细胞单个分散不重叠的区域。

（4）油镜观察：滴加香柏油 1 滴，转换油镜，仔细观察白细胞的形态结构，按其形态特征进行分类计数，计数移动时避免重复。根据所见到的 100 个白细胞，记录各种白细胞所占的百分数。

【注意事项】

（1）所用载玻片必须干净，无油污。

（2）推片时角度要一致，用力应均匀，即可推出薄厚均匀的血膜。

（3）染液应均匀覆盖整个血膜，量不宜过少，切勿使染液干涸，易造成染液沉淀在血膜上。

（4）冲洗应先轻轻摇动载玻片，缓慢加水使沉渣泛起，然后再用水冲洗。注意水流不要过急、时间不要过长，以免造成血膜破坏。

（5）若染色过浅，可按照原来步骤重染；染色过深或有沉淀物时则可用甲醇脱色后重染（如白细胞核为天蓝色，则染色时间过短；如红细胞呈紫红色，表示染色时间过长）。

（6）应用低倍镜浏览全片，尤其是血膜的两侧和尾部，以防异常细胞漏检，若见到不易分辨的细胞，应转换高倍镜和油镜进一步观察其形态。

（7）分类计数要按照一定顺序进行，一般采用"弓"字形计数，注意移动油镜时是按血膜的窄边上下移动观察的，切不可大幅度横向调整显微镜，这样容易脱离最佳计数区域。

【结果与报告】

（1）白细胞分类计数按百分比报告，对异常形态白细胞进行描述。

（2）红细胞出现大小、形状、染色性质和内含物的异常时应进行描述。

（3）对有核红细胞按分类 100 个白细胞时见到有核红细胞的数量报告。

（4）红细胞内血红蛋白充盈度异常和着色异常者，按有或无报告。

（5）描述血小板的形态、染色、分布情况。

（6）是否出现其他异常细胞和血液寄生虫等。

【参考区间】白细胞分类计数参考区间见表 3-2。

【镜下所见正常白细胞形态】各种正常白细胞形态见表 3-4。

表 3-4 各种正常白细胞形态

外周血白细胞	正常白细胞形态
成熟中性粒细胞（图 3-5，图 3-6，彩图见书后）	胞体呈圆形，直径 10～15 μm，细胞核呈分叶和单个杆状两种形态。一般以核径最窄处小于最宽处 1/3 者，视为分叶核；核径最窄处大于最宽处 1/3 即为杆状核。分叶核常分 2～5 叶，叶间以核丝或核桥相连，染色质疏密不匀，部分聚集成块状，染深紫红色。细胞质丰富，染成淡红色，其内充满大量细腻、均匀的紫红色中性颗粒。杆状核粒细胞核形多样，胞核细长、弯曲，可呈"C"形、"S"形、"V"形或不规则形

续表

外周血白细胞	正常白细胞形态
淋巴细胞 （图 3-7，彩图见书后）	胞体呈圆形或类圆形，小淋巴细胞直径 6~9 μm，大淋巴细胞直径 12~15 μm。细胞核外形规则，呈圆形或椭圆形，偶见凹陷，多偏向一侧。核染色质呈深紫红色、板块状排列。核膜较厚，偶见假核仁。小淋巴细胞胞质很少，有的仅在核的一侧出现一些天蓝或深蓝色胞质，甚至完全不见，一般无颗粒；大淋巴细胞胞质丰富，呈清澈的淡蓝色，常有少量粗大、稀疏、大小不等的嗜天青颗粒，染成紫红色
单核细胞 （图 3-8，彩图见书后）	胞体呈圆形、椭圆形或不规则形，可见伪足，直径 12~20 μm，细胞核大且不规则，为肾形、马蹄形、蚕蛹状或不规则形，扭曲折叠；核染色质疏松如网状，染淡紫红色。细胞质量多，染成淡蓝色、灰蓝色、灰红色，半透明如毛玻璃状，可出现空泡，含有弥散分布、数量不等的嗜天青颗粒，颗粒呈紫红色、细小灰尘样
嗜酸性粒细胞 （图 3-9，彩图见书后）	胞体呈圆形，直径 11~16 μm，略大于中性粒细胞。细胞核多分为两叶。细胞核染色质粗糙，染成紫红色。胞质中充满粗大、均匀、呈橘红色的嗜酸性颗粒，颗粒富有立体感，排列整齐、紧密
嗜碱性粒细胞 （图 3-10，彩图见书后）	胞体呈圆形，直径 10~12 μm，略小于中性粒细胞。细胞核可分 3~4 叶或分叶不明显（常融合成堆积状），形态不规则。胞质较少，含有少量粗大的紫黑色嗜碱性颗粒，颗粒大小不均、排列不整齐，常覆盖于细胞核上而使细胞核外形及染色质结构不易观察

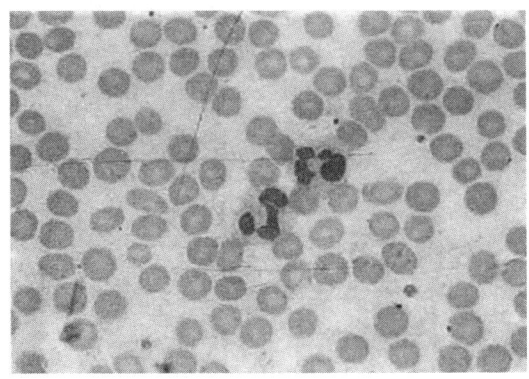

图 3-5 中性分叶核粒细胞

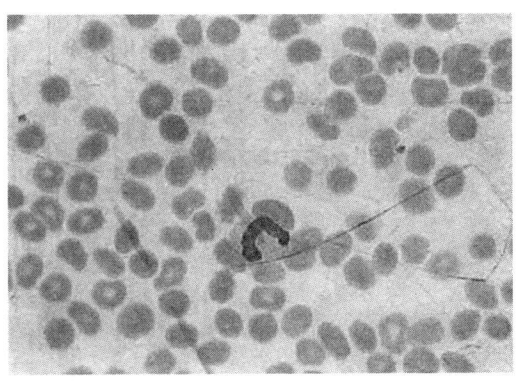

图 3-6 中性杆状核粒细胞

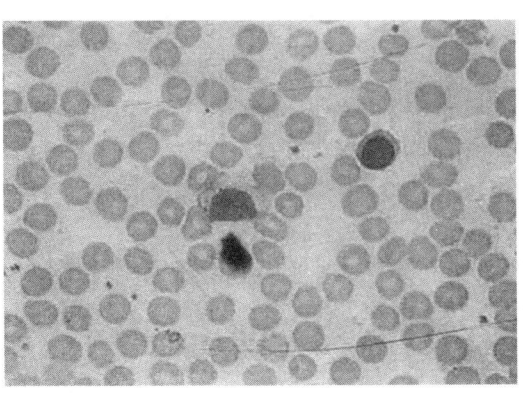

图 3-7 淋巴细胞

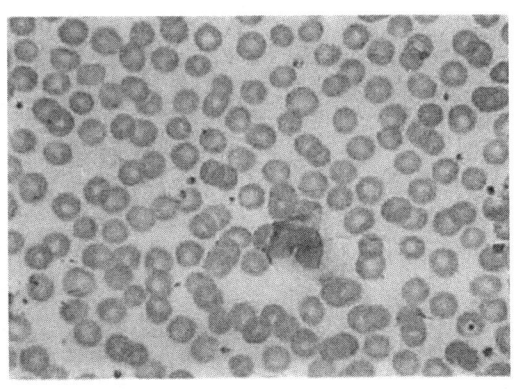

图 3-8 单核细胞

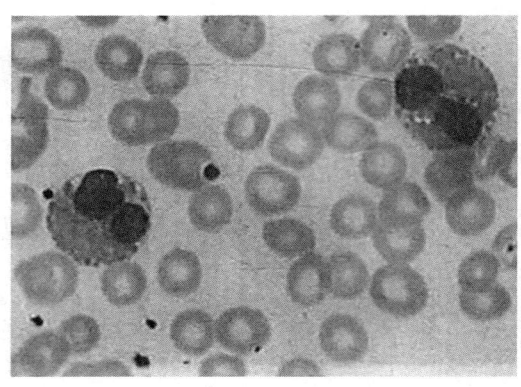
图 3-9　嗜酸性粒细胞

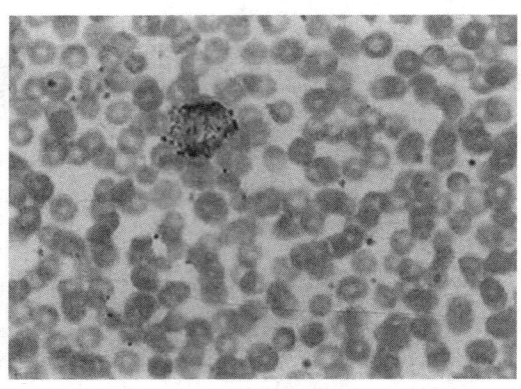
图 3-10　嗜碱性粒细胞

【镜下所见正常红细胞形态】红细胞呈双凹圆盘状，细胞大小均一，平均直径 7.2 μm（6.7～7.7 μm）；无胞核，胞质染淡粉红色，血红蛋白充盈良好，有向心性淡染，中央部位为生理性淡染区，其大小约为直径的 1/3（详见红细胞检查）。

【镜下所见正常血小板形态】胞体多形性，可呈星形、圆形、椭圆形、逗点状或不规则形，直径 2～4 μm。无胞核，胞质淡蓝色或淡红色，中心部位有细小、分布均匀的紫红色颗粒。如是非抗凝血涂片，可见血小板成堆存在（详见血栓与止血检查）。

【异常白细胞形态】

1. 中性粒细胞的毒性变化多见于严重感染及中毒

（1）中毒颗粒：较正常中性粒细胞颗粒粗大，大小不等，分布不均，染成蓝紫色甚至呈黑色，常与空泡变性并存（图 3-11，彩图见书后）。

（2）空泡形成：胞质中出现一个或多个空泡。因细胞质发生脂肪变性，被染液中的甲醇溶解所致（图 3-12，彩图见书后）。

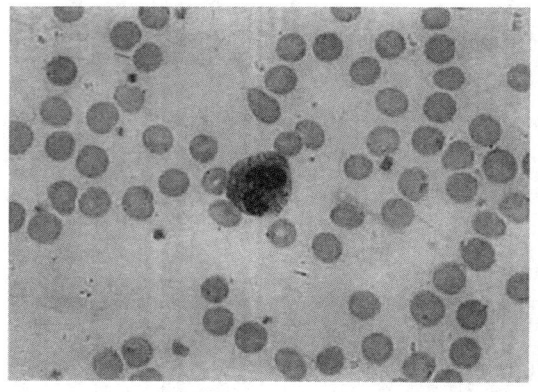
图 3-11　中性粒细胞的毒性变化：中毒颗粒

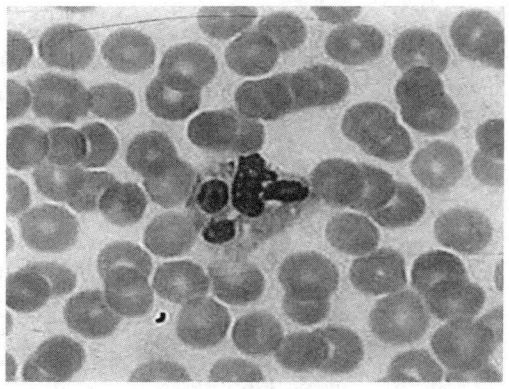
图 3-12　中性粒细胞的毒性变化：空泡形成

（3）杜勒小体（Döhle bodies）：是中性粒细胞胞质因毒性变化而保留的局部嗜碱性区域，呈圆形、梨形或云雾状，界限不清，呈天蓝或灰蓝色，直径 1～2 μm。

（4）核变性：指胞体肿大、结构模糊、边缘不清晰、核固缩、核溶解和核碎裂等现象。细胞核发生固缩时核染色质凝集成深紫色粗大凝块。细胞核溶解时，则胞核膨胀增大，常伴有核膜碎裂，核染色质结构松散或模糊，着色较浅（图 3-13，彩图见书后）。

2. 中性粒细胞的其他异常变化

（1）巨多分叶核中性粒细胞：表现为成熟中性粒细胞的体积增大，核分叶常在 5 叶以上，甚至在 10 叶以上，核染色质疏松。多见于巨幼细胞贫血（图 3-14，彩图见书后）。

（2）其他异常粒细胞：指多与遗传有关的异常形态变化。如：① Pelger-Huёt 畸形；② Chediak-Higashi 畸形；③ Alder-Reilly 畸形；④ May-Hegglin 畸形。

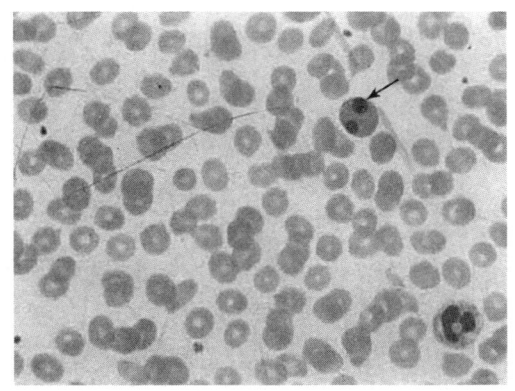

图 3-13 中性粒细胞的毒性变化：核固缩，箭头所示

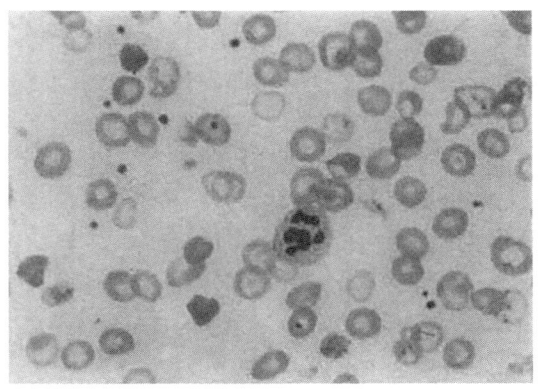

图 3-14 中性粒细胞多分叶

3. 异型淋巴细胞 Downey 按形态特征将异型淋巴细胞分为三型（图 3-15 ~ 图 3-17，彩图见书后）。

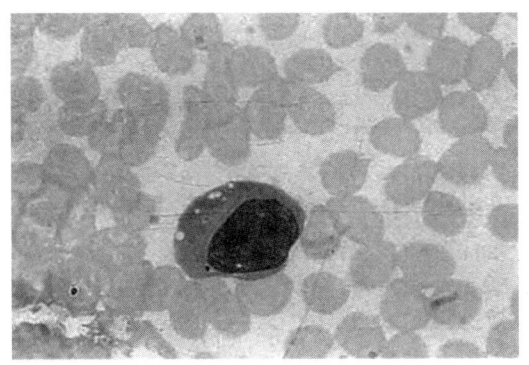

图 3-15 异型淋巴细胞（空泡型）

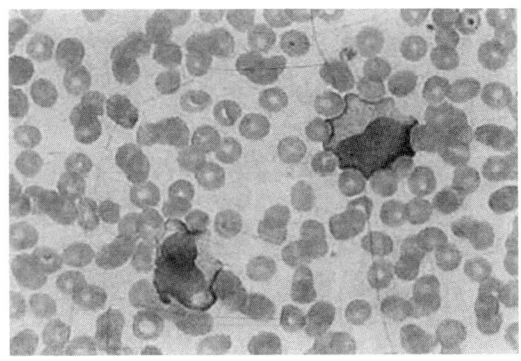

图 3-16 异型淋巴细胞（不规则型）

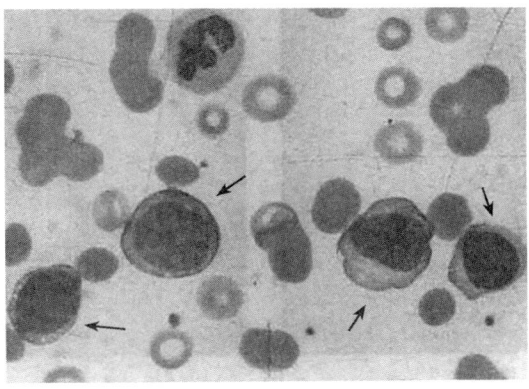

图 3-17 异型淋巴细胞（幼稚型）

Ⅰ型（空泡型）：又称泡沫型或浆细胞型，最多见。胞体较淋巴细胞稍大，圆形、椭圆形或不规则形。核偏位，呈圆形、肾形或不规则形，核染色质粗糙、呈粗网状或小块状，无核仁。胞质深蓝、暗蓝，不透明，含大小不等的空泡，使胞质呈海绵状、泡沫状。

Ⅱ型（不规则型）：又称单核细胞型，胞体较Ⅰ型大，外形常不规则，可有多数伪足。核圆形或不规则形，核染色质较Ⅰ型粗糙、致密。胞质丰富，多为浅蓝色或淡蓝灰色，边缘较深，可有少量嗜天青颗粒，一般无空泡。

Ⅲ型（幼稚型）：又称未成熟细胞型，胞体较大，呈圆形或椭圆形。核圆形或卵圆形，核染色质纤细呈网状，可见核仁1～2个。胞质较多，深蓝色，不透明，一般无颗粒，可有少许小空泡。

4. 中性粒细胞核型移动 显微镜下血涂片示教；理解中性粒细胞核型移动的概念及其临床意义（图3-18，彩图见书后）。

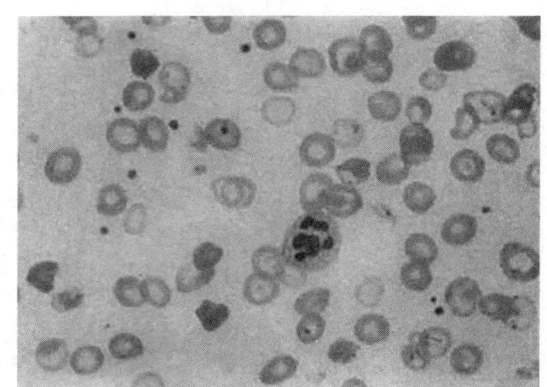

图3-18 中性粒细胞多分叶（核右移）

（1）核象左移：外周血中出现未分叶核粒细胞（包括杆状核粒细胞及晚幼粒、中幼粒或早幼粒细胞等）的百分率增高（超过5%）时，称为核象左移，也名核左移。常伴有明显的中毒颗粒、空泡、核变性等。

最常见于各种病原体所致的感染，特别是急性化脓性细菌感染时。

（2）核象右移：正常人外周血的中性粒细胞以3叶核者为主，若5叶以上者超过3%，称为核象右移，也名核右移。常伴有白细胞总数的减少。

主要见于营养性巨幼细胞贫血、恶性贫血、使用某些抗代谢药物之后。在炎症的恢复期，可一过性地出现核右移，但若在疾病进行期突然出现此变化，则表示预后不良（图3-19，彩图见书后）。

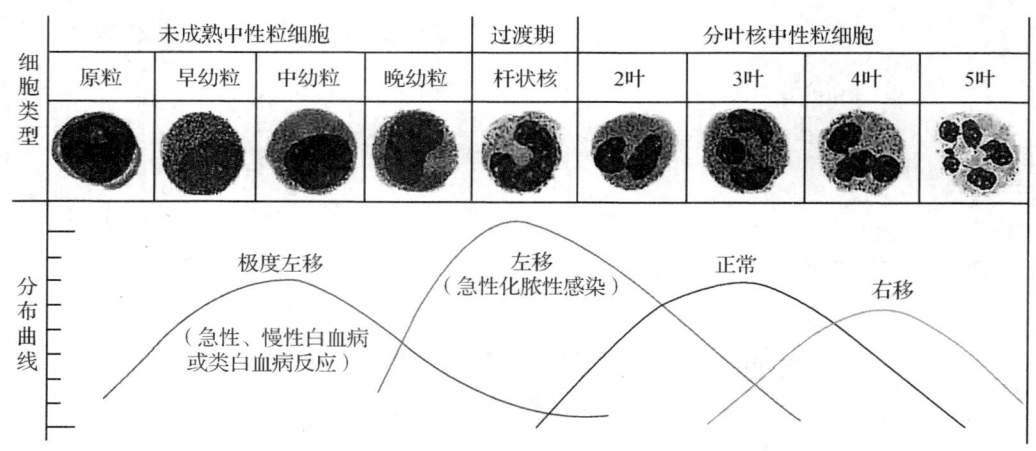

图3-19 中性粒细胞核型变化示意图

【方法学评价】 显微镜法观察白细胞形态，是传统经典的血细胞分类法，也是某些临床疾病特别是血液病的一种必需的检查手段。全血细胞分析仪可以将白细胞五分类进行初步筛查，并给出是否有异常细胞存在的报警提示，但要准确识别细胞的形态特征、异常细胞甚至血液寄生虫等，还是以显微镜形态学检测为准。

（周林林 于笑涵）

第三节 常见病例报告解读

一、类白血病反应报告及分析

【简要病史】患者郭某,女,60岁,因间断发热伴乏力1个月入院。查体:T 37.5 ℃,P 90次/分,R 16次/分,BP 107/65 mmHg。贫血貌,周身皮肤黏膜未见出血点及瘀斑。浅表淋巴结未及肿大,咽部充血,扁桃体不大,口腔无溃疡,牙龈无增生,胸骨无压痛,双肺呼吸音粗,未闻及干、湿啰音,双肺底呼吸音低。心率90次/分,律齐,各瓣膜听诊区未闻及病理性杂音。腹平软,右下腹压痛、反跳痛,无明显肌紧张,肝、脾肋下未触及,双下肢无水肿。

××××大学附属医院血液分析报告单							
姓名	×××	性别	女	年龄	58岁	样本编号	78
科别	血液科病区	病历号	×××××	床号	11	送检医生	×××
标本种类	血液	临床诊断	发热待查	备注			
序号	项目名称	结果	提示	单位	参考值		
1	★白细胞[WBC]	32.1	↑	10^9/L	3.5~9.5		
2	★红细胞[RBC]	2.67	↓	10^{12}/L	3.8~5.1		
3	★血红蛋白[HGB]	69	↓	g/L	115~150		
4	★红细胞压积[HCT]	0.222	↓	L/L	0.350~0.450		
5	★红细胞平均体积[MCV]	83.00		fL	82~100		
6	红细胞平均血红蛋白量[MCH]	25.8	↓	pg	27~34		
7	红细胞平均血红蛋白浓度[MCHC]	309	↓	g/L	316~354		
8	红细胞体积分布宽度[RDW]	14.0		%	10.0~15.0		
9	★血小板[PLT]	334		10^9/L	125~350		
10	平均血小板体积[MPV]	7.6		fL	6.8~13.5		
11	血小板压积[PCT]	0.252		%	0.108~0.282		
12	血小板体积分布宽度[PDW]	13.0		%	10.0~18.0		
13	淋巴细胞[LYM]	1.80		10^9/L	1.1~3.2		
14	淋巴细胞百分比[LYM%]	5.6	↓	%	20--50		
15	单核细胞[MON]	1.48	↑	10^9/L	0.1~0.6		
16	单核细胞百分比[MON%]	4.6		%	3~10		
17	中性粒细胞[NEU]	28.16	↑	10^9/L	1.8~6.3		
18	中性粒细胞百分比[NEU%]	87.7	↑	%	40~75		
19	嗜酸性粒细胞[EOS]	0.48		10^9/L	0.02~0.52		
20	嗜酸性粒细胞百分比[EOS%]	1.5		%	0.4~8		
21	嗜碱性粒细胞[BAS]	0.20	↑	10^9/L	0~0.06		
22	嗜碱性粒细胞百分比[BAS%]	0.6		%	0~1		

续表

23	异型淋巴细胞[ALY]	0.16		10^9/L	0~0.20
24	异型淋巴细胞百分比[ALY%]	0.7		%	0~2.0
25	巨大不成熟细胞[LIC]	0.93	↑	10^9/L	0~0.20
26	巨大不成熟细胞百分比[LIC%]	4.4	↑	%	0~2.0

报告与分析：
白细胞总数 32.1×10^9/L ↑，分类计数中性粒细胞 87.7% ↑，血红蛋白 69 g/L ↓

外周血细胞分类计数

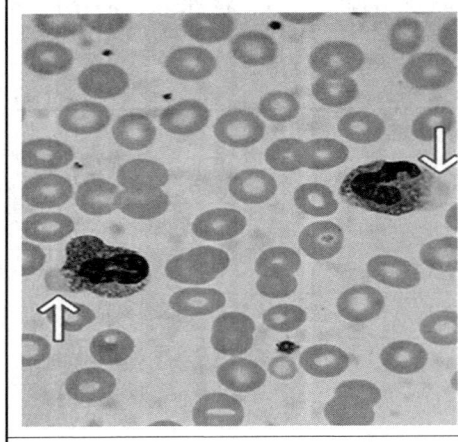 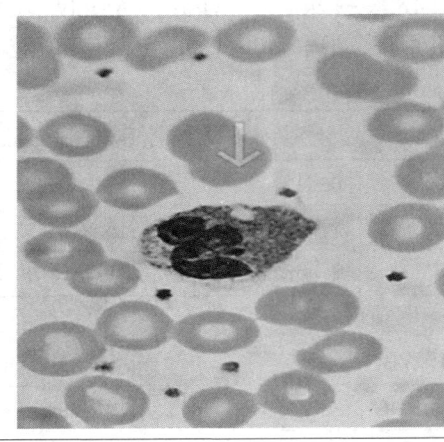

*彩图见书后

报告与分析：
外周血涂片可见分叶核粒细胞比例明显增高，粒细胞胞质可见中毒颗粒及空泡。

××××大学附属医院骨髓细胞形态学检查报告单

姓名	×××	性别	女	年龄	58岁	取材部位	髂后
病历号	×××××	科别	血液内科	床位号	11	涂片号	×××
医师	×××	临床诊断：白细胞增高待查				送检时间：2019-01-14	

细胞名称			骨髓片		
			%	X	±SD
粒系		原始		0.42	0.42
		早幼	1.00	1.27	0.81
	中性	中幼	18.00	7.23	2.77
		晚幼	18.60	11.36	2.93
		杆状	23.60	20.01	4.47
		分叶	24.50	12.85	4.38
	嗜酸性	中幼		0.50	0.49
		晚幼	1.00	0.80	0.64
		杆状	1.00	1.06	0.95
		分叶	2.50	1.90	0.48

*彩图见书后

续表

系		阶段				形态描述等
粒系	嗜碱性	中幼		0.01	0.03	
		晚幼	0.02	0.03		
		杆状	0.03	0.07		
		分叶	0.16	0.24		
红系		原始		0.37	0.36	*彩图见书后
		早幼	0.50	1.34	0.88	
		晚幼	5.50	9.45	3.33	形态描述：
		早巨	0.50	9.64	3.50	取材、涂片、染色可。
		中巨				1. 骨髓增生明显活跃，G=90.0%，E=6.5%，G/E=13.85∶1
		晚巨				
淋巴系		原始				2. 粒系增生活跃，各阶段粒细胞比例增高，部分粒细胞核浆发育不平衡
		幼稚		0.01	0.01	
		成熟		0.08	0.15	3. 红系比例减低，各阶段幼红细胞比例均减低，形态大致正常，成熟红细胞大小不等，可见多嗜性红细胞
单核系		原始	3.00	18.90	5.46	
		幼稚		0.01	0.02	4. 淋巴细胞比例减低，形态大致正常
		成熟		0.06	0.07	5. 全片巨核细胞易见，血小板散在易见
浆系		原始	0.50	1.45	0.88	6. NAP染色，阳性率65%。积分值120分
		幼稚		0.002	0.01	Fe染色：细胞外铁（+），细胞内铁阳性率17%（有核红细胞少，结果仅供参考）
		成熟		0.03	0.07	
巨核系		原始		0.54	0.38	
		幼稚				意见：
		颗巨				粒系增高，红系减低，考虑感染骨髓象，请结合临床。
		产板				
		裸核				
其他		网状		0.16	0.21	检验者：XXX　　审核者：XXX
		内皮		0.01	0.04	
		吞噬		0.18	0.19	
		组碱		0.02	0.03	
		组酸		0.004	0.03	
		原幼细胞		0.003	0.02	
		异淋				
		分类不明		0.02	0.04	
粒系∶红系			13.85∶1	2.76	0.87	
共计数细胞			200			

报告与分析：
骨髓增生明显活跃，粒红比值增高，粒系增生活跃，各阶段粒细胞比例增高，以中性晚幼粒和中性中幼粒细胞以及分叶核粒细胞为主；
碱性磷酸酶（NAP）积分显著增高，考虑感染骨髓象。

××××大学附属医院微生物检验报告单

姓名	×××	病历号	×××××	检验仪器	BDPhoenix100
性别	女	送检标本	血液	病床号	11	标本号	×××××
年龄	58岁	临床诊断	发热待查	科别	血液内科	申请医师	×××

检测结果

肺炎克雷伯菌肺炎亚种

备注：需氧瓶报阳时间 0.47 d，厌氧瓶报阳时间 0.45 d

接收时间：2019-01-17　　报告时间：2019-01-19　　操作者：×××　　审核者：×××

报告与分析：

血细菌培养及鉴定结果提示：肺炎克雷伯菌肺炎亚种，不除外高毒力肺炎克雷伯菌可能。

××××大学附属医院微生物检验报告单

姓名	×××	病历号	××××	检验仪器	BDPhoenix100
性别	女	送检标本	痰	病床号	11	标本号	×××××
年龄	58岁	临床诊断	发热待查	科别	血液内科	申请医师	×××

检测结果	菌落数 cfu/ml
白念珠菌	2+

备注：真菌培养

接收时间：2019-01-14　　报告时间：2019-01-18　　操作者：×××　　审核者：×××

报告与分析：

痰真菌培养：白念珠菌

其他辅助检查：胸部 CT 提示肺部感染。

【思考题】

（1）初步诊断是什么？

（2）诊断依据是什么？

（3）应与哪些疾病进行鉴别诊断？

【病案分析】

1. **诊断**　该患者临床诊断为：重症肺炎；继发性贫血合并营养不良性贫血；双侧胸腔积液；胆囊结石。

2. **诊断依据**

（1）血液一般检查：表现为急性感染的血象：WBC 增多（32.1×10^9/L），以中性粒细胞计数增多为主（N 87.7%），RBC（2.67×10^{12}/L），Hb 67 g/L，中度贫血，查体为贫血貌，PLT（334×10^{12}/L）正常。

外周血涂片可见中性粒细胞比例明显增高，且细胞形态有中毒性改变（胞浆中可见中毒颗粒和空泡形成），提示存在感染。

（2）胸部CT提示肺部感染可帮助确诊。

3. **鉴别诊断**

（1）该患者主要表现为白细胞高、贫血，需要与血液系统疾病进行鉴别，如急性白血病、骨髓增殖性疾病（慢性粒细胞白血病）、骨髓增生异常综合征等。

（2）骨髓常规检查，提示粒系增生活跃，各阶段粒细胞比例增高，以中性中幼粒和中性晚幼粒细胞以及分叶核粒细胞为主；碱性磷酸酶（NAP）积分显著增高（类白血病时该指标增高，慢性粒细胞白血病显著减低），排除了急性白血病及慢性粒细胞白血病。

（3）骨髓增生异常综合征（MDS）主要以细胞形态异常为主，骨髓涂片未见细胞形态异常，故可排除。

根据以上实验室检查，患者血象中白细胞增高为感染导致的类白血病反应。

二、白细胞减少症报告及分析

【简要病史】患者李某，女，33岁，某化工厂职工。于半年前开始出现头晕、疲倦、乏力、食欲减低，反复上呼吸道感染伴有低热，自行吃治疗"感冒"的药物可改善症状。2个月前受凉后高热，就诊查血常规示WBC 3.3×10^9/L，诊断为病毒性上呼吸道感染，后多次复查WBC在（2.8～3.7）$\times 10^9$/L之间，此期间出现肢体酸软无力，失眠多梦，偶有心慌、胸闷，遂入院进一步检查治疗。

【体格检查】T 36.7 ℃，R 16次/分，P 78次/分，BP 110/75 mmHg。一般情况良好，营养中等，发育正常，神志清，精神尚可。全身皮肤黏膜无黄染，无皮下出血点及瘀斑，浅表淋巴结未及异常肿大，头颅五官无畸形，眼睑无水肿，结膜无充血和苍白，角膜透明，双侧瞳孔等大等圆，对光反射以及调节反射灵敏。口唇无发绀，牙龈无出血，颊黏膜无溃疡，咽部无充血，扁桃体不肿大。甲状腺不大、双侧对称。胸廓对称、无畸形，心肺无异常。腹平软，肝、脾肋下未及，双下肢不肿，神经系统检查无异常。

【实验室检查】

（1）血液一般检查

血细胞分析：RBC 4.4×10^{12}/L，Hb 133 g/L，HCT 43%；PLT 152×10^9/L。

　　　　　　WBC 3.3×10^9/L，Neu 45%，Neu# 1.49×10^9/L，

　　　　　　LY 49%，LY# 1.62×10^9/L；

血涂片检查：WBC分类计数：Sg 41%，St 6%，L 47%，M 4%，E 1%，B 1%；

中性粒细胞胞浆内可见空泡、核变性，中性颗粒染色浅。

红细胞和血红蛋白无明显变化，血小板形态正常、无聚集。

（2）骨髓象检查增生活跃，其中原始粒细胞3%，早幼粒细胞6%，中幼粒细胞5%，各阶段粒细胞胞质可见空泡、中毒颗粒、核固缩和核退化，胞质内非特异性颗粒减少，部分细胞染色偏淡；淋巴细胞相对增多、形态正常；红系正常；全片见到13个巨核细胞，血小板正常。

【思考题】

（1）结合临床表现和实验室检查，该患者的初步诊断是什么？

（2）本例的诊断依据是什么？

（3）患者已入院治疗，为明确诊断，还可做哪些检查？

（4）需要与哪些疾病进行鉴别诊断？

【病案分析】

1. 初步诊断　白细胞减少症，中性粒细胞减少症。

2. 诊断依据

（1）致病因素：在化工厂工作（工作环境有辐射），理化损伤可能抑制骨髓细胞的有丝分裂，是白细胞减少症的常见原因。

（2）临床表现：典型者先后出现头晕、疲倦、乏力、食欲减低、肢体酸软无力、失眠多梦，偶有心慌、胸闷等症状。

（3）抵抗力相对较差者：反复上呼吸道感染伴有低热，并有2个月前受凉后高热史。上述症状与白细胞减少呈正相关。

（4）白细胞减少症的诊断标准：成人外周血中白细胞低于 $4.0 \times 10^9/L$（10岁及10岁以上儿童低于 $4.5 \times 10^9/L$，10岁以下儿童低于 $5.0 \times 10^9/L$）称为白细胞减少；成人外周血中性粒细胞绝对值低于 $2.0 \times 10^9/L$（10岁及10岁以上儿童低于 $1.8 \times 10^9/L$，10岁以下儿童低于 $1.5 \times 10^9/L$）时，称为中性粒细胞减少症；当外周血中性粒细胞绝对值低于 $0.5 \times 10^9/L$ 时，称为粒细胞缺乏。

（5）实验室检查：血象显示WBC持续偏低，且与骨髓象均存在中性粒细胞的毒性变化，骨髓中粒系原始细胞和早幼粒细胞较正常骨髓象略高，属于成熟障碍，淋巴细胞相对增多。

3. 进一步检查

（1）肾上腺素试验：一般采用0.1%肾上腺素0.1 ml皮下注射后15 min和30 min分别计数粒细胞绝对值，粒细胞上升值一般<$(1\sim1.5)\times 10^9/L$，如增至原来的2倍，提示由于循环池及边缘池的粒细胞分布异常所致的外周血白细胞减少。应尽量选择白细胞计数最低时进行，伴有心血管疾病患者慎用。

（2）氢化可的松试验：琥珀酰氢化可的松200 mg静脉注射，注射前及注射后3 h各查白细胞总数及分类计数1次，正常者中性粒细胞绝对值应上升>$5.0 \times 10^9/L$；若低于此值，表示骨髓释放功能不佳。

（3）血清及尿溶菌酶测定：可判断粒细胞的破坏程度，因其假阳性和假阴性较多，临床上较少应用。

4. 鉴别诊断

（1）再生障碍性贫血：血象和骨髓象均示三系减少，中性粒细胞减少明显、淋巴细胞比例增高，临床多有出血、贫血表现；但白细胞减少症患者无出血，血小板及网织红细胞均正常，骨髓象仅显示其粒系受抑，成熟障碍。

（2）传染性单核细胞增多症：少数病例WBC可减低、淋巴细胞比例增高、红系和血小板正常，但血象和骨髓象均显示大量异常淋巴细胞，且血清嗜异性凝集试验阳性。

（3）低增生性白血病：有贫血、发热或出血症状，三系减低，血涂片可见原始细胞。骨髓增生减低，但原始粒细胞>30%。而白细胞减少症无出血，无明显贫血现象，血象中无幼稚细胞。

【最终诊断】白细胞减少症，中性粒细胞减少症。

三、传染性单核细胞增多症报告及分析

【简要病史】患者李某，男，19岁，学生，因咽痛、发热1周，进行性吞咽困难就诊。

【体格检查】T 38.5 ℃，R 25次/分，P 110次/分，BP 120/80 mmHg。发育正常，精神不振；无贫血貌，双眼巩膜黄染。颈部、颌下、腋窝可触及多个1~3 cm大小淋巴结，有压痛，可移动，其余浅表淋巴结未触及肿大。口唇红润，咽部充血，双侧扁桃体Ⅰ度肿大，有渗出。双肺呼吸音粗，未闻及干、湿啰音，心率110次/分，律齐，各瓣膜听诊区未闻及杂音。肝、脾可触及，肝肋下2 cm、剑突下3 cm，质中、偏硬，有压痛；脾肋下3 cm，质中。神经系统无阳性体征。

心电图、胸部X线检查未见异常，B超显示肝、脾大。

【实验室检查】

（1）血液一般检查（仪器分析）：WBC 22.7×10^9/L，Neu 26%，Neu# 5.9×10^9/L，LY 66%，LY 15.0×10^9/L，其中异常淋巴细胞占50%。红系、血小板正常。

（2）肝功能检查：ALT 262 U/L，AST 189 U/L，TBIL 42.15 μmol/L，DBIL 20.00 μmol/L，IBIL 22.15 μmol/L，TBA 50.9 μmol/L。

（3）嗜异性凝集试验（+），1:448。

（4）病毒抗体检测：EB病毒IgM抗体（+），1:140；HAV抗体、HBV抗体、HCV抗体、HEV抗体均阴性。

（5）咽拭子培养：α-溶血性链球菌。

（6）血培养阴性。

【思考题】

（1）初步诊断是什么？

（2）诊断依据是什么？请结合本病案进行分析。

（3）应与哪些疾病进行鉴别诊断？

【病案分析】

（1）本例初步诊断为传染性单核细胞增多症。

（2）传染性单核细胞增多症的诊断依据如下

1）典型的临床表现为发热、咽峡炎症状，颈部、颌下淋巴结肿大，肝、脾大等。

2）外周血中白细胞增多，病程中期以后其分类以淋巴细胞增多为主，并伴有异常淋巴细胞增多超过10%。

3）嗜异性凝集试验阳性，提示血清中存在嗜异性抗体的可能性很大。

4）抗EB病毒抗体阳性，是急性期重要的诊断指标。

5）其他病毒抗体为阴性。

具备（1），同时具备（2）~（4）项中任何两项，加上（5），即可诊断为传染性单核细胞增多症。

（3）本例具备上述诊断依据中的：

1）典型的临床表现；

2）血液外周血中白细胞增多（WBC 22.7×10^9/L），且其分类以淋巴细胞增多为主（LY 66%），并伴有异常淋巴细胞增多（占50%）超过10%；

3）嗜异性凝集试验（+），1:448；

4）EB病毒IgM抗体（+）；

5）其他病毒抗体为阴性。

此外，该患者咽拭子培养示α-溶血性链球菌阳性。

以上各项结果，均符合传染性单核细胞增多症。

（4）应与以下疾病进行鉴别诊断。

1）化脓性扁桃体炎：患者以发热、咽痛为主要症状，双侧扁桃体可见渗出物，有颈部淋巴结肿大，需与化脓性扁桃体炎鉴别。一般化脓性扁桃体炎患者颈部淋巴结肿大不会超过1 cm（本例颈部、颌下、腋窝可触及多个1~3 cm大小淋巴结），血涂片中中性粒细胞增多伴有核左移现象，而本例传染性单核细胞增多症显示淋巴细胞占66%，伴大量异常淋巴细胞（占50%）。化脓性扁桃体炎时咽拭子培养多为β-溶血性链球菌，本例是α-溶血性链球菌，属于条件致病菌。

2）急性感染性淋巴细胞增多症：多见于幼儿，大多数患儿有上呼吸道症状，淋巴结肿大少见，无脾大；白细胞总数增多，淋巴细胞比例增高，主要为成熟淋巴细胞，嗜异性凝集试验和EB病毒抗体阴性。

3）病毒性肝炎：该患者出现巩膜黄染、肝大、转氨酶升高时应与病毒性肝炎鉴别。甲、乙、丙、戊型肝炎病毒均为阴性，可排除。

4）急性淋巴细胞性白血病（急淋）：本例起病急、持续发热，WBC 尤其是淋巴细胞升高明显，需与急淋相区别。急淋多有贫血、血小板减少等症，血涂片中可见幼稚淋巴细胞，嗜异性凝集试验阴性。本例红系及血小板均正常。

【最终诊断】传染性单核细胞增多症。

（周林林）

第四节　知识拓展

一、白细胞手工计数（牛鲍式计数板的使用）

视频：改良牛鲍氏计数板的使用

二、血涂片制备、染色及白细胞分类计数

详见本章第二节"二、血涂片的制备和白细胞分类计数"。

三、练习题

（一）单选题

1. 属于核左移的表现是
   A. 中性分叶核粒细胞（Nsg）增多，大于 70%
   B. 中性分叶核粒细胞（Nsg）减少，小于 5%
   C. 中性杆状核粒细胞（Nst）减少，小于 5%
   D. 中性杆状核粒细胞（Nst）增多，大于 5%
   E. 早幼粒细胞增多，大于 5%

2. 下列**不属于**化脓性扁桃体炎血液一般检查典型改变的是
   A. 淋巴细胞增多　　　　B. 中性粒细胞增多　　　　C. 空泡变性
   D. 中毒颗粒　　　　　　E. 血红蛋白正常

3. 患传染性单核细胞增多症时，血涂片可见大量异常细胞，最可能是
   A. 单核细胞　　　　　　B. 异形淋巴细胞　　　　　C. 幼稚单核细胞
   D. 幼稚粒细胞　　　　　E. 原始细胞

4. 类白血病反应常出现
   A. WBC 明显增高，一般 $>50 \times 10^9$ L　　　B. Ph 染色体阳性
   C. *BCR-ABL1* 融合基因检查阳性　　　D. 血涂片中可见各阶段幼稚粒细胞
   E. 中性粒细胞中毒性改变不明显

5. 诊断急性传染性单核细胞增多症的依据**不包括**
   A. 咽痛，扁桃体大，颈部淋巴结肿大
   B. 外周血出现大量异形淋巴细胞
   C. 抗 EB 抗体阳性
   D. 嗜异性凝集试验阳性
   E. 骨髓中原始细胞明显增高
6. 下列哪种形态特点**不是**中性粒细胞的毒性变化
   A. 巨多分叶核   B. 空泡形成   C. 中毒颗粒
   D. 核固缩   E. 核碎裂
7. 血涂片及骨髓中篮状细胞多见的白血病是
   A. 慢性髓细胞白血病
   B. 慢性淋巴细胞白血病 / 小淋巴细胞淋巴瘤
   C. 急性早幼粒细胞白血病
   D. 急性粒单细胞白血病
   E. 急性单核细胞白血病
8. 急性髓细胞性白血病的免疫学分型中，髓系常见标志为
   A. CD61   B. CD19   C. MPO
   D. CD3   E. CD71
9. 患者女，42 岁，近 3 个月不明原因消瘦，全身多处淋巴结肿大，肝、脾大，血常规结果 RBC 3.0×10^{12}/L, Hb 92 g/L, HCT 0.28；WBC 8.0×10^9/L, Neu% 为 35%, LY% 为 62%；PLT 88×10^9/L, 血沉 40 mm/h。骨髓涂片可见 RS 细胞，首先考虑
   A. 脾功能亢进   B. 肝癌
   C. 传染性单核细胞增多症   D. 恶性淋巴瘤
   E. 前体淋巴细胞肿瘤
10. 患者女，20 岁，发热，牙龈出血，外周血三系减低，肝、脾大。对初步诊断意义**不大**的检查是
    A. 血涂片检查   B. 骨髓细胞形态学检查
    C. 骨髓细胞免疫分型   D. 骨髓细胞化学染色
    E. 肝功能检查

（二）名词解释
1. 环形铁幼粒细胞
2. 类白血病反应

（三）简答题
简述中性粒细胞毒性变化有哪些？

【参考答案】
（一）单选题
1. D；2. A；3. B；4. D；5. E；6. B；7. C；8. A；9. D；10. E。

（二）名词解释
1. 环形铁幼粒细胞：铁染色时，幼红细胞内含有铁颗粒，且含铁颗粒在 5 颗以上，并绕核周排列成 1/3 圈以上的铁幼粒细胞称为环形铁幼粒细胞。
2. 类白血病反应（LR）：是指某些因素（如急性感染、中毒、组织损伤和恶性肿瘤等）刺激机

体造血组织所致的一种酷似白血病的血液学改变，外周血白细胞常显著升高和（或）出现幼稚血细胞。当原发病治愈时，LR 可完全消除。

（三）简答题

中性粒细胞的毒性变化主要包括以下几种。

（1）中毒颗粒：较正常中性粒细胞颗粒粗大，大小不等，分布不均，染成蓝紫色甚至呈黑色，常与空泡变性并存。

（2）空泡形成：胞质中出现一个或多个空泡。因细胞质发生脂肪变性，被染液中的甲醇溶解所致。

（3）杜勒小体（Döhle bodies）：是中性粒细胞胞质因毒性变化而保留的局部嗜碱性区域，呈圆形、梨形或云雾状，界限不清，天蓝色或灰蓝色，直径 $1\sim2~\mu m$。

（4）核变性：是中性粒细胞核出现固缩、溶解和破碎的现象。细胞核发生固缩时核染色质凝集成深紫色粗大凝块。细胞核溶解时，则胞核膨胀增大，常伴有核膜破碎，核染色质结构松散或模糊，着色浅淡。

（周林林　于笑涵）

第四章 骨髓细胞检查与造血系统疾病诊断

【内容提要】

课堂病案讨论（再生障碍性贫血）
实验内容：
1. 骨髓细胞学检测与造血系统疾病诊断
   （1）骨髓细胞学检测的临床应用
   （2）标本采集与送检
   （3）骨髓检测申请单的填写
   （4）检测内容与诊断意见
   （5）常见血液病的骨髓象、血象改变
   （6）实验注意事项
2. 常见病例报告解读
3. 知识拓展（血液学检验 MICM 的综合诊断）

第一节 课堂病案讨论

【简要病史】患者，男性，31岁，化工厂工人，乏力半年，反复头晕、乏力2个月余，皮肤紫斑。

【体格检查】T 36.2 ℃，R 20次/分，P 96次/分，BP 110/70 mmHg。一般状况尚可，发育正常，营养中等，面色及睑结膜苍白，双下肢散在出血点，巩膜无黄染，浅表淋巴结未触及，胸骨无压痛。心率96次/分，心律整，无异常杂音；肺、肝、脾、四肢及神经系统未见明显异常。

【实验室检查】

外周血检查 WBC 2.5×10^9/L，Hb 50 g/L，PLT 15×10^9/L；

白细胞分类：中性粒细胞占31%，淋巴细胞占67%，单核细胞占2%；

网织红细胞计数为0.001；

酸溶血试验、糖水试验等均为阴性。

骨髓细胞学检查结果见表4-1。

表 4-1 骨髓细胞学检查分析报告单

细胞名称			骨髓片			细胞名称		骨髓片		
			(%)	平均值	标准差			(%)	平均值	标准差
粒细胞系统		原始粒细胞		0.64	0.33	浆细胞	原始浆细胞		0.00	0.02
		早幼粒细胞		1.57	0.60		幼稚浆细胞		0.10	0.16
	嗜中性	中幼		6.49	2.04		成熟浆细胞	2.00	0.71	0.42
		晚幼		7.90	1.97	原始血细胞			0.08	0.01
		杆状核	5.00	15.72	3.50	淋巴细胞	原始淋巴细胞		0.05	0.09
		分叶核	9.00	15.44	2.92		幼稚淋巴细胞		0.47	0.84
	嗜酸性	中幼		0.38	0.23		成熟淋巴细胞	79.00	22.78	7.04
		晚幼		0.49	0.32		异形淋巴细胞			
		杆状核		1.25	0.61	单核细胞	原始单核细胞			
		分叶核		0.86	0.61		幼稚单核细胞			
	嗜碱性	中幼		0.02	0.05		成熟单核细胞	3.00	3.00	0.88
		晚幼		0.06	0.07	其他细胞	网状细胞		0.16	0.21
		杆状核		0.06	0.09		组织嗜碱细胞		0.03	0.09
		分叶核		0.03	0.05		分类不明细胞		0.05	0.09
红细胞系统		原始红细胞		0.57	0.30	巨核细胞	原始巨核细胞		0.0～2.0	
		早幼红细胞		0.92	0.41		幼稚巨核细胞		0.0～8.0	
		中幼红细胞	0.50	7.41	1.91		颗粒型巨核细胞		20.0～60.0	
		晚幼红细胞	1.50	10.75	2.36		产板型巨核细胞		20.0～60.0	
		巨早幼红细胞					裸核型巨核细胞		0.0～10.0	
		巨中幼红细胞								
		巨晚幼红细胞								
粒系：红系			7.00	3.00	1.00	总数	骨髓有核细胞		200.00	

【思考题】

(1) 确定异常检查结果，归类并分析其临床意义。

(2) 结合临床资料，提出初步诊断。

(3) 本例应与哪些疾病鉴别？

(4) 进一步明确诊断的措施。

【病案分析】

(1) 确定骨髓象异常检查结果，归类并分析其临床意义：本例有核细胞增生低下，其中粒细胞：有核红细胞 =7.0:1；粒系增生低下，占 14%，为成熟阶段粒细胞，形态大致正常；红系增生极度低下，占 2.0%，形态基本正常；环片一周未见巨核细胞，血小板散在分布，数量减少；骨髓小粒中造血细胞极少，呈纤维空网状结构。

(2) 结合临床资料，提出初步诊断：患者反复头晕、乏力 2 个月余，重度贫血貌，皮肤散在出血点，脾不大；血常规显示三系降低，细胞、血小板散在分布，数量减少；骨髓小粒非造血细胞极少，呈纤维空网状结构。骨髓涂片显示有核细胞增生低下，红系尤其明显，仅占2%，巨核细胞没有，淋巴比例相对增高，占79%，骨髓小粒呈空网状，符合再生障碍性贫血的骨髓象。故考虑再障诊断。

再生障碍性贫血（aplastic anemia，AA），简称再障，是由于物理、化学、生物及遗传学等原因导致造血干细胞缺陷、造血微环境异常、机体免疫功能紊乱，引起获得性骨髓造血功能衰竭。临床以全血细胞减少、贫血、感染和出血为特征。实验室进行血液一般检查、骨髓细胞形态学检查可发现本病，骨髓活检可明确诊断。值得指出的是，本病应与全血细胞减少的其他疾病相鉴别，尤其要与阵发性睡眠性血红蛋白尿相鉴别。

- 再生障碍性贫血形态学观察要点

1）血象：几乎所有患者均表现为全血细胞减少。贫血多为正细胞正色素性，成熟红细胞形态大致正常，无嗜多色性红细胞及有核红细胞；中性粒细胞明显减少，淋巴细胞相对增多；血小板减少，形态大致正常。

2）骨髓象：骨髓有核细胞增生减低或极度减低。红系、粒系和巨核系细胞明显减少，各系原始和幼稚细胞减少或不见，以成熟或近成熟细胞为主；淋巴细胞相对增多；浆细胞和肥大细胞多见。各系细胞形态无明显异常。如果有骨髓小粒，镜下为空网状结构或一团纵横交错的纤维网，其间非造血细胞及脂肪细胞增多，非造血细胞增多可成团存在。

- 再生障碍性贫血形态学观察注意事项

1）AA骨髓穿刺液涂片后可见脂肪滴明显增多、骨髓液稀薄等特点。

2）观察骨髓片时要在合适的部位。由于再生障碍性贫血有核细胞数少，如果观察部位选择不当，常常导致误诊或漏诊。

3）急性AA的骨髓象一般比较典型，慢性AA的骨髓可以有散在增生灶，骨髓可以出现有核细胞增生活跃（但巨核细胞明显减少或缺如），需要多部位穿刺才可以诊断。

4）AA患者骨髓穿刺时易出现"干抽"，可行骨髓活检。

（3）本例应与如下疾病鉴别

1）阵发性睡眠性血红蛋白尿（PNH）：一种后天获得性红细胞膜缺陷引起的溶血病。临床上以间歇发作的睡眠后血红蛋白尿为特征，可伴有全血细胞减少或血栓形成倾向。本病与AA关系密切，可相互转化，均称为AA-PNH综合征。与阵发性睡眠性血红蛋白尿不同，本例酸溶血试验、糖水试验皆阴性，可以排除此病。

2）骨髓增生异常综合征（MDS）：一种造血干细胞克隆性疾病。外周血以全血细胞减少为主，也可为一系或二系减少，以骨髓出现病态造血为特点。部分类型的MDS可转化为急性白血病。与MDS鉴别：MDS患者有全血细胞减少，但以病态造血为主要特征，如外周血中易见红细胞大小不等，有大红细胞、有核红细胞、幼稚白细胞和畸形血小板。骨髓象中粒、红、巨核三系均可出现形态异常。

3）非白血性白血病是指外周血白细胞不增高反而减少的白血病。

4）恶性组织细胞病是骨髓中出现异常的组织细胞的高度恶性增生性疾病，临床表现为高热，肝、脾、淋巴结肿大，多为全血细胞减少。

5）脾功能亢进可由慢性肝硬化合并脾功能亢进引起，也可由先天性疾病引起。临床表现为脾大、白细胞或全血细胞减少。

（4）进一步明确诊断的措施：可在血常规中加测网织红细胞，可行多部位骨髓穿刺（包括髂前和胸骨）和骨髓活检，如果网织红细胞绝对值减少，其他部位的骨髓增生低下，并且病理显示骨髓造血细胞减少，即可确诊。

【最终诊断】结合病史、临床体征及上述实验室检查结果分析，此病例的诊断考虑是：再生障碍性贫血。待补做骨髓活检等实验室检查后，方可作出最后诊断。

（赵俊暕）

第二节　实验内容

一、骨髓细胞学检测的临床应用

骨髓细胞学检测（myelo-cytological examination）常用于造血系统和其他非造血系统疾病的诊断及鉴别诊断。其临床指征为：①不明原因的发热、恶病质；②肝、脾、淋巴结肿大；③不明原因贫血；④周围血中出现幼稚细胞或难以归类的可疑细胞；⑤单项或多项血细胞增多或减少，难以明确诊断；⑥疑为血液寄生虫感染者。

二、标本采集与送检

1. 骨髓穿刺术（bone marrow puncture）　穿刺部位一般为髂前或髂后上棘，必要时选择胸骨穿刺。骨髓穿刺取材及制片满意的简单判断：抽吸骨髓液时，患者有一过性特殊的疼痛感；通过肉眼观察，标本较黏稠、有油腻感。所制备的骨髓涂片厚薄适宜，头、体、尾可辨，骨髓覆盖面积至少1.5 cm×3.5 cm，四周应留有空余边界；侧面观察，骨髓小粒清晰可见。

2. 骨髓活体组织检查　取材部位同上，如果同时做穿刺术，要避开活检取材部位，重新穿刺取材，避免互相影响结果。

已有严重出血倾向者（如血友病），禁忌施行骨髓穿刺术和活检取材。

三、骨髓检测申请单的填写

各临床实验室都有自行设计印刷的骨髓检查申请单，格式大同小异，内容基本包括以下几方面。

（1）患者基本情况：姓名、性别、年龄、职业、门诊号、住院号、通信地址或工作单位、就诊或住院的科室、病室。

（2）标本采集情况：①骨髓来源：注明髂前（左、右）、髂后（左、右）、胸骨、棘突；②取材是否顺利；③其他取材部位，第几次送检，上次标本编号等。

（3）临床诊断及送检目的。

（4）主要症状及病史；主要体征，包括皮肤、淋巴结、肝、脾、其他。

（5）主要实验室检查记录，包括血液学方面及其他与疾病有关的各类检查结果的详细数据。

（6）取材时间、送检时间、送检医师签名。

其中4、5两项内容需详实、清楚，有助于检验医师在对骨髓象进行重点分析和进行诊断时参考。

四、检测内容与诊断意见

（一）骨髓细胞学形态学检查

通过观察和分析被检者骨髓象及血象的细胞数量和质量的改变（表4-2），对疾病的诊断、疗效、预后等进行判断，白血病判断符合率为77%。骨髓象分析的主要内容如下。

表 4-2　血细胞成熟过程中形态演变的一般规律

项目	形态演变一般规律	备注
胞体大小	大→小	巨核细胞由小变大，早幼粒细胞比原始粒细胞大
核质比例*	大→小	淋巴系细胞（大淋巴细胞除外）核质比例均较大
胞核大小	大→小	巨核细胞的胞核从小到大，红细胞的胞核消失
核仁	有、清楚→模糊→无或消失	原始巨核细胞的核仁常不清
染色质	细致→粗→块状、团块状	单核细胞及淋巴细胞的副染色质常不明显
核形	圆形→凹陷→分叶（以粒系为例）	红系、浆系的胞核多呈圆形
胞质量	少→多	淋巴系、浆系的胞质量变化常不大
胞质嗜碱性	强→弱，蓝色→淡蓝色	红系的胞质从深蓝色→灰蓝色→灰红色→淡红色
胞质颗粒	无→有	红系细胞无颗粒

注：*核质比例是指胞核直径与胞体直径之比。

（1）观察骨髓增生程度：骨髓增生程度通常以骨髓中有核细胞的量来反映，比较简便的判断标准是计算有核细胞与成熟红细胞之比。据此将骨髓增生程度分为五级：即增生极度活跃、增生明显活跃、增生活跃、增生减低和增生极度减低（表4-3）。观察、计数巨核细胞时，应在低倍镜下逐一视野浏览、计数全部片膜内的巨核细胞数。

表 4-3　骨髓增生程度分级及临床意义

分级	有核细胞：成熟红细胞	常见情况
增生极度活跃	1:1	白血病和某些骨髓增生性疾病
增生明显活跃	1:10	部分骨髓增生性疾病、增生性贫血、特发性血小板减少性紫癜、脾功能亢进和感染。某些儿童或青少年
增生活跃	1:20	正常人，某些增生性贫血或白血病化疗后
增生减低	1:50	再生障碍性贫血、骨髓纤维化，某些疾病导致的急性造血停滞。偶见于老年人
增生极度减低	1:200	再生障碍性贫血、骨髓坏死等

（2）进行有核细胞分类和粒/红比值（myeloid/erythroid，M:E）计算：选择染色良好、有核细胞分布均匀、细胞结构清晰的部位，连续计数分类200个或500个有核细胞。计算粒系百分比与红系有核红细胞百分比的比值。正常M:E为（2~4):1。

M:E改变的临床意义为：

1）粒红比例正常：①正常骨髓象；②粒、红两系细胞平行增多，如红白血病；或平行减少，如再生障碍性贫血；③粒、红两系细胞基本不变，如特发性血小板减少性紫癜等。

2）粒红比例增高：指粒/红比例大于5:1。可由于粒细胞系增多，如急性或慢性粒细胞白血病；或由于红细胞系减少所致，如纯红细胞性再生障碍性贫血。

3）粒红比例减低：指粒/红比例小于2:1。见于粒细胞系减少，真性粒细胞缺乏症；或红细胞系增多，如各种增生性贫血、真性或继发性红细胞增多症等。

(3)大致正常骨髓象(表4-4)

1)粒系增生活跃,占有核细胞的40%~60%,各阶段细胞比例适当,其中原始粒细胞<2%,早幼粒细胞<5%,中、晚幼粒细胞约15%,杆状核粒细胞多于分叶核粒细胞。嗜酸性粒细胞<5%,嗜碱性粒细胞<1%。各阶段细胞形态无明显异常。

2)红系增生活跃,占有核细胞的20%左右,各阶段细胞比例适当,其中原红细胞<2%,早幼红细胞<5%,中、晚幼红细胞各约为10%,细胞形态无明异常。成熟红细胞大小、形态及染色大致正常。

3)淋巴细胞占有核细胞的20%~25%(小儿可达40%),单核细胞及浆细胞各<4%,大多为成熟阶段细胞,且细胞形态无异常。

4)巨核细胞,低倍镜视野计数时见巨核细胞7~35个/1.5 cm×3 cm血膜。其中主要为产血小板巨核细胞。原巨核细胞0~5%,幼巨核细胞0~10%,颗粒型巨核细胞10%~50%,产血小板型巨核细胞20%~70%,裸核型巨核细胞0~30%。血小板簇易见。

5)可见少量非造血细胞,如组织嗜碱细胞、内皮细胞、网状细胞等。

6)无特殊细胞及寄生虫。

表4-4 健康成人骨髓象特点

表现	特点
骨髓增生程度	增生活跃
粒红比值	(2~4):1
粒细胞系统	占40%~60%,其中原始粒细胞<2%,早幼粒细胞<5%,中性中幼粒细胞约8%,中性晚幼粒细胞约10%,中性杆状核粒细胞约20%,中性分叶核粒细胞约12%,嗜酸性粒细胞<5%,嗜碱性粒细胞<1%
红细胞系统	占15%~25%,以中、晚幼红细胞为主(各占10%),原始红细胞<1%,早幼红细胞<5%
淋巴细胞系统	占20%~25%,均为淋巴细胞,原始淋巴细胞罕见,幼稚淋巴细胞偶见
单核细胞系统	<4%,均为单核细胞,原始单核细胞罕见,幼稚单核细胞偶见
浆细胞系统	<2%,均为浆细胞,原始浆细胞罕见,幼稚浆细胞偶见
巨核细胞系统	在1.5 cm×3 cm的血膜上,可见巨核细胞7~35个,其中原始巨核细胞占0~5%,幼稚巨核细胞占0~10%,颗粒型巨核细胞占10%~50%,产血小板型巨核细胞占20%~70%,裸核型巨核细胞占0~30%。血小板较易见,常成簇存在
其他细胞	如组织细胞、成骨细胞、吞噬细胞等偶见,分裂象细胞少见,不见寄生虫和异常细胞
细胞形态	各种有核细胞、成熟红细胞及血小板形态正常

(二)血细胞化学染色

细胞化学染色是在形态学基础上,根据化学反应原理,应用骨髓涂片按一定程序染色,然后在显微镜下观察细胞化学成分及其变化的一项检查方法。细胞化学染色标本可以是骨髓或血涂片、骨髓和淋巴组织切片。

常用项目有:铁染色、过氧化物酶染色、糖原染色、中性粒细胞碱性磷酸酶染色、α-醋酸萘酚酯酶(α-NAE)染色、氯乙酸AS-D萘酚酯酶(AS-D NCE)染色、酸性磷酸酶(ACP)染色、苏丹黑(SB)染色等。结合细胞化学染色,白血病判断符合率已提高到86%。

1. 过氧化物酶染色　血细胞中的过氧化物酶（peroxidase，POX）分解 H_2O_2，释放新生态氧，使无色联苯胺氧化成蓝色联苯胺，后者进一步转变为化合物沉积于细胞质内。

结果：细胞质内有蓝黑色颗粒者为阳性；出现细胞颗粒、分布稀疏者为弱阳性；颗粒粗大而密集者为强阳性。

临床意义：POX 主要分布于粒细胞和单核细胞内，随着粒细胞成熟的程度而逐渐增强，原始单核细胞、淋巴细胞、浆细胞、幼红细胞、组织细胞、巨核细胞均呈阴性反应。主要用于鉴别急性白血病类型，急性粒细胞白血病多呈强阳性反应，急性单核细胞白血病呈弱阳性或阴性反应；急性淋巴细胞白血病呈阴性反应。故对急性粒细胞和淋巴细胞白血病的鉴别最有价值。

2. 糖原染色　过碘酸能将血细胞内的糖原氧化，生成醛基。醛基与 Schiff 液中的无色品红结合，形成紫红色化合物而沉积于胞质中，故该反应又称过碘酸-Schiff（periodic acid-Schiff，PAS）反应。

结果：胞质中出现红色为阳性反应。原粒细胞多呈阴性反应；自早幼粒细胞以后，随着细胞的成熟程度，阳性反应逐渐增强。单核细胞呈弱阳性反应；淋巴细胞大多呈阴性反应；幼红细胞和红细胞呈阴性反应；巨核细胞和血小板染色反应均为阳性反应，阳性反应程度随细胞的发育成熟而增强，成熟巨核细胞多呈强阳性反应。

临床意义：红血病或红白血病时幼红细胞呈强阳性反应，有助于与其他红细胞系统疾病的鉴别；急性粒细胞白血病，原粒细胞呈阴性反应或弱阳性反应，阳性反应物质呈细颗粒状或均匀淡红色；急性淋巴细胞白血病，原淋和幼淋细胞常呈阳性反应，阳性反应物呈粗颗粒状或块状；急性单核细胞白血病，原单核细胞大多为阳性反应，呈弥漫均匀红色或细颗粒状。因此对 3 种急性白血病类型的鉴别有参考价值。巨核细胞 PAS 呈阳性，如急性巨核细胞白血病和 MDS 中的小巨核细胞。

3. 中性粒细胞碱性磷酸酶染色　中性粒细胞碱性磷酸酶 NAP 积分法：计数 100 个成熟中性粒细胞，按其反应强度分级，各级百分率与其级数乘积的总和，即为积分。

例如：NAP 反应结果（%）

（-）　（+）　（++）　（+++）　（++++）
20　　40　　20　　15　　5

积分 =（0×20）+（1×40）+（2×20）+（3×15）+（4×5）= 145

参考值：正常人血细胞碱性磷酸酶除成熟中性粒细胞（杆状核及分叶核）可见阳性外，其他血细胞均为阴性。中性粒细胞 NAP 活性阳性率 10%~40%，积分值 40~80 分。

临床意义：可用于疾病的鉴别诊断。慢性粒细胞白血病与类白血病反应的鉴别：CML 减低，类白细胞增高。急性白血病的鉴别：急性粒细胞白血病时减低，急性淋巴细胞白血病时增高，急性单核细胞白血病时一般正常或减低。PNH 与 AA 的鉴别：PNH 减低，AA 增高。病原微生物的鉴别：病毒感染时减低，细菌感染时增高。

4. α-醋酸萘酚酯酶染色（a-naphythyol acetate esterase，α-NAE）　α-醋酸萘酚酯酶（a-naphythyol acetate esterase，α-NAE）在 pH 中性的条件下可水解基质液中的 α-醋酸萘酚，释放出 α-萘酚，与基质液中的重氮盐偶联形成不溶的有色沉淀，定位于细胞质内。α-NAE 存在于单核细胞、粒细胞和淋巴细胞中，是一种中性非特异性酯酶。单核系细胞的阳性可被氟化钠抑制，所以做 α-NAE 染色时，通常同时做氟化钠抑制试验。

临床意义：急性单核细胞白血病细胞呈强阳性反应，可被氟化钠（NaF）抑制；急性粒细胞白血病时，则呈阴性或弱阳性反应，但阳性反应不被氟化钠（NaF）抑制，因此对鉴别单核细胞白血病和急性粒细胞白血病有重要价值。

（三）细胞化学染色对常见白血病的诊断与鉴别诊断的作用

表 4-5 总结了常用细胞化学染色在白血病鉴别中的应用。

表 4-5 常用细胞化学染色在白血病鉴别中的应用

	主要应用	急淋	急粒	急单	M_6	MDS	M_7	慢粒
POX	急淋与急非淋的鉴别	–	+~+++	-~+				
SB	同 POX	–	++~+++	-~+				
AS-DNCE			+~++	++~+++				
α-NAE	急粒与急单的鉴别		+~++	-/+				
α-NAE+NaF			不抑制	抑制				
PAS	MDS、M_6、M_7 的诊断				块状阳性	块状阳性	块状阳性	
NAP	慢粒与类白的鉴别							降低

注：急淋，急性淋巴细胞白血病；急非淋，急性非淋巴细胞白血病；急粒，急性粒细胞白血病；急单，急性单核细胞白血病；慢粒，慢性粒细胞白血病；类白，类白血病反应。

通过骨髓细胞形态学检查和细胞化学染色分析，可以：①肯定诊断：如再生障碍性贫血、巨幼细胞贫血、白血病、多发性骨髓瘤、癌转移。②支持临床诊断：如缺铁性贫血、溶血性贫血、特发性血小板减少性紫癜。③提高病原体感染的诊断率。④排除诊断：对难于确诊或需鉴别诊断而无异常发现者，常需进一步行细胞化学检查、骨髓活组织检查或细胞染色体及基因检测。

五、常见血液病的骨髓象、血象改变

（一）贫血

通过血液一般检验，主要进行贫血的形态学分类，而根据骨髓细胞学检验，又可将贫血分为增生性贫血和增生低下性贫血，并直接或间接进行病因学分类。主要包括：缺铁性贫血、巨幼细胞贫血、再生障碍性贫血、溶血性贫血、继发性贫血等。临床表现为皮肤黏膜苍白、乏力、心悸、头晕、食欲缺乏等。

1. 缺铁性贫血（iron deficiency anemia，IDA） 慢性失血是缺铁性贫血常见的病因，因为含铁酶活性减低，表现为上皮组织的变化。骨髓有核红细胞增生，粒/红比值减低，幼红细胞"核老浆幼"，胞质蓝染、不整齐。铁染色细胞外铁减少或消失，内铁明显减少。外周血成熟红细胞表现为小细胞低色素，可见靶形红细胞。

2. 巨幼细胞贫血（magaloblastic anemia，MA） 叶酸或（和）维生素 B_{12} 的摄入不足或吸收障碍为临床常见病因，幼稚红细胞在骨髓中被破坏，形成原位溶血，使临床表现为轻度的黄疸，有消化系统和神经系统的症状。骨髓红系、粒系及巨核细胞系三系细胞巨幼形态改变，有核细胞呈"核幼浆老"，红系形态改变尤为明显，粒系巨幼变特征出现较早，治疗后细胞形态恢复较晚，这对本病的诊断更具有参考价值。导致外周血成熟红细胞表现为大细胞正色素，随着贫血的加重，外周血可以三系减少或出现幼稚红细胞、粒细胞。当患者合并有铁与叶酸、维生素 B_{12} 缺乏时，则表现为双相性贫血。

3. 再生障碍性贫血（aplastic anemia，AA） 临床表现为感染、出血明显。骨髓有核细胞增生低下或极度低下，粒、红、巨核细胞三系明显减少，非造血细胞比例增加，骨髓小粒呈空网架结构。根据临床特点和骨髓象特征分为急性再生障碍性贫血和慢性再生障碍性贫血。周围血中粒细

胞、红细胞、血小板均减少,但形态大致正常。网织红细胞绝对值明显降低。

4. 溶血性贫血 临床表现为贫血、黄疸。骨髓象增生明显活跃,红系增生明显,粒/红比值常倒置,其中 PNH 随着病程的发展可能出现溶血危象或再障危象,外周血表现为巨幼细胞特点或三系减少;反复发作,从尿液中丢失血红蛋白,外周血表现为小细胞低色素。

5. 继发性贫血（secondary anemia） 临床上常见的原发疾病有肾脏病、肝病、感染性疾病、恶性肿瘤等。该类贫血的异常骨髓象特征不明显,红系无明显的代偿性增生,但会出现与原发病相关的一些变化。

(二) 白血病

1. 白血病的定义 白血病（leukemia）是造血干细胞克隆性疾病,是一组高度异质性的恶性血液病,其特点为白血病细胞异常增生、分化成熟障碍,并伴有凋亡减少,正常的造血功能受到抑制。临床出现不同程度的贫血、出血、感染和浸润等症状。FAB 分型提议以原始细胞 ≥ 30% 为急性白血病的诊断标准。2001 年,WHO 分类方案建议将有白血病临床表现、骨髓原始细胞数 ≥ 20% 作为诊断急性白血病的标准,并将骨髓原始细胞 < 20%、但伴有重现性遗传学异常者均诊断为急性白血病。

2. 白血病的分类 根据白血病的自然病程及白血病细胞分化情况,分为急性白血病（acute leukemia）和慢性白血病（chronic leukemia）。前者病程短,细胞分化程度低,骨髓细胞分化阻滞在较早的阶段,周围血白细胞计数多在（10~20）×10^9/L 之间或降低;后者病程相对较长,细胞分化程度相对较高,周围血白细胞计数多在数十甚至可达 1000×10^9/L 以上。

3. 急性白血病的 FAB 分型 1976 年由法国（France）、美国（American）、英国（British）组成的白血病协作组根据细胞形态进行分型（表 4-6）。将急性白血病分为急性淋巴细胞白血病（acute lymphocytic leukemia,ALL,L_1~L_3）和急性非淋巴细胞白血病（acute non-lymphocytic leukemia,ANLL,M_1~M_7）。后经多次修改,并将我国首次提出的亚急性粒细胞白血病列为原粒细胞部分分化型（M_2 b）。

表 4-6 急性白血病 FAB 分型

分型	亚型	分型标准
ALL		
	L_1	以小细胞为主（直径 ≤ 12 μm）,大小较一致,核染色质较粗,核仁小、不清
	L_2	以大细胞为主（直径 > 12 μm）,大小不一,核染色质疏松,核仁较大,1 至多个
	L_3	以大细胞为主,大小一致,核染色质呈均匀细点状,核仁 1 个或多个且明显。胞质嗜碱,深蓝色,有较多空泡
AML		
	M_0	急性髓细胞白血病微分化型,原始细胞 ≥ 30%,无 T、B 淋巴系标记,至少表达一种髓系抗原,免疫细胞化学或电镜 MPO 阳性
	M_1	急性粒细胞白血病未成熟型,骨髓中原始粒细胞 ≥ 90%（NEC）
	M_2	急性粒细胞白血病部分成熟型,骨髓中原始粒细胞占 30%~89%（NEC）,早幼粒细胞及以下阶段粒细胞 > 10%,单核细胞 < 20%
	M_3	急性早幼粒细胞白血病,骨髓中异常早幼粒细胞 ≥ 30%（NEC）,胞质内有大量密集甚至融合的粗大颗粒,常有成束的棒状小体（Auerbody）。M_3 v 为变异型急性早幼粒细胞白血病,胞质内颗粒较小或无颗粒

续表

分型	亚型	分型标准
	M_4	急性粒单核细胞白血病，骨髓及周围血中有粒系及单核细胞增生，骨髓中的原始细胞≥30%，单核细胞为20%~80%，其余为粒细胞；外周血单核系细胞≥5×10^9/L；M_4 Eo 为伴嗜酸性粒细胞增多的急性粒单核细胞白血病，除M_4特征外，骨髓中异常嗜酸性粒细胞增多，常≥5%（NEC）
	M_5	急性单核细胞白血病，依据分化成熟程度分为两型：①原始单核细胞型：骨髓原单核细胞≥80%（NEC）；②单核细胞型：骨髓原单核细胞<80%（NEC），其余为幼稚及成熟单核细胞等
	M_6	急性红白血病，骨髓有核红细胞≥50%，骨髓原始细胞≥30%（NEC）或周围血原始细胞≥30%
	M_7	急性巨核细胞白血病，骨髓原巨核细胞≥30%，电镜 PPO 阳性，血小板膜蛋白Ⅰb、Ⅱb/Ⅲa、Ⅲa或因子Ⅷ相关抗原（vWF）阳性

注：原始细胞：指不包括原始红细胞及小巨核细胞。原始细胞包括Ⅰ型和Ⅱ型，Ⅰ型为典型原始细胞，Ⅱ胞质可出现少许细小嗜天青颗粒。核质比例稍低，其他同Ⅰ型原始细胞。

NEC：非红系细胞计数，是指不包括浆细胞、淋巴细胞、组织嗜碱细胞、巨噬细胞及所有有核红细胞的骨髓有核细胞计数。

4. 临床常见急性白血病的血液学改变

（1）外周血：在发病早期，骨髓微环境没有遭到严重破坏时，血象改变可能不大，当外周血分类没有幼稚细胞时，称为"非白血性白血病"。当骨髓正常造血细胞受到抑制时，红细胞、白细胞和血小板计数可能降低。骨髓微环境对白血病细胞的释放失去控制时，白细胞计数增高，外周血分类可见一种或几种原始、幼稚白细胞，称为"白血性白血病"。

（2）骨髓象：增生明显活跃或极度活跃，部分病例可见骨髓增生低下，多见于老年人。某一个（或几个）系统细胞恶性增生，以原始、幼稚阶段细胞增生为主，其他系统细胞增生受抑制，因分化成熟障碍而表现为"白细胞裂孔"现象。白血病细胞核、浆发育不平衡，核分裂象多见。我国血液病工作者对部分白血病在 FAB 分型的基础上又进行了更深入的分型。

1）ALL：可见大量涂抹细胞，原始细胞过氧化物酶阳性<3%，糖原反应阳性，呈红色颗粒状、块状或呈环状排列。

2）M_0：髓系分化抗原 CD13、CD33、CD14、CD15、CD11b 中至少有一种阳性。

3）M_2b：是我国提出的一种急粒亚型，表现为原始细胞明显增多，但可<30%，以异常的中性中幼粒细胞增生>10%。

4）M_3：又称急性早幼粒细胞白血病（APL），广泛而严重的出血常是本病的特点，本病易并发弥散性血管内凝血（DIC），亦可发生原发性纤溶亢进。早幼粒细胞胞质含短而粗的 Auer 小体，几条、十几条或几十条，可呈束状交叉排列，酷似柴捆样，故又被称为"柴捆细胞"（faggot cell）。此类白血病细胞可被全反式维甲酸（ATRA）诱导分化成熟。

5）M_6：典型的红白血病可依次经过以下3个连续阶段：①红血病期；②红白血病期；③白血病期。常有中幼红细胞阶段缺如的"红血病裂孔"现象或中幼红细胞阶段减少的"红血病亚裂孔"。部分病例红系30%~50%，而异常幼红细胞（巨幼样变，双核、多核、核碎裂）>10%也可诊断为 M_6。

6）M_7：骨髓巨核细胞增生，骨髓穿刺常"干抽"，可进行骨髓活检诊断。

7）其他少见白血病：有嗜酸性粒细胞白血病、嗜碱性粒细胞白血病、组织嗜碱细胞白血病（肥大细胞白血病）、全髓白血病、急性混合细胞白血病（急性杂合性白血病）等。

（3）急性白血病治疗过程中，需定期复查以监测治疗效果、判断预后和指导治疗。白血病的疗效和预后分缓解、复发、长期存活和临床治愈几种情况。

5. 慢性白血病 有多种类型，本节重点介绍慢性粒细胞白血病和慢性淋巴细胞白血病。

（1）慢性粒细胞白血病（chronic granulocytic leukemia，CGL），又称慢性髓系白血病（chronic myeloid leukemia，CML），简称慢粒，是起源于造血干细胞的克隆性增殖性疾患，属于干细胞的基因病变，以粒系增生为主。最突出的体征是脾大，原始粒细胞（Ⅰ型+Ⅱ型）低于10%，嗜碱性粒细胞可高达10%~20%，是慢粒特征之一。慢粒的临床经过分为慢性期、加速期和急变期（表4-7）。其中慢粒慢性期主要表现为：骨髓有核细胞增生极度活跃，粒细胞分类结果接近周围血象，NAP阳性率及积分明显减低，甚至为0分。本病在细胞遗传学上有恒定的、特征性的Ph染色体及其分子标志 *BCR/ABL* 融合基因。MIC建议将慢粒分为5个亚型，包括：①慢性粒细胞白血病（CGL）；②不典型CML（aCML），有明显的病态造血（以粒系为主）；③慢性中性粒细胞白血病（CNL），中性粒细胞极度增生，嗜碱、嗜酸性粒细胞减少或缺如，Ph（－）；④慢性粒-单核细胞白血病（CMML），即MDS第五个亚型，外周血单核细胞≥$1×10^9$/L，骨髓造血细胞有明显的病态造血，Ph（－）；⑤幼年型慢性粒细胞白血病（J-CML）：骨髓象特点与成人CGL相似，但Ph（－）。

表4-7 慢性粒细胞白血病的临床分期及诊断标准

分期	诊断标准
慢性期	具有下列4项者诊断成立： （1）贫血或脾大 （2）外周血白细胞≥$30×10^9$/L，粒系核左移，原始细胞（Ⅰ型+Ⅱ型）<10%，嗜酸性粒细胞和嗜碱性粒细胞增多，可有少量有核红细胞 （3）骨髓象：增生明显活跃至极度活跃，以粒系增生为主，中、晚幼粒和杆状粒细胞增多，原始细胞（Ⅰ型+Ⅱ型）≤10% （4）中性粒细胞碱性磷酸酶积分极度降低或消失 （5）Ph染色体阳性及出现分子标志 *BCR/ABL* 融合基因 （6）CFU-GM培养示集落或集簇较正常明显增加
加速期	具有下列2项者，可考虑为本期： （1）不明原因的发热、贫血、出血加重和（或）骨骼疼痛 （2）脾进行性肿大 （3）非药物引起的血小板进行性降低或增高 （4）原始细胞（Ⅰ型+Ⅱ型）在血中和（或）骨髓中>10% （5）外周血嗜碱性粒细胞>20% （6）骨髓中有显著的胶原纤维增生 （7）出现Ph以外的其他染色体异常 （8）对传统的抗慢粒药物治疗无效 （9）CFU-GM增殖和分化缺陷，集簇增多，集簇和集落的比值增高

续表

分期	诊断标准
急变期	具有下列之一者可诊断为本期： （1）原始细胞（I型+II型）或原淋+幼淋，或原单+幼单在外周血或骨髓中≥20% （2）外周血中原始粒+早幼粒细胞≥30% （3）骨髓中原始粒+早幼粒细胞≥50% （4）有髓外原始细胞浸润 此期临床症状、体征比加速期更恶化，CFU-GM培养呈小簇生长或不生长

（2）慢性淋巴细胞白血病（chronic lymphocytic leukemia，CLL）：简称慢淋，临床大多数为B淋巴细胞（约占95%），以成熟形态淋巴细胞显著增多，占40%以上，原淋巴细胞和幼淋巴细胞占5%~10%。根据免疫细胞化学染色结果和细胞形态，MIC对慢性淋巴细胞白血病的建议分型为：

T细胞型：T-LGLL（大颗粒淋巴细胞白血病）

T-PLL（T-幼淋巴细胞白血病）

ATLL（成人T淋巴细胞白血病）

Se'zary综合征

B细胞型：B-CLL（典型慢性B淋巴细胞白血病）

B-PLL（B-幼淋巴细胞白血病）

HCL，HCL-V（毛细胞白血病，变异型毛细胞白血病）

SLVL（伴循环绒毛淋巴细胞的脾淋巴瘤）

NHL白血病期（非霍奇金淋巴瘤白血病期）

WM（巨球蛋白血症）

PCL（原发性浆细胞白血病）

慢性淋巴细胞白血病，临床也表现为脾大。临床常提到的慢淋大部分即为B-CLL（典型慢性B淋巴细胞白血病）。成人T细胞白血病是一种少见的特殊类型的T细胞受累的淋巴细胞白血病。I型人类嗜T细胞病毒（HTLV-1）与本病发生、发展密切相关。细胞核呈多形性改变，扭曲、畸形或呈分叶状，核凹陷很深，呈两叶或多叶，或折叠成花瓣状，也称花细胞（flower cell）。多毛细胞白血病简称"毛白"，常出现巨脾，毛细胞突出的特点是边缘不整齐，呈锯齿状或伪足状，有许多不规则纤绒毛突起，患者骨髓穿刺多呈"干抽"。

（三）骨髓增生异常综合征

骨髓增生异常综合征（myelodysplastic syndrome，MDS）是一组获得性的、造血功能严重紊乱的、造血干细胞克隆性疾病。这种异常的干细胞克隆以高凋亡及失调、低效的方式分化成熟，导致终末血细胞数量减少、功能及形态异常，这一克隆最终可丧失成熟能力而演变成急性白血病。原发性MDS又分为5个亚型：难治性贫血（refractory anemia，RA）、环形铁粒幼细胞难治性贫血（RA with ring sideroblast，RAS）、原始细胞过多难治性贫血（RA with an excess of blast，RAEB）、转化中的原始细胞过多难治性贫血（RAEB intransformation，RAEB-T）、慢性粒-单核细胞白血病（RA with monocytosis，CMML）。

MDS骨髓象特点是至少两系病态造血：红系过多或过少，形态可见巨幼样变，幼红细胞多核、畸形、分叶、碎裂。成熟红细胞呈双相性特点。粒系核分叶过多或过少、颗粒过多或过少、双核或畸形核幼粒细胞。巨核系可见小巨核细胞、单个或多个圆形巨核，可见巨大血小板。骨髓铁染色常显示细胞外铁丰富，大多数病例的铁粒幼红细胞增多，有的可见环形铁粒幼红细胞。

（四）骨髓增殖性肿瘤

广义的骨髓增殖性肿瘤包括真性红细胞增多症，原发性血小板增多症、原发骨髓纤维化和慢性粒细胞白血病，均为造血干细胞基因突变，在疾病发展的过程中可以互相转化，均伴有不同程度的骨髓纤维化。大部分病例发展为急性白血病。临床表现为脾大。血中出现幼粒、幼红细胞。

（五）淋巴瘤

淋巴瘤（lymphoma）是原发于淋巴结或淋巴组织的恶性肿瘤，迄今较重要的是病毒病因学说。组织病理学上将淋巴瘤分为霍奇金病（Hodgkin disease，HD）和非霍奇金淋巴瘤（non-Hodgkinlymphoma，NHL）两大类。临床上以无痛性淋巴结肿大最为典型，常伴肝、脾肿大，晚期有恶病质、发热及贫血。霍奇金病是一种淋巴系统恶性增殖性疾病，组织学诊断必须发现R-S细胞（Reed-SternbergCell）。非霍奇金淋巴瘤是较霍奇金淋巴瘤更常见的一种淋巴系统恶性增殖性疾病，有4种类型：①淋巴细胞型；②组织细胞型；③混合细胞型；④未分化型。淋巴瘤细胞最突出的免疫表型特征是Ki-1（CD30）抗原阳性。

（六）浆细胞病

浆细胞病（plasma cell disorders）是由单克隆浆细胞增生引起的恶性肿瘤或有可能发展成为恶性肿瘤的一组疾病。异常浆细胞分泌的球蛋白可使成熟红细胞呈缗钱状排列。临床表现为高黏滞血症。

其中多发性骨髓瘤是骨髓内单一浆细胞株异常增生的一种恶性肿瘤。25%的病例可继发为白血病。分泌M蛋白或M成分（monoclonal component），有3种类型：①完整的免疫球蛋白分子；②重链过剩；③轻链过剩，如果轻链脱落从尿中排出，即B-J蛋白（本周蛋白）。因为瘤细胞以多部位、局灶性增生，并有溶骨，需要多部位多次骨髓穿刺，并结合X线检查和生化检验结果综合判断。

原发性巨球蛋白血症是血液中呈现大量单克隆巨球蛋白（IgM）为特征的B淋巴细胞恶性病变，淋巴细胞样浆细胞呈弥漫性增生。

（七）其他血液病

（1）白细胞减少症（leukopenia）：是由各种病因引起的外周血白细胞持续低于正常值（成人4.0×10^9/L）的一组综合征。当中性粒细胞绝对数低于2.0×10^9/L时称为粒细胞减少症（granulocytopenia）；低于0.5×10^9/L时称为粒细胞缺乏症（agranulocytosis）。

（2）嗜酸性粒细胞增多症（eosinophlia）：是指嗜酸性粒细胞分类超过4%或绝对值超过0.45×10^9/L。临床上嗜酸性粒细胞增多可见于多种疾病，可统称为嗜酸性粒细胞增多综合征。

六、实验注意事项

（1）看骨髓报告一定要结合临床症状、体征、外周血常规及血涂片等。

（2）看一张骨髓报告要有一定的顺序和全局观念，应该注意按照粒、红、巨、淋等系纵向理解各阶段细胞的特点，把它们看成一个动态的过程，注意各阶段的比例有无异常。

（3）对于病变早期细胞形态学特征不明显的对象，应该根据病情予以复查，动态跟踪；一旦骨髓报告出现异常，可进一步做骨髓活检、化学染色、免疫组化等检查。

（4）骨髓中纤维蛋白原含量较高且容易凝固，故取材、涂片的操作必须迅速，所用载玻片必须中性无油垢，要选取骨髓小粒来制备涂片。

（5）骨髓涂片中有核细胞远较血涂片中为多，且总会有些脂肪成分，故染色时染色液需适当多加，染色时间须适当延长。

（6）应了解每个细胞的形态学特点，正确地加以辨认，必须根据胞体大小、核浆比值、核的形态、染色质结构、有无核仁、胞浆颜色、其中有无颗粒及颗粒的性质等进行全面的综合分析。

（7）任何系统的细胞从原始阶段逐步演变到成熟是一个连续不断的过程，因此会有一些细胞处于过渡阶段，即同时具有上、下两个阶段的某些形态学特点，按一般习惯，多将这类细胞划分入较晚阶段之中，在病理情况下，常由于发育过程紊乱而失去正常发育细胞所应有的平行规律，此时一般多以胞核的形态染色情况等作为划分阶段的主要依据。

（8）各系原始阶段的细胞由于刚刚开始分化，彼此差异很细微，因此常不易鉴别，必须对整个涂片进行仔细观察，并参考周围的幼稚细胞来进行判断，必要时尚需做有关的细胞化学染色（如糖原染色、过氧化酶染色等）。

（9）在分类计数时遇有形态学异常，不同于已知任何的常见细胞时，可暂时命名为"分类不明细胞"，并应描述其形态学特点及细胞化学染色结果。此类细胞如较多，则更有意义，很可能是某些罕见型血液病或恶性肿瘤细胞，应仔细鉴别，并进行追踪观察。

（10）各种有核细胞的形态学辨认标准都是以良好的涂片、染色条件下的所见为依据的，实际工作中判断各类细胞时，一定要结合该涂片制备及染色的具体情况进行具体分析。

（11）在检测骨髓象的同时，必须对血象进行仔细观察，因对两者的互相参照有利于细胞形态学的辨认和分析。

（12）在作出骨髓或血象报告之后，须将骨髓涂片、血涂片用二甲苯拭镜纸做脱油处理，然后贴好标签、写上标本号存档。

（赵俊暎）

第三节 常见病例报告解读

一、原发免疫性血小板减少症报告及分析

【简要病史】患者，女性，32岁，因1年来经常发现皮肤有散在出血点、牙龈出血及经量过多前来就诊。查体：心、肺阴性，肝、脾未触及，浅表淋巴结无肿大。实验室检查：RBC 3.6×10^{12}/L，Hb 113 g/L，PLT 58×10^{9}/L，WBC 5.8×10^{9}/L，N 61%，L 32%，M 4%，E 3%，凝血常规正常；骨髓象：骨髓增生明显活跃，粒红比值正常，粒系和红系形态正常，巨核细胞数目正常伴成熟障碍（图4-1，图4-2，彩图见书后）。

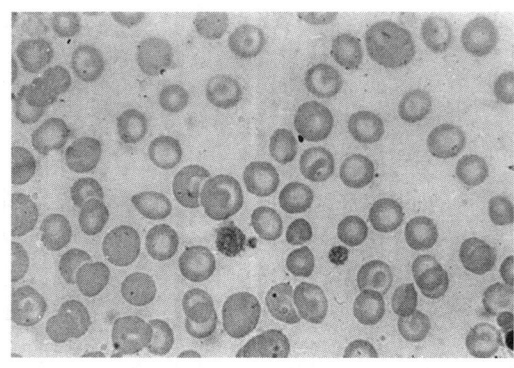

图4-1 慢性ITP血象

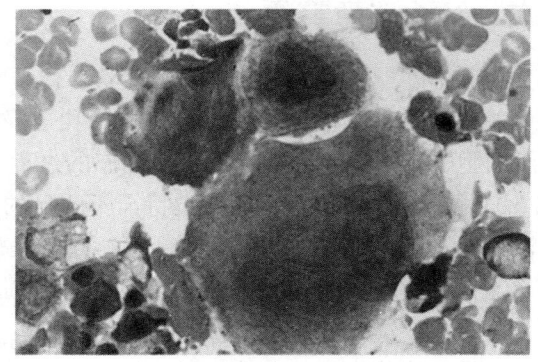

图4-2 慢性ITP骨髓象

【分析与解读】

（1）诊断依据：患者为青年女性，因1年来经常发现皮肤有散在出血点、牙龈出血及经量过多

前来就诊。骨髓象提示巨核细胞数目正常伴成熟障碍，粒系和红系正常。首先考虑为原发免疫性血小板减少症的可能性大。

（2）诊断思路：出血性疾病在临床分为两类，一类为由血管壁和血小板异常引起的紫癜性疾病，另一类为凝血因子减少引起的出血性疾病。

从临床出血特点来看，该患者主要为皮肤黏膜的瘀点、瘀斑，无深部血肿。

从实验室检查看，该患者凝血常规正常，检测 Plt 均 $<100\times10^9$/L，骨髓涂片提示巨核细胞数目正常伴成熟障碍，粒系和红系正常，该患者为血小板减少引起的紫癜性疾病，结合病史，考虑为原发性血小板减少性紫癜的可能性大。

原发免疫性血小板减少症的诊断要点：主要由于抗自身血小板抗体与血小板结合，引起血小板破坏增加。本病的诊断标准（2009）包括：①至少两次检测 Plt$<100\times10^9$/L，但血细胞形态无异常；②脾一般不大；③骨髓象中巨核细胞增生或正常，伴成熟障碍；④排除继发性血小板减少症，如假性血小板减少、先天性血小板减少、脾功能亢进、甲状腺疾病、炎症性肠病、肝炎、药物性血小板减少症、淋巴瘤、妊娠期血小板减少症、妊娠高血压综合征合并血小板减少、CML、SLE、MDS、HIV 感染等。

原发免疫性血小板减少症的血象特点：血小板明显减少，可见大血小板、巨血小板、畸形血小板；白细胞数量、形态一般正常；成熟红细胞可见中心淡染区扩大。

原发免疫性血小板减少症的骨髓象特点：骨髓有核细胞增生活跃或明显活跃。巨核系细胞增生伴成熟障碍，急性 ITP 以幼稚巨核细胞和颗粒型巨核细胞为主，慢性型以颗粒巨核细胞为主，巨核细胞可出现胞体小、颗粒减少、核不分叶或分叶少等形态改变；粒系和红系一般正常，出血多者，红系出现缺铁样改变。

（3）鉴别诊断：ITP 与 AML-M7 鉴别，ITP 患者血片中一般无小巨核细胞，骨髓中以颗粒型巨核细胞增生为主，细胞形态一般无明显改变，而 AML-M7 血片中可见大量淋巴细胞样的小巨核细胞，骨髓中以原始巨核和幼稚巨核细胞增生为主，细胞形态异常。

【注意事项】

（1）因巨核细胞胞体较大，一般易出现在骨髓片尾部和两侧，因此要注意观察这些部位，以免造成误诊或漏诊。

（2）书写骨髓报告单时，应将巨核细胞置于首位，详细描述各阶段巨核细胞的比例及形态特点。

二、多发性骨髓瘤报告及分析

【简要病史】患者，男性，59 岁，因腰骶部隐痛、乏力前来就诊。查体：贫血貌，心、肺阴性，腰骶部压痛明显，浅表淋巴结无肿大。实验室检查：RBC 3.6×10^{12}/L，Hb 84 g/L，PLT 108×10^9/L、WBC 4.3×10^9/L，分类大致正常。成熟红细胞呈缗钱状排列。尿蛋白（++），TP 105 g/L，A/G 33 g/70 g，ESR 61 mm/h，AlP 337 U/L，CRE 452 μmol/L，BUN 14.25 mmol/L，血 β_2-MG 6.25 mg/L，UA 675 μmol/L，血清钙 3.5 mmol/L（正常 2.25~2.65 mmol/L）。骨髓象：骨髓增生活跃，骨髓瘤细胞占有核细胞的 26%，粒系减低，红系比例减低，巨核细胞数量正常（图 4-3，图 4-4，彩图见书后）。

【分析与解读】

（1）根据病史、临床表现、血象及各项实验诊断指标的异常特征，推测该患者最可能的诊断是浆细胞肿瘤（PCM）。

思路 1：中老年患者，出现贫血、溶骨性改变，血涂片红细胞呈缗钱状排列，提示 PCM 可能。大部分 PCM 患者发病呈慢性过程，早期可无症状。随着病情进展，PCM 细胞大量增生并分泌 M-蛋白，患

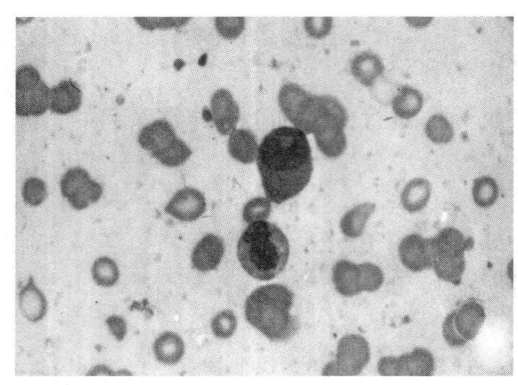
图 4-3 MM 血象

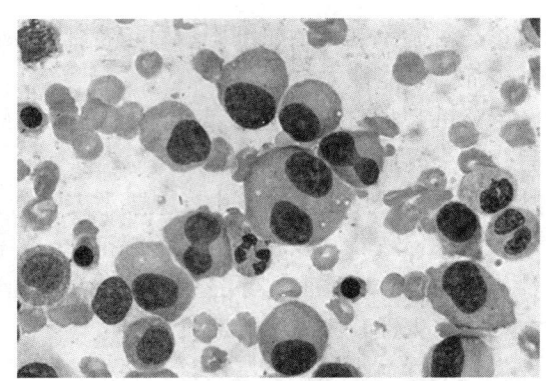
图 4-4 MM 骨髓象

者开始出现各种症状和体征。本例患者以骨痛明显而在骨科就诊，临床也常见以急、慢性肾衰竭在肾内科就诊的患者，也有因神经系统为首发症状就诊的。对有 PCM 相关临床表现的中老年患者，应注意选择实验诊断筛查项目，血涂片检查特别应注意红细胞有无缗钱状排列，对 PCM 的筛查有重要价值。

思路 2：患者肝肾功能异常，白/球蛋白比值倒置，支持 PCM。患者血清肌酐、尿素、尿酸、β_2 微球蛋白显著升高，血清碱性磷酸酶显著升高，白/球蛋白比例倒置，表明肝肾功能严重受损。要确诊 PCM，应该通过进一步检查更特异的指标，尤其是 M-蛋白、克隆性免疫球蛋白（immunoglobulin，Ig）及其轻链等。血象多为正细胞正色素性贫血，成熟红细胞呈缗钱状排列。可见少量幼红-幼粒细胞，淋巴细胞相对增高，晚期患者有全血细胞减少。可见骨髓瘤细胞，当＞2.0×10^9/L 时，应诊断为浆细胞白血病。血小板正常或减少。

（2）由于 PCM 是骨髓浆细胞恶性增殖所致的肿瘤，故骨髓象检查异常浆细胞应是首选。

思路 1：骨髓象检查可以明确是否有浆细胞异常增生。PCM 患者最显著的特征是浆细胞显著增多，而且形态有明显异常：原始或幼稚的异常浆细胞增多，瘤细胞大小悬殊，常成群簇集；胞核常呈不规则形，可见双核或多核瘤细胞；核染色质呈粗网状或不规则排列，易见核仁，核旁初浆区多消失；胞浆嗜碱性增强，呈深蓝色，或呈砖红色似火焰（火焰细胞），或含有樱桃红色的球形包涵体（russell bodies）、葡萄状排列的蓝色空泡（mott cells）等。

思路 2：骨髓出现 10% 以上的异常浆细胞（又称骨髓瘤细胞），是诊断 PCM 的重要依据之一。PCM 患者骨髓增生活跃或明显活跃，骨髓瘤细胞的数目不等，一般＞10%，高者可达 70%~90% 或更高。本例患者骨髓瘤细胞占 63.5%，结合临床可诊断为 PCM。

多发性骨髓瘤骨髓象特点：骨髓有核细胞增生活跃。骨髓瘤细胞占有核细胞的 10% 以上。该细胞在骨髓内可呈弥漫性分布，也可呈灶性、斑片状分布。典型瘤细胞的特点为：成堆分布，大小不等，一般较大，呈圆形、椭圆形或不规则形，可有伪足。胞核呈长圆形，偏位，染色质疏松，排列紊乱，有 1~2 个大而清楚的核仁。胞质较为丰富，呈深蓝色，火焰状、不透明，常含少量嗜天青颗粒和空泡。瘤细胞含有嗜酸球状包涵体（Russel 小体）、大量空泡（桑椹细胞），及排列似葡萄状的浅蓝色空泡（葡萄状细胞）。

根据骨髓瘤细胞的分化程度，将瘤细胞分为以下四型：

Ⅰ型：小浆细胞型，瘤细胞分化好，较成熟。与正常成熟浆细胞相似。

Ⅱ型：幼浆细胞型，细胞外形一般较规则，N/C 比约 1:1，胞核染色质疏松，核偏位。

Ⅲ型：原始浆细胞型，染色质疏松网状，核居中，有核仁，N/C 比例较大。

Ⅳ型：网状细胞型，瘤细胞外形多样化，核仁大，且数目增多。

（3）鉴别诊断：凡是可出现骨髓浆细胞增多、血清或尿液中出现M-蛋白，伴有与PCM相关临床表现的疾病，都应与PCM鉴别诊断，避免误诊或漏诊。

思路1：首先应与反应性浆细胞增多症（reactive plasmacytosis，RP）鉴别

由于慢性感染或炎症、风湿免疫性疾病如系统性红斑狼疮、慢性肝脏疾病、转移性实体肿瘤等引起骨髓浆细胞反应性增多，有时甚至出现一些浆细胞形态异常，但通过对增生浆细胞的克隆性鉴定，例如FCM检测到克隆性浆细胞群（例如限制性表达某一类k或λ轻链，免疫表型异常克隆等），可以与PCM鉴别。

思路2：特别应注意与其他浆细胞肿瘤鉴别，主要应与淋巴样浆细胞淋巴瘤/华氏巨球蛋白血症、意义未明单克隆免疫球蛋白病（MCUS）和浆细胞白血病（PCL）鉴别。PCM与其他浆细胞增生相关肿瘤的临床和实验诊断特点既有相似，又有明显不同。其中最重要的鉴别要点是克隆性浆细胞的数量和血清M-蛋白的鉴定，通过各自的诊断标准可与之鉴别。

【注意事项】

（1）由于多发性骨髓瘤初期可为局灶性，浆细胞异常增生，而后才导致整个骨髓病变，故在初诊时，要注意多部位穿刺，尤其是疼痛部位穿刺，并注意骨髓涂片尾部细胞，以免误诊。

（2）对分化良好的瘤细胞与正常浆细胞难以区分时，可进行浆细胞标记指数测定和特殊化学染色加以鉴别。

三、骨髓增生异常综合征报告及分析

【简要病史】患者，女，65岁，经常低热，全身乏力、面色苍白2年，被诊断为贫血，服多种抗贫血药无效。查体：贫血貌，心、肺检查阴性，全身浅表淋巴结无肿大。实验室检查：RBC 2.9×10^{12}/L，Hb 87 g/L，WBC 3.3×10^{9}/L，N 45%，L 42%，M 4%，原粒细胞18%，早幼粒细胞2%，中幼粒细胞3%，晚幼粒细胞4%，PLT 78×10^{9}/L。骨髓象：增生活跃，粒系可见双核粒细胞、核浆发育不平衡，红系可见双核红、三核红、核出芽等，巨核细胞系可见单圆核、双圆核及多圆核巨核细胞（图4-5，图4-6，彩图见书后）。

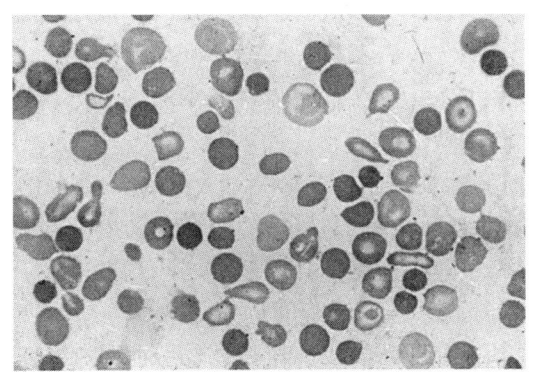

图4-5 MDS—RA 血象

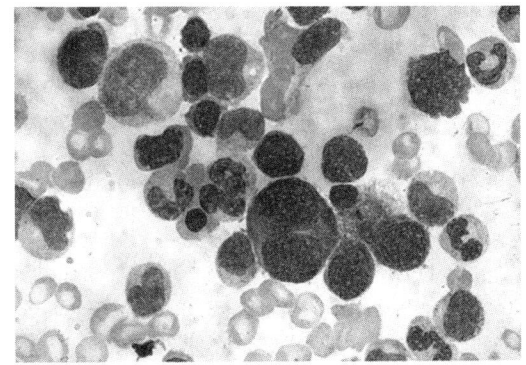

图4-6 MDS—RAS 骨髓象

【分析与解读】

（1）根据病史及临床表现，患者为老年女性，经常低热，服多种抗贫血药无效；全血细胞显著减少，外周血出现幼稚细胞，对该患者首先考虑的诊断是骨髓增生异常综合征或急、慢性白血病。

思路1：老年患者，外周血中三系细胞进行性减少，应首先考虑原发血液病或恶性肿瘤。再生障碍性贫血、MDS、白血病等血液系统疾病，恶性肿瘤骨髓转移所致骨髓造血功能受损，均可出现外周血中一系或三系细胞减少。

思路 2：患者外周血中出现原始及幼稚细胞，特别是原始细胞高达 6% 并伴中度贫血、白细胞和血小板重度减低，造血系统肿瘤的可能性较大，但需要进一步检查确诊。

（2）MDS 血象特点：一系、二系或三系血细胞减少，出现病态造血。

1）红细胞：可为正色素性或大细胞、小细胞性及双形性贫血。成熟红细胞大小、形态不一，可见各种形态异常，如大红细胞、小红细胞、球形、靶形红细胞，嗜碱性点彩、嗜多色性有核红细胞及（或）有核红细胞。

2）白细胞：有不同程度的质和量的改变，可有少量的幼稚粒细胞，中性粒细胞胞质内颗粒少或无，核分叶过多或减少，甚至不能分叶。单核细胞增多，并可出现不典型单核细胞，内含空泡。

3）血小板：增多或减少，可见大血小板、畸形血小板，偶见小巨核细胞。

（3）患者骨髓红系、粒系和巨核细胞系出现明显的病态造血形态学表现，原粒细胞高达 18%，而且外周血三系细胞显著降低达半数以上，如果排除其他可能导致血细胞减少或病态造血的造血及非造血系统疾病，可诊断为 MDS 的亚型，即难治性贫血伴原始细胞增多 -2（RAEB-2）。

思路：外周血和骨髓出现病态造血或无效造血，最常见于 MDS；其中红系、粒系和巨核系中任一系的病态造血细胞达 10% 以上。

MDS 骨髓象特点：多数病例骨髓有核细胞增生活跃或极度活跃，有少数增生减低，伴明显的病态造血。

1）红细胞系：增生活跃或减低，原始红细胞、早幼红细胞增多。存在巨幼样变及病态幼红细胞，如胞质嗜碱性，着色不均；多核红细胞、核分叶、核碎裂、核畸形、核质发育不平衡。

2）粒细胞系：增生活跃或减低，原始粒细胞、早幼粒细胞增多，伴成熟障碍，其表现为部分早幼粒细胞核仁明显，颗粒粗大，有的类似单核细胞，核凹陷或折叠。可有巨晚幼粒、巨杆状核及中性粒细胞分叶过多等。

3）巨核细胞系：巨核细胞数正常、减少或增多，且多为小型巨核细胞，其特点是体积小、畸形，含单个核、双核、多核及分叶过多等畸形，核仁明显，甚至出现小淋巴细胞样巨核细胞。易见巨大和畸形的血小板。

（4）鉴别诊断

1）与慢性再生障碍性贫血（CAA）鉴别：二者都可以出现全血细胞减少，但后者没有病态造血，仅有细胞数目的改变。

2）MDS 与急慢性白血病鉴别诊断的要点是骨髓原始细胞的比例。MDS-RAEB 易与 AML 混淆，骨髓涂片原始细胞 <20% 为 MDS，≥20% 为 AML。若遇到 20% 左右原始细胞的病例，在骨髓涂片不同区域计数或计数的有核细胞总数不同时可有明显差异，通过选择细胞分布均匀的部位和扩大计数量（例如 1000~2000 个有核细胞），可以提高原始细胞计数的准确度。

3）MDS 与非血液肿瘤鉴别诊断的要点是骨髓病态造血特征。在不典型巨幼细胞贫血、非重型再生障碍性贫血和阵发性睡眠性血红蛋白尿症的病例，易出现与 MDS 病态造血混淆的形态学表现，但通过相关的检查可与其鉴别。

【注意事项】

（1）病态造血是 MDS 的一个重要血液学异常，因此在进行血象和骨髓象观察时，要特别注意观察各系列细胞病态造血的特点。

（2）MDS 骨髓铁染色，细胞外铁丰富，铁粒幼红细胞增多，可见环形铁粒幼细胞。

（3）骨髓活检时可见原始粒细胞、早幼粒细胞的异常定位，即移位于骨小梁间的中央骨髓区，并聚集成细胞丛。

四、慢性淋巴细胞白血病报告及分析

【简要病史】患者,男,69 岁,乏力、体重减轻、腹胀、厌食 1 年余。查体:皮肤黏膜无出血及黄染,全身浅表淋巴结肿大,质软,互不粘连,活动度好,无触痛,脾肋下 1 cm。实验室检查:WBC 32.9×10^9/L,N 6%,L 92%,原始淋巴细胞 1%,幼稚淋巴细胞 2%,易见涂抹细胞;RBC 3.9×10^{12}/L,Hb 130 g/L,PLT 98×10^9/L。骨髓象:增生明显活跃,成熟样淋巴细胞极度增生,该类细胞 PAS 染色阳性,粒系减低,红系减低,巨核细胞少(图 4-7,图 4-8,彩图见书后)。

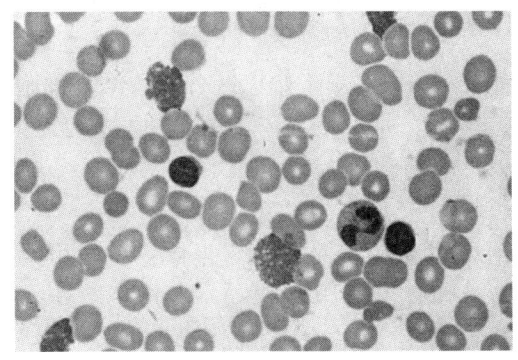
图 4-7 CLL 血象

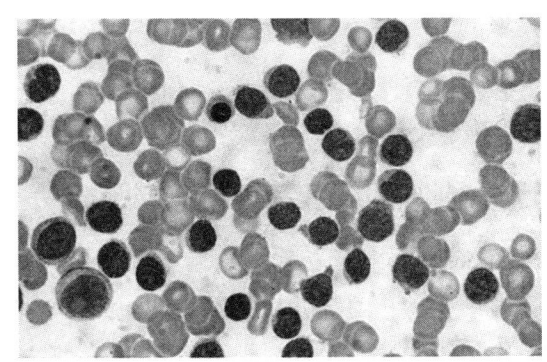
图 4-8 CLL 骨髓象

【分析与解读】

(1)根据病史、临床表现及血象特点,老年患者,慢性全身淋巴结肿大,血液淋巴细胞显著升高,易见涂抹细胞,该患者最可能的诊断为慢性淋巴系统肿瘤,尤其是 CLL 的可能性大。

思路 1:老年患者,慢性全身淋巴结肿大,首先考虑慢性淋巴系统肿瘤。早期患者临床表现缺乏特异性,但全身淋巴结肿大、轻度脾大,符合成熟淋巴系统肿瘤的临床特点。

思路 2:血液淋巴细胞持续升高≥ 5×10^9/L,提示 CLL。患者 WBC 轻度升高,但分类计数成熟淋巴细胞比例高达 92%,计算淋巴细胞的绝对数为 13.8×10^9/L,符合血象 CLL 的特点,但患者骨髓象及增高的淋巴细胞性质均有待确定。

(2)CLL 血象特点:持续性淋巴细胞增多为本病特点,形态似正常小淋巴细胞,偶见大淋巴细胞,形态无明显异常。有时见到少量原始淋巴细胞和幼稚淋巴细胞,幼稚淋巴细胞核染色质疏松、核仁明显。血象中篮细胞增多。红细胞和血小板早期多为正常,晚期可减低。

患者的骨髓象与血象变化基本一致,骨髓成熟样淋巴细胞极度增生,而且部分细胞 PAS 染色阳性,最可能的诊断为 CLL。

思路 1:骨髓淋巴细胞极度增生,占 93.5%,首先考虑 CLL。患者骨髓成熟样淋巴细胞高达 91%,而且可见 2.5% 的幼淋巴细胞,符合早期 CLL 的形态学特点,但对于增生淋巴细胞的性质仍有待确认。骨髓或淋巴结活检有助于 SLL 的诊断,但当淋巴瘤细胞浸润骨髓或外周血转化为 CLL 时,血象和骨髓象的形态学检查更为重要。

思路 2:细胞化学染色,尤其是过碘酸-希夫反应(periodic acid-Schiff,PAS),又称 PAS 染色,对 CLL 有辅助诊断意义。患者骨髓增生的淋巴细胞经 PAS 染色可见部分细胞呈颗粒状阳性,提示其性质为恶性增生,但大部分细胞 PAS 染色阴性,难以判断其增生的性质。因此,采用多色流式细胞术分析增生淋巴细胞的免疫表型,对确认其淋巴细胞系列及其分化阶段,判断良、恶性增生性质,尤其是对 CLL 的确诊十分必要。

(3)CLL 骨髓象特点:骨髓有核细胞增生明显活跃或极度活跃。白血病性淋巴细胞显著增多,占 40% 以上，甚至高达 90%，原淋和幼淋细胞较少见，通常 <5%。疾病早期，骨髓中各类造血细胞均可见到，但至后期几乎全为淋巴细胞。成熟红细胞形态染色大致正常。白血病性淋巴细胞形态学特点：形态异常不明显，胞体略大，易碎，易见篮细胞，核可有深切迹或裂隙，核染色质不规则聚集，核仁无或不明显，多数胞质丰富、嗜碱、无颗粒，可见空泡，少数胞质量少，仅在核裂隙或切迹处见到。

（4）鉴别诊断：CLL 应与传染性单核细胞增多症（传单）、百日咳等感染性疾病相鉴别，传单和百日咳患者可出现淋巴细胞增多，但是绝对计数 $<15 \times 10^9/L$，淋巴细胞为多克隆性的，细胞形态变异性大，而 CLL 的淋巴细胞为单克隆性的，形态较为一致，可应用单克隆抗体免疫标记进行检测。

CLL 白血病性淋巴细胞在形态上颇似正常小淋巴细胞，从形态学上难以区分，应结合细胞化学染色和细胞免疫学检查进行鉴别。

五、慢性粒细胞白血病报告及分析

【简要病史】患者女性，28 岁，体检时发现白细胞增多和脾大而就诊。查体：一般可，全身浅表淋巴结不大，肝肋下未及，脾肋下 2 cm 且有压痛，胸骨下部压痛（+）。实验室检查：WBC $63 \times 10^9/L$，N 12%，E 8%，B 6%，L 6%，M 3%，晚幼粒细胞 39%，中幼粒细胞 11%，早幼粒细胞 3%，原始粒细胞 1%；RBC $3.5 \times 10^{12}/L$，Hb 102 g/L，PLT $315 \times 10^9/L$。骨髓象：骨髓增生极度活跃，粒系比例明显增高，以中性中晚幼粒细胞及杆状核粒细胞增生为主，嗜酸及嗜碱性粒细胞比例增高，红系减低，巨核细胞数量正常。染色体检查：Ph 染色体阳性（图 4-9，图 4-10，彩图见书后）。

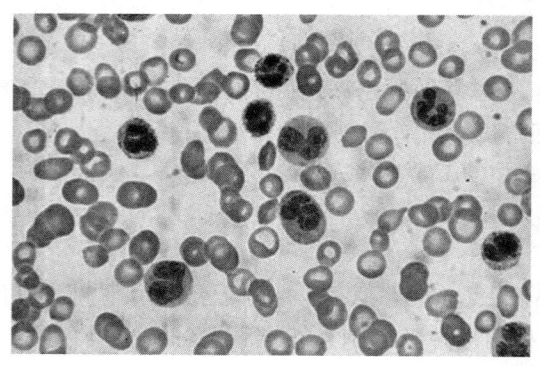

图 4-9　CML 血象

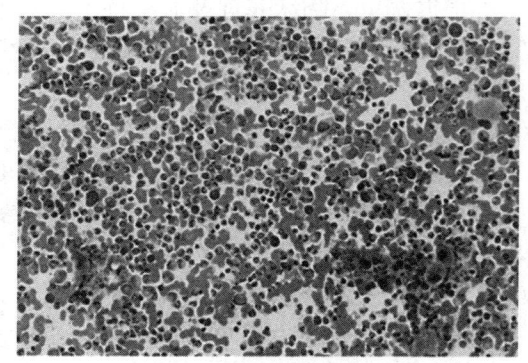

图 4-10　CML 骨髓象

【分析与解读】根据病史，患者女性，28 岁，因体检时发现白细胞增高和脾大而就诊。查体脾肋下 2 cm 且有压痛，胸骨下部压痛（+）。实验室检查：WBC $63 \times 10^9/L$，N 12%，E 8%，B 6%，L 6%，M 3%，晚幼粒细胞 39%，中幼粒细胞 11%，早幼粒细胞 3%，原始粒细胞 1%；RBC $3.5 \times 10^{12}/L$，Hb 102 g/L，PLT $315 \times 10^9/L$。染色体检查：Ph 染色体阳性。患者诊断为慢性粒细胞白血病。

（1）慢性粒细胞白血病血象特点：红细胞和血红蛋白早期正常，随病情的进展呈轻、中度降低，急变期重度降低。贫血为正细胞正色素性，可见有核红细胞、点彩红细胞和嗜多色性红细胞。白细胞明显增多，可见各阶段粒细胞，其中以中性中、晚幼粒细胞增多为主，杆状核及分叶核粒细胞也增多，原始粒细胞常 <10%，嗜碱性粒细胞增多可高达 10%~20%，嗜酸性粒细胞和单核细胞也可增多。随病情进展，原始粒细胞增多，加速期可 >10%，急变期可 >20%。初诊患者血小板可增多，加速期和急变期可进行性下降，各阶段血小板形态可发生异常，可见巨大血小板和畸形血小板。

（2）慢性粒细胞白血病骨髓象特点：骨髓有核细胞增生明显或极度活跃，粒红比例明显增高，可达（10~50）:1，增生的粒细胞中，以中性中、晚幼粒和杆状核粒细胞居多，原粒细胞和早幼粒细胞易见，原粒细胞≤10%，原粒+早幼粒<15%，嗜碱和（或）嗜酸性粒细胞明显增多。异常增生的粒细胞常有形态异常，细胞大小不一，核质发育不平衡，有些细胞核染色质疏松，胞质内有空泡或细胞破裂现象，偶见Auer小体，疾病晚期可见到Pelger-Huët样畸形，分裂细胞增加，可见异常分裂细胞。红系细胞早期增生，晚期受抑制。巨核细胞增多或正常，可见小巨核细胞。骨髓中可出现与戈谢细胞和海蓝细胞相似的吞噬细胞，骨髓活检可见轻度纤维化。

加速期和急变期，原始细胞逐渐增多。CML是多能干细胞水平的病变，故可向各种细胞类型的白血病转变，以原始粒细胞增多者为急粒变，以原始淋巴细胞增多者为急淋变，此外还可见到的急变细胞类型有原始单核细胞、原始红细胞、原始巨核细胞等。急变期红系和巨核系均受抑制。

（3）鉴别

1）CML患者骨髓常发生轻度纤维化，形态学上应与原发性骨髓纤维化相鉴别（表4-8）。

表4-8 慢性粒细胞白血病与骨髓纤维化的形态学鉴别

临床特点	慢性粒细胞白血病	骨髓纤维化
血象		
白细胞总数	显著增高	正常或中度增高，少数明显增高
异形红细胞	不明显	明显，常见泪滴形红细胞
有核红细胞	无或少见	常见，量多
骨髓象	骨髓增生极度活跃，中、晚幼、杆状核粒细胞多	经常"干抽"，早期可见骨髓增生活跃，晚期增生低下，可见大量网状纤维细胞
骨髓活检	粒系增生与脂肪组织取代一致	为纤维组织取代；有新骨髓组织形成，巨核细胞增多

2）与类白血病反应的细胞形态学相鉴别（表4-9）。

表4-9 慢性粒细胞白血病与粒细胞型类白血病反应鉴别

临床特点	慢性粒细胞白血病	粒细胞型类白血病反应
血象		
白细胞总数	显著增高，常>100×10^9/L	轻、中度增高，常<50×10^9/L
嗜酸性粒细胞	增多	不增多
嗜碱性粒细胞	增多	不增多
幼稚细胞	中、晚幼粒细胞多	晚幼粒、杆状核粒细胞多
中毒性改变	无	有
骨髓象	增生极度活跃，粒系增生为主，中、晚幼粒细胞多，红系、巨核受抑制	核左移，红系、巨核不受抑制

【注意事项】CML（慢性期）主要表现为粒系细胞的改变，因此要注意粒系各阶段细胞形态改变及细胞数量的变化，书写骨髓报告单时，应将粒系置于首位，重点描述白血病细胞的比例及形态特点。

（赵俊暕）

第四节 知识拓展

一、知识拓展

血液学检验 MICM 的综合诊断

1999年,世界卫生组织(WHO)在欧-美淋巴组织肿瘤分类方案修订版(REAL)的基础上,将造血和淋巴组织肿瘤分为髓系肿瘤、淋巴系肿瘤、肥大细胞疾病、组织细胞和树突状细胞肿瘤四大类,称为 WHO 分型,并于2001年正式发布。

此后,WHO 不断总结大宗病例并完善,将血液肿瘤相关疾病的临床特点与形态学(morphology)、免疫学(immunology)、细胞遗传学(cytogenetics)和分子生物学(molecular biology)结合起来,形成了以 MICM 为分型内容和依据、同时结合临床特征的血液肿瘤分型系统,不仅可以用于诊断、分型,还可以评估预后,指导治疗。

2008年 WHO 颁布了第四版"造血和淋巴组织肿瘤分类"方案,将造血和淋巴组织肿瘤分为四个大框架,将以往单独归类的肥大细胞疾病归入骨髓增殖性肿瘤。

2016年,WHO 发布了修订后的第四版"造血和淋巴组织肿瘤分类"方案,大框架中的髓系细胞肿瘤部分有所变化,增加了肥大细胞增生症(原属于骨髓增殖性肿瘤,现在又重新单列为一类)、遗传易感性髓系肿瘤两大类(图4-11)。

简言之,MICM 综合诊断是指:根据细胞形态学、细胞免疫学、细胞遗传学和分子生物学四大类检查,对造血与淋巴组织肿瘤进行分类。

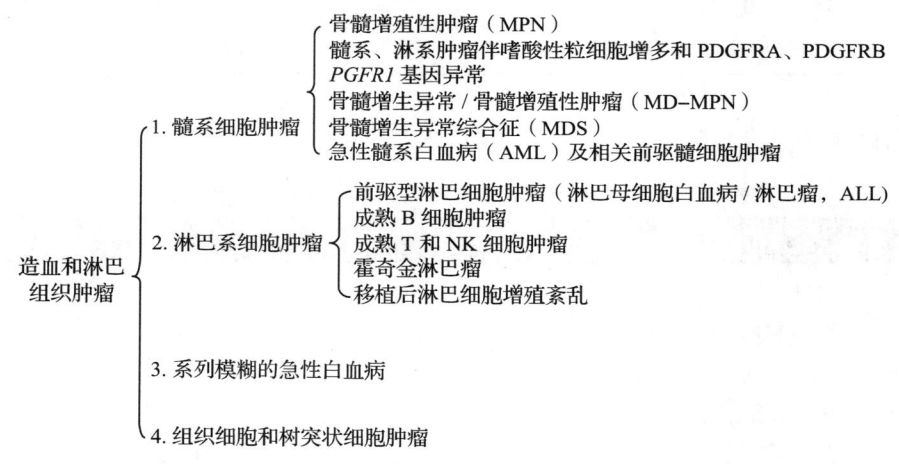

图 4-11 造血和淋巴组织肿瘤分类

MICM 联合诊断的意义重大,形态学检查与 ICM 检查的综合分析,不仅提高了对各种血液病诊断的符合率和正确性,还能为临床提供预后、治疗、疗效监测等更多有价值的信息。

(一)骨髓细胞学一般检查

骨髓细胞学一般检查包括形态学检查和血细胞化学染色检查。

1. 形态学检查 通过观察和分析被检者骨髓象及血象的细胞数量和质量的改变,对疾病的诊断、疗效、预后等进行判断,白血病判断符合率为77%。

2. 血细胞化学染色 细胞化学染色是在形态学基础上,根据化学反应原理,应用骨髓涂片按一定程序染色,然后在显微镜下观察细胞化学成分及其变化的一项检查方法。细胞化学染色标本可以是骨髓或血涂片、骨髓和淋巴组织切片。

（二）骨髓活组织检查

通过骨髓造血面积，出血、骨小梁排列、原始细胞和幼稚细胞分布及纤维组织增生等造血组织的病理改变结合穿刺涂片结果，有助于某些疾病的明确诊断。

（三）细胞免疫学分型

由于许多白血病细胞往往停滞在细胞分化的某一抗原表达阶段，利用单克隆抗体检测相应白细胞表面抗原或胞质内的分化抗原，更有利于对白血病类型和细胞发育阶段的鉴别（表4-10）。通过免疫细胞化学染色或流式细胞仪对血细胞分化抗原进行检查，已经明确B淋巴系CD20、CD24和T淋巴系CD1、CD4、CD5、CD8。

表4-10 急性髓细胞白血病FAB分型与免疫标志

亚型	典型免疫标记	亚型	典型免疫标记
M_0	CD34，CD33，CD13	M_4	MPO，CD33，CD33，CD14，CD13
M_1	MPO，CD34，CD33，CD13	M_5	MPO，CD33，CD33，CD14，CD13
M_2	MPO，CD33，CD15，CD13	M_6	CD33，血型糖蛋白
M_3	MPO，CD33，CD13，（HLA-DR阴性）	M_7	CD33，CD41，CD42b，CD61

另外，在阵发性睡眠性血红蛋白尿患者体内检测到红细胞表面的CD55及CD59表型缺陷，对疾病诊断及分型具有重要意义。

（四）细胞染色体检测

细胞遗传学的改变往往与预后有关，MIC协作组综合运用细胞形态学（morphology）、免疫学（immunology）、细胞遗传学（cytogenetics）对白血病进行分型，提出了急性淋巴细胞白血病、急性髓细胞白血病（表4-11）和骨髓异常增生综合征（MDS）的MIC分型及标准，使白血病判断符合率高达99%。

表4-11 AML的MIC分类（核型-形态相关性）

核型改变	频率（%）	FAB亚型	建议的MIC命名
t（9；22）(q34；q11)	3	M_1（M_2）	M_1/t（9/22）
inv（3）q21；q26）	1	M_1（M_2、M_4、M_7）伴有血小板增多	M_1/inv（3）
t（6；9）(p21-22；q34)	1	M_2或M_4伴嗜碱性粒细胞增多	M_2/t（6；9）
t/del（12）(p11-13)	<0.1	M_2伴嗜碱性粒细胞增多	M_2 Baso/t（12p）
t（8；21）(q22；q22)	12	M_2	M_2/t（8；21）
t（15；17）(q22；q12)	10	M_3及M_3v	M_3/t（15；17）
+4	<0.1	M_4（M_2）	M_4/+4
inv/del（16）(q22)	5	M_4Eo	M_4Eo/inv（16）
t/del（11）(q23)	6	M_5a（M_5b M_4）	M_5a/t（11q）
t（8；16）(p11；p13)	<0.1	M_5b伴吞噬细胞增多	M_5b/t（8；16）

（五）血细胞基因检测

白血病的这些特异性染色体易位在分子水平的改变，表现为与白血病发生机制有关的基因重排及各种融合基因的形成,在病程中比较稳定,是可靠的分子标志。如 M_2b 分子标志为 AML1-MTG8（RNA）、M_3 分子标志为 PML-RARa（RNA）。随着染色体易位形成融合基因的检出,提出了白血病的 MICM（Morphological, Immunologicai, Cytogenetics, Molecularbiology）分型方案,为研究诱导分化或基因移植治疗白血病奠定了基础。

二、练习题

(一) 名词解释

1. 白血病
2. 非白血性白血病
3. 白细胞裂孔
4. 骨髓增生异常综合征
5. 淋巴瘤

(二) 填空题

1. 抽取骨髓液不超过_____ml,需要作有核细胞计数时再另外抽取骨髓液_____ml。骨髓涂片蘸取_____多的骨髓液,涂片_____张,迅速干燥后连同_____及_____一同送检。体积较大的或成堆分布的有诊断价值的细胞多分布在涂片的_____和_____,应注意保护。

2. 缺铁性贫血临床常见病因为_____,巨幼细胞贫血常见病因为_____

3. FAB 分型提议以原始细胞≥_____为急性白血病的诊断标准。2001 年,WHO 分类方案建议将骨髓原始细胞数≥_____作为诊断急性白血病的标准,并且将骨髓原始细胞<_____,但伴有_____异常者均诊断为急性白血病

4. 1976 年由法 FAB 组成的白血病协作组根据细胞形态进行分型。将急性白血病分为急性淋巴细胞白血病和急性非淋巴细胞白血病,其中 ALL 分为_____、_____、_____3 个亚型。ANLL 分为_____、_____、_____、_____、_____、_____、_____、_____8 个亚型。

5. 慢性粒细胞白血病 NAP 阳性率及积分明显_____,甚至为_____。本病在细胞遗传学上有恒定的、特征性的_____染色体及其分子标志_____融合基因。

6. 分泌型的多发性骨髓瘤,血清中的球蛋白可使成熟红细胞呈_____排列。临床表现为_____。分泌 M 蛋白有三种类型:_____、_____、_____,如果轻链脱落从尿中排出,称为_____。

7. M3 的特异性染色体改变为_____,分子标志为_____。M2b 的特异性染色体改变为_____,分子标志为_____。

8. M3 常见的特点是_____,本病易并发_____,亦可发生_____。

(三) 选择题

单选题

1. 成人骨髓穿刺首选的部位为
    A. 胸骨　　　　　　　　　　　　　　B. 髂前上棘
    C. 髂后上棘　　　　　　　　　　　　D. 胫骨

2. 下列细胞化学染色结果正确的为
    A. α-NAE 染色在 M_5 的单核细胞系呈阳性反应
    B. α-NAE 染色在 M_3 的粒细胞系呈阴性反应
    C. 幼红细胞 PAS 强阳性见于巨幼细胞贫血

D. 在急性细菌感染患者血象中 NAP 活性减低
3. 急性巨核细胞白血病时，下列哪些标志可为阳性
   A. CD1、CD4、CD5、CD8
   B. MPO、CD34、CD33、CD13
   C. CD33、血型糖蛋白
   D. CD、CD33、CD41、CD42 b
4. 并发中枢神经系统白血病发病率较高的疾病是
   A. 急性淋巴细胞白血病
   B. 急性非淋巴细胞白血病
   C. 慢性粒细胞白血病
   D. 慢性淋巴细胞白血病
5. 中枢神经系统白血病诊断的最主要依据为
   A. 脑膜刺激征
   B. 颅内压增高的症状
   C. 脑脊液涂片见到白血病细胞
   D. CT 检查脑实质有占位性病变
6. 易并发 DIC 者为
   A. 急性淋巴细胞白血病
   B. 急性早幼粒细胞白血病
   C. 急性单核细胞白血病
   D. 急性粒 - 单核细胞白血病
7. 慢性粒细胞白血病最突出的体征为
   A. 脾大
   B. 肝大
   C. 胸骨压痛
   D. 瘀点或瘀斑
8. 骨髓纤维化的主要确诊依据为
   A. 骨髓象
   B. 血象
   C. 骨髓活检
   D. 生化检查
9. 下列哪种疾病可能出现多次骨髓"干抽"现象
   A. 缺铁性贫血
   B. 急性白血病
   C. 骨髓纤维化
   D. 巨幼细胞贫血
10. 诊断铁粒幼细胞性贫血最直接的证据是
    A. 血清铁增高
    B. 血象的"双形性"
    C. 环形铁粒幼细胞＞15%
    D. 总铁结合力降低
11. 关于骨髓增殖性疾病，以下说法**不正确**的是
    A. 主要包括慢粒、真性红细胞增多症、原发性骨髓纤维化症和原发性血小板增多症
    B. 这些疾病可相互转化或同时合并存在
    C. 可伴髓外造血，患者有不同程度的肝脾肿大
    D. 外周血中不可能见到幼粒、幼红细胞及异形红细胞
12. 诊断淋巴瘤最主要的依据为
    A. 患者出现无痛性进行性淋巴结肿大
    B. 骨髓穿刺
    C. 病理活检
    D. 血清蛋白电泳
13. 诊断霍奇金病最有意义的细胞为
    A. 幼稚淋巴细胞
    B. 淋巴细胞样浆细胞
    C. 异常组织细胞
    D. R-S 细胞

多选题

1. 根据骨髓红系增生的程度，下列属于增生性贫血的是
   A. 缺铁性贫血
   B. 溶血性贫血
   C. 再生障碍性贫血
   D. 失血性贫血
2. 下列哪种疾病的成熟红细胞可能表现为小细胞低色素形态
   A. 缺铁性贫血
   B. 地中海贫血

C. 阵发性睡眠性血红蛋白尿　　　　　　D. 再生障碍性贫血
3. 急性白血病患者可能出现的临床症状和体征为
   A. 贫血　　　　　　　　　　　　　　B. 出血
   C. 发热　　　　　　　　　　　　　　D. 肝、脾、淋巴结肿大
4. 临床表现为巨脾的血液病有
   A. 慢粒　　　　　　　　　　　　　　B. 多毛细胞白血病
   C. 幼淋巴细胞白血病　　　　　　　　D. 原发性骨髓纤维化
5. 临床表现为脾大，行脾切除治疗效果较好的疾病有
   A. 遗传性球形红细胞增多症　　　　　B. 原发性血小板增多症
   C. 脾亢　　　　　　　　　　　　　　D. 原发性骨髓纤维化
6. 外周血涂片见到红细胞呈缗钱状排列，考虑可能是以下哪些疾病
   A. 多发性骨髓瘤　　　　　　　　　　B. 骨髓增生异常综合征
   C. 原发性巨球蛋白血症　　　　　　　D. 浆细胞白血病
7. 对恶性组织细胞病具有诊断意义的细胞有
   A. Reed-Sternberg cell　　　　　　　　B. 单核样组织细胞
   C. 异常组织细胞　　　　　　　　　　D. 多核巨组织细胞
8. 临床可表现为黄疸的血液病有
   A. 缺铁性贫血　　　　　　　　　　　B. 巨幼细胞贫血
   C. 溶血性贫血　　　　　　　　　　　D. 恶性组织细胞病
9. 可呈全血细胞减少的血液病有
   A. 再生障碍性贫血　　　　　　　　　B. 恶性组织细胞病
   C. 脾亢　　　　　　　　　　　　　　D. 低增生性急性白血病

【参考答案】
（一）名词解释
1. 白血病：白血病是造血干细胞克隆性疾病，是一组高度异质性的恶性血液病，其特点为白血病细胞异常增生、分化成熟障碍，并伴有凋亡减少，正常的造血功能受到抑制。临床出现不同程度的贫血、出血、感染和浸润等症状
2. 非白血性白血病：临床表现和骨髓诊断符合白血病的特点，而周围血分类没有幼稚细胞，称为"非白血性白血病"。
3. 白细胞裂孔：某一（或几个）系统细胞恶性增生，以原始、幼稚阶段细胞增生为主，其他系统细胞增生受抑制。因分化成熟障碍而表现为"白细胞裂孔"现象。
4. 骨髓增生异常综合征：是一组获得性的、造血功能严重紊乱的、造血干细胞克隆性疾病。这种异常的干细胞克隆以高凋亡及失调低效的方式分化成熟，导致终末血细胞数量减少、功能及形态异常，这一克隆最终可丧失成熟能力而演变成急性白血病。
5. 淋巴瘤：是原发于淋巴结或淋巴组织的恶性肿瘤，组织病理学上将淋巴瘤分为霍奇金病（Hodgkin disease，HD）和非霍奇金淋巴瘤（non-Hodgkin lymphoma，NHL）两大类。

（二）填空题
1. 0.2　0.5～2　骨髓小粒　5～7　血片　骨髓片　边缘　尾部
2. 慢性失血性贫血　叶酸或（和）维生素 B_{12} 的摄入不足或吸收障碍
3. 30%　20%　20%　重现性遗传学

4. L_1、L_2、L_3　M_0、M_1、M_2、M_3、M_4、M_5、M_6、M_7

5. 减低　0分　t（9；22）(q34；q11)　*BCR/ABL*

6. 缗钱状　高黏滞血症　完整的免疫球蛋白分子　重链过剩　轻链过剩　B-J蛋白（本周蛋白）。

7. t（15；17）(q22；q12)　PML-RARa（RNA）　t（8；21）(q22；q22)　AML1-MTG8(RNA)

8. 广泛而严重的出血　弥散性血管内凝血（DIC）　原发性纤溶亢进

（三）选择题

单选题

1. B；2.A；3.D；4.A；5.C；6.B；7.A；8.C；9.C；10.C；11.D；12.C；13.D

多选题

1. ABD；2.ABC；3.ABCD；4.ABCD；5.ACD；6.ACD；7.CD；8.BCD；9.ABCD

（赵俊暕　张婧曦）

第五章 血栓与止血的实验室检查与疾病诊断

【内容提要】

课堂病案讨论（弥散性血管内凝血，DIC）

实验内容：

1. 血块收缩试验（操作）
2. 血浆凝血酶原时间测定（PT，一期法）
   （1）试管法测定（操作）
   （2）自动血凝仪测定（示教）
3. 常见病例报告解读
4. 知识拓展
   （1）全自动凝血分析仪流水线使用
   （2）练习题

第一节 课堂病案讨论

【简要病史】刘某，男，40岁，普通工人。右上腹不适，乏力、食欲差2个月。1周前因"感冒"上述症状进行性加重，并出现皮肤、巩膜黄染，腹胀。当地医院检查：乙肝"大三阳"，依据肝功能检查和超声检查结果，诊断为"急性重症肝炎"，予以保肝治疗。3天前因出现胸部及双下肢皮下出血点，转入我院。个人史：嗜烟10年，1包/天；嗜酒15年，白酒每天250 g。

【体格检查】体温38.7 ℃，呼吸24次/分，脉搏88次/分，血压133/80 mmHg。急性病面容，神清，发育正常，营养一般，体重62 kg。全身皮肤及黏膜黄染，胸部及双下肢有散在出血点及瘀斑。腹部膨隆、深压痛阳性、无反跳痛，移动性浊音阳性；肝大，肋下3.3 cm，质软，脾未触及。双下肢轻度水肿。心、肺、四肢及神经系统未见明显异常。

【实验室检查】

血液一般检查：RBC 3.72×10^{12}/L，Hb 112 g/L；

　　　　　　　WBC 15.33×10^{9}/L，Sg 0.78，St 0.07，L 0.13，M 0.02；

　　　　　　　PLT 93×10^{9}/L；

　　　　　　　ESR 122 mm/h。

尿常规检查：尿胆原（+），尿胆红素（+），其他正常。
临床生化检查：BUN 17.2 mmol/L，Cr 168 μmol/L；
AST 556 U/L，ALT 368 U/L；
TBIL 193.6 μmol/L，DBIL 102.3 μmol/L；
TP 53 g/L，ALB 23 g/L。
临床免疫学检查：IgG 19.5 g/L，IgA 3.14 g/L，IgM 3.12 g/L；
C3 0.94 g/L，C4 0.55 g/L。
凝血检查：APTT 90 s，PT 36 s，TT 63 s，Fg 3.0 g/L；"3P"试验阳性，FDP 15 g/L。
影像学检查：超声示肝右肋下 3.3 cm，伴中等量腹水；脾未见异常；胸部 X 线片及心电图检查未见异常。

【思考题】
（1）结合临床及实验检查资料，本例考虑为哪方面的疾病？初步诊断是什么？
（2）分析本例实验室检查结果。
（3）分析本例皮下出血的主要原因。
（4）本例是否合并 DIC？依据是什么？DIC 的诊断标准是什么？

【病案分析】
（1）结合临床表现及实验室检查，考虑本例为肝胆系统疾病，初步诊断是：重症急性肝炎。
（2）本例实验室检查的主要表现为：
1）血细胞分析：WBC 明显增高（15.33×10^9/L），红细胞沉降率加快（ESR 122 mm/h），提示机体处于急性炎性状态。
2）尿常规检查结果（尿胆原阳性，尿胆红素阳性）与肝功能的检测结果（血清转氨酶、胆红素均显著升高）均提示黄疸及肝细胞损伤。
3）血清胆红素检查结果：总胆红素、间接和直接胆红素都增高（TBIL 193.6 μmol/L，DBIL 102.3 μmol/L）。结合体格检查，全身皮肤及黏膜黄染，胸部及双下肢有散在出血点及瘀斑。腹部膨隆、深压痛阳性、无反跳痛，移动性浊音阳性；肝大、肋下 3.3 cm，质软等，病史只有 2 个月，加重 4 天到 1 周。可以推断该患者为急性肝病变，其黄疸为肝细胞性黄疸。
4）凝血功能检查结果：APTT（90 s）、PT（36 s）和 TT（63 s）均延长，FDP（15 g/L）升高，"3P"试验阳性，血小板计数（PLT 93×10^9/L）轻度减低。说明在肝病基础上机体的凝血功能亦出现了异常。
（3）本例皮下出血的主要原因是凝血功能异常。该患者处于肝炎的急性期，肝凝血因子的生成与抗凝物质的清除能力均减低，从而导致出血。
（4）凝血检查结果证明本例目前已并发了 DIC。依据如下。
1）存在易导致 DIC 的原发病重症急性肝炎：计 2 分。
2）血小板（PLT 93×10^9/L）$<100 \times 10^9$/L：计 1 分。
3）FDP 15 g/L（大于 1.0 g/L），为重度增高：计 2 分。
4）PT 36 s（延长超过 6 s）：计 2 分。
根据 DIC 的诊断标准，其总分 7 分，为显性 DIC。

【最终诊断】重症急性肝炎；显性 DIC。

附：参与凝血过程的因子（表 5-1）

表 5-1 参与凝血过程的因子

名称	习惯命名	化学本质	合成部位（是否需要维生素 K）	参与凝血途径
Ⅰ	纤维蛋白原	糖蛋白	肝（否）	共同凝血途径
Ⅱ	凝血酶原	糖蛋白	肝（是）	共同凝血途径
Ⅲ	组织因子	脂蛋白	组织内皮细胞/单核细胞（否）	外源性凝血途径
Ⅳ	Ca^{2+}	钙离子	—	内、外、共同凝血途径
Ⅴ	易变因子	糖蛋白	肝（否）	共同凝血途径
Ⅶ	稳定因子，转变加速因子前体	糖蛋白	肝（是）	外源性凝血途径
Ⅷ	抗血友病球蛋白 A	糖蛋白	肝（否）	内源性凝血途径
Ⅸ	抗血友病球蛋白 B	糖蛋白	肝（是）	内源性凝血途径
Ⅹ	S-P 因子	糖蛋白	肝（是）	共同凝血途径
Ⅺ	抗血友病球蛋白 C	糖蛋白	肝（否）	内源性凝血途径
Ⅻ	Hageman 因子，表面因子，接触因子	糖蛋白	肝（否）	内源性凝血途径
ⅩⅢ	纤维蛋白稳定因子	糖蛋白	骨髓/肝（否）	共同凝血途径

附：血栓与止血的实验室检查项目及临床意义（表 5-2 至表 5-6）

表 5-2 血管壁检测及临床意义

项目		临床意义
束臂试验（capillary resistance test，CRT）	阳性	血管壁结构和（或）功能缺陷：遗传性出血性毛细血管扩张症、过敏性紫癜、单纯性紫癜及其他血管性紫癜
		血小板的量和（或）质异常：免疫性和继发性血小板减少症、血小板增多症、先天性（遗传性）和获得性血小板功能缺陷症
出血时间（bleeding time，BT）	延长	血小板减少症、先天性血小板功能异常、血管性血友病和血管壁异常
	缩短	某些严重的高凝状态和血栓性疾病

表 5-3 血小板检测及临床意义

项目	正常值		临床意义
血小板计数（PLT）	$(100～300)\times10^9/L$	增高	原发性血小板增多症、真性红细胞增多症、慢性白血病、骨髓纤维化；感染、炎症、恶性肿瘤、缺铁性贫血；外伤、出血、脾切除后脾静脉血栓形成；运动后
		降低	原发性免疫性血小板减少症（ITP）、系统性红斑狼疮（SLE）、药物过敏性血小板减少症、DIC；血小板破坏增多、再生障碍性贫血；骨髓造血功能障碍，药物引起的骨髓抑制；脾亢
血块收缩试验	血清析出量占全血量的 40%～50%	增高	见于先天性和获得性因子Ⅷ缺陷症等
		减低	血小板无力症、严重血小板减少、低（无）纤维蛋白原血症和凝血酶原显著降低等疾病

续表

项目	正常值		临床意义
血小板相关抗体检测	依检测方法而定	增高	免疫性血小板减少症、慢性活动性肝炎、SLE、部分恶性血液病
		降低	意义不大
血小板黏附试验	62.5%±8.61%	增高	血栓前状态与血栓性疾病
		降低	血管性假性血友病、血小板无力症、尿毒症、肝硬化等；服用阿司匹林、双嘧达莫、保泰松等后
血小板聚集试验	依检测方法而定	增高	血栓前状态与血栓性疾病
		降低	血小板无力症、原发性血小板增多症、真性红细胞增多症、尿毒症及服阿司匹林、双嘧达莫等

表 5-4 凝血因子检测及临床意义

项目			临床意义
凝血时间（clotting time，CT）	反映内源性凝血过程第一期	延长	因子Ⅷ、Ⅸ、Ⅺ含量严重减少（血友病）；严重的因子Ⅱ、Ⅴ、Ⅹ和纤维蛋白原减少/缺乏（重症肝病）；纤溶活性增强（DIC）；血循环中有抗凝物质
		缩短	主要见于血栓前状态和血栓性疾病
凝血酶原时间（prothrombin time，PT）	外源性凝血途径有关因子的最常见筛选指标	延长	先天性因子Ⅱ、Ⅴ、Ⅶ、Ⅹ缺乏症和低（无）纤维蛋白原血症、DIC 低凝期及继发纤溶亢进、原发性纤溶症、维生素 K 缺乏症、肝病、循环血液中有抗凝物质（如肝素）、纤维蛋白降解产物（FDP）增多和口服抗凝药（香豆素类）
		缩短	血栓前状态或血栓性疾病、DIC 早期及口服避孕药等
活化部分凝血活酶时间（activated partial thromboplastin time，APTT）	内源性凝血系统各凝血因子总的凝血状况	延长	因子Ⅻ、Ⅺ、Ⅸ、Ⅷ、Ⅹ、Ⅴ、Ⅱ、PK（激肽释放酶原）、HMWK（高分子量激肽原）和纤维蛋白原缺乏，尤其用于FⅧ、Ⅸ、Ⅺ缺乏以及它们的抗凝物质增多；此外，APTT 是监测普通肝素和诊断狼疮抗凝物质的常用试验
		缩短	血栓性疾病和血栓前状态，但灵敏度和特异度差
纤维蛋白原（fibrinogen，Fg）	被激活后成为纤维蛋白，完成凝血	增高	糖尿病、急性心肌梗死、急性传染病、结缔组织病、急性肾炎、多发性骨髓瘤、休克、大手术后、妊高症、急性感染、恶性肿瘤和应激状态等
		降低	DIC、原发性纤溶症、重症肝炎、肝硬化、低（无）纤维蛋白原血症等

表 5-5 抗凝物质检测及临床意义

项目		临床意义
凝血酶时间 （thrombin time，TT）	延长	低（无）纤维蛋白原血症和异常纤维蛋白原血症；血中纤维蛋白（原）降解产物（FDP）增多；血中有肝素或类肝素物质存在（如肝素治疗中系统性红斑狼疮和肝病等）
	缩短	无临床意义
抗凝血酶Ⅲ活性 （antithrombin Ⅲ，AT Ⅲ）	增高	可致出血。见于血友病、白血病和再生障碍性贫血等急性出血期以及口服抗凝药物治疗过程中
	减低	可致血栓形成。见于先天性和获得性 AT Ⅲ 缺乏症，后者见于血栓前状态、血栓性疾病、DIC 和肝病等
蛋白 C （protein C，PC）	增高	表明血液抗凝活性增强，见于冠心病、糖尿病、肾病综合征、妊娠后期及炎症和其他疾病的急性期
	降低	遗传性或获得性 PC 缺陷，后者常见于 DIC、肝病、手术后、口服抗凝剂、急性呼吸窘迫综合征等
蛋白 S （protein S，PS）	增高	表明血液抗凝活性增强，见于冠心病、糖尿病、肾病综合征、妊娠后期及炎症和其他疾病的急性期等
	降低	先天性或获得性 PS 缺陷，后者常见于肝病、口服抗凝剂和 DIC 等

表 5-6 纤溶活性检测及临床意义

项目	临床意义
纤维蛋白降解产物 （fibrinogen degradationproducts，FDP）	体内纤溶亢进的标志，增高常见于原发性纤溶和继发性纤溶，后者如 DIC、恶性肿瘤、急性早幼粒细胞白血病、肺栓塞、深静脉血栓形成、肾脏疾病、肝病、器官移植排斥反应、溶栓治疗等
D-二聚体 （D-dimer）	诊断血栓形成的重要分子标志物，①增高：见于 DIC、恶性肿瘤、急性早幼粒细胞白血病、肺血栓栓塞、深静脉血栓形成等；继发性纤溶亢进时显著增高；临床上也利用其测定值的变化判断溶栓治疗的效果；②正常：可排除深静脉血栓和肺血栓栓塞；原发性纤溶症时也正常
血浆鱼精蛋白副凝固试验（plasma protamine paracoagulation test，3P test）	①阳性：见于 DIC 早期或中期、血栓性疾病、溶栓治疗期、血液高凝状态等；②阴性：见于正常人、DIC 晚期和原发性纤溶症

附：DIC 的诊断标准（表 5-7）

表 5-7 DIC 的诊断标准

类型	诊断标准
显性 DIC （计分≥5）	存在易导致 DIC 的原发病，计 2 分 PLT（×10⁹/L）>100，计 0 分；<100，计 1 分；<50，计 2 分 PT 延长小于 3 s，计 0 分；3~6 s，计 1 分；超过 6 s，计 2 分 FDP 未增高，计 0 分；轻度增高，计 1 分；重度增高，计 2 分 Fg ≥ 1.0 g/L，计 0 分；<1.0 g/L，计 1 分

续表

类型	诊断标准
非显性DIC（计分<5）	存在易导致DIC的原发病计2分 PLT（×10⁹/L）>100，计0分；<100，计1分；随后复查，上升，计-1分，进行性下降，计1分 PT延长小于3 s，计0分；大于3 s，计1分；随后复查，缩短，计-1分；进行性延长，计1分。 FDP正常，计0分；升高，计1分；随后复查，减低，计-1分；进行性升高，计1分 AT正常，计-1分；降低，计1分；PC正常，计-1分；降低，计1分

（王冬梅）

第二节 实验内容

一、血块收缩试验（操作）

【目的】掌握检测血小板功能的血块收缩试验的原理、方法及临床意义。

【原理】全血在试管内凝固后，在血小板收缩蛋白的作用下，发生血块收缩，挤出血清。血块收缩取决于血小板数量、质量及纤维蛋白原的含量。

【器材】37 ℃水浴恒温箱，试管。

【操作】

（1）取静脉血1.0 ml，置于0.6 mm×8 mm洁净、干燥的试管中。

（2）静置于37 ℃水浴恒温箱中。

（3）于血液凝固后的1小时、2小时及24小时分别观察血块收缩情况（图5-1）。

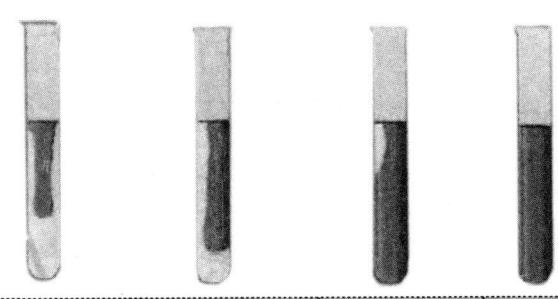

图5-1 血块收缩试验结果示意图

【参考值】

血块收缩时间：1~2小时血块开始收缩，18~24小时血块收缩完全（血清析出量占全血量的40%~50%）。

【临床意义】

血块收缩不良见于：血小板无力症、严重血小板减少、低纤维蛋白原血症和凝血酶原显著降低等疾病。

二、血浆凝血酶原时间测定（PT，一期法）

（一）试管法测定（操作）

【目的】掌握血浆凝血酶原时间的测定原理、测定方法及临床意义。

【原理】在受检血浆中加入过量的组织因子（兔脑、人脑、胎盘、肺组织等组织的浸出液）和Ca^{2+}，启动外源性凝血系统，使凝血酶原转变为凝血酶，即因子Ⅱa，后者使纤维蛋白原（因子Ⅰ）转变为纤维蛋白，如图5-2所示。观察血浆凝固所需要的时间。本试验是外源性凝血系统常用筛选试验，检测结果采用3种方法表示，即凝血酶原时间（PT）、凝血酶原时间比值（PTR）、国际标准化比值（INR）。

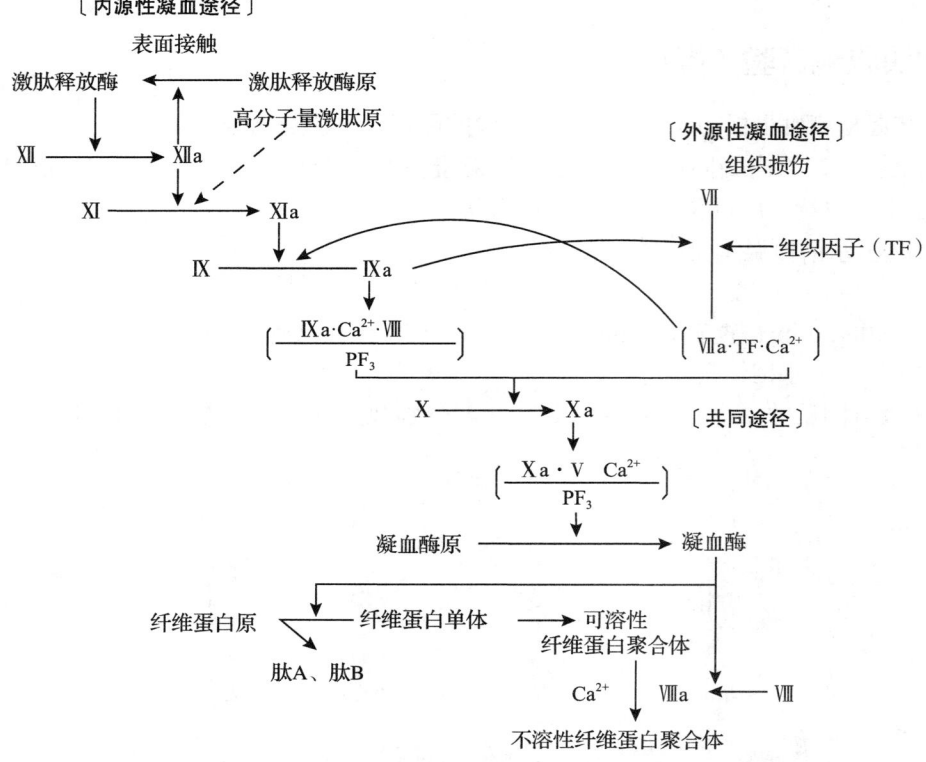

图5-2 正常凝血机制示意图

【试剂】

（1）109 mmol/L 枸橼酸钠溶液。

（2）25 mmol/L 氯化钙凝血活酶制剂（钙凝血活酶）。一般为商品试剂（不同型号仪器、试剂略有不同，以操作手册或使用说明书为准），按使用说明书加一定量蒸馏水溶解，混匀后使用。

（3）正常人混合冻干血浆。一般为商品试剂或自制亦可，用25个以上正常人血液经109 mmol/L 枸橼酸钠抗凝（血液∶抗凝剂为9∶1），3000 rpm 离心 10 min 后，分离血浆（乏血小板血浆），混合后分装为 1 ml/瓶，经低温冷冻干燥后保存于冰箱中。

【器材】秒表、试管、37 ℃水浴箱、离心机。

【操作】

（1）标本采集：抽取空腹静脉血 1.8 ml，加入含有 0.2 ml 浓度为 109 mmol/L 枸橼酸钠的试管中，混匀备用，如为静脉真空采血，则视采血管容积而定。

（2）分离血浆：抗凝血以 3000 rpm 离心 10 min，于试管中备用。

（3）溶解试剂：按说明书溶解钙凝血活酶和正常人混合冻干血浆，室温 15 min 后使用。

（4）预温：将钙凝血活酶试剂、正常人混合血浆、待测血浆于 37 ℃ 预热 5 min。

（5）测定：加正常人混合冻干血浆 0.1 ml 于预热试管中，再加入混匀的钙凝血活酶试剂 0.2 ml，混匀并开动秒表计时。8 秒后，不时从 37 ℃ 水浴箱中取出试管，观察混合液流动状态，当流动停止时终止计时，记录其秒数，即为正常人混合冻干血浆的 PT。一般应重复 2~3 次测定，取平均值。

（6）取待检血浆重复步骤 4、5，测定待检血浆的秒数，重复 2~3 次取平均值。

（7）计算公式：

PT：直接记录秒表测定时间，单位为秒；

凝血酶原时间比值（PTR）= 被检血浆的 PT/ 正常人血浆的 PT；

国际标准化比值（INR）= PTR^{ISI}，ISI 即国际灵敏度指数。

【注意事项】

（1）采血动作要迅速（应"一针见血"），采血后 4 小时内完成测定。

（2）抗凝剂与血液体积比为 1∶9，应准确。

（3）钙凝血活酶必须标有 ISI，ISI 越接近 1，试剂越敏感。

（4）标本测定前应先测定正常人混合血浆，其 PT 值在允许范围内才能测定样本。

（5）测定方法有仪器法和手工法两类，仪器法由全自动血凝仪完成，全自动血凝仪的准确性、精密度高，不同仪器及试剂测定同一样本的 PT 有差别，但国际标准化比值（INR）理论上应一致；手工法为试管倾斜法，精密度比仪器法差，但多次重复测定亦能得到较准确的结果。

【参考区间】

PT = 12 ± 1 秒（超过正常对照值 3 秒为异常）

PTR 为 0.82~1.15 秒

INR 参考值依 ISI 不同而异。ISI 越小，组织凝血活酶的灵敏度越高。PT 检测时必须使用标有 ISI 值的组织凝血活酶试剂。

【临床意义】

1. PT 延长　见于先天性凝血因子异常，如因子 Ⅰ、Ⅱ、Ⅴ、Ⅶ、Ⅹ 缺乏症；后天性凝血因子异常，如弥散性血管内凝血、原发性纤溶、维生素 K 缺乏症、严重肝病；循环中有抗凝物质，如口服抗凝剂、肝素和 FDP 等。

2. PT 缩短　见于高凝状态和血栓性疾病、先天性因子 Ⅴ 增多症、口服避孕药等。

（二）自动血凝仪测定（示教）

（1）仪器原理、操作、注意事项等，详见本章第四节"知识拓展"中的"全自动血凝分析仪流水线使用"。

（2）对临床实际检验报告单进行解读：重点解读有关血栓与止血的各项内容，包括血浆凝血酶原时间（PT）、国际标准化比值（INR）、活化部分凝血活酶时间（APTT）、凝血酶时间（TT）、纤维蛋白原（Fg）、抗凝血酶Ⅲ活性测定（AT Ⅲ）、纤维蛋白降解产物（FDP）、D- 二聚体（D-dimer）等，了解凝血功能检查的临床应用及临床意义。

（王冬梅　张婧曦）

第三节　常见病例报告解读

一、心脏瓣膜置换术后口服抗凝药凝血功能报告及分析

×××医院检验报告单						
姓名：李×		科室：心外科		标本编号：		
性别：男		病床号：		采样时间：		
年龄：65岁		送检医师：		标本种类：血浆		
病案号：		备注：		临床诊断：心脏瓣膜置换术后		
中文名称	英文名称	结果		单位	参考值	检测方法
1. 凝血酶原时间	PT	18.63	↑	秒	9.8~12.1	凝固法
2. 国际标准化比值	INR	1.61	↑		0.86~1.14	凝固法
3. 凝血酶原活动度	PT	60.24	↓	%	74~120	凝固法
4. 活化部分凝血活酶时间	APTT	30.58		秒	23.3~32.5	凝固法
5. 纤维蛋白原	Fg	3.80		g/L	2~4	凝固法
6. 凝血酶时间	TT	14.72		秒	14~21	凝固法
收样时间：		报告时间：		检验者：	审核者：	

临床资料

患者，男，65岁。风湿性心脏病20余年，1个月前行心脏瓣膜置换术，术后口服抗凝药物（华法林），遵医嘱于服抗凝药1个月后来院采血检查。

血液一般检查：WBC 5.3×10^9/L，RBC 4.23×10^{12}/L，Hb 125 g/L，PLT 193×10^9/L。

凝血功能检查报告分析：

1. 凝血检查通常包括PT、APTT、Fg和TT。

（1）PT由组织因子激活，反映外源性凝血途径中凝血因子Ⅶ、Ⅹ、Ⅴ、Ⅱ和Fg的活性；华法林（维生素K拮抗剂）抑制凝血因子Ⅱ、Ⅶ、Ⅸ和Ⅹ的合成，故PT可灵敏反映华法林的抗凝效果。WHO推荐用INR监测口服抗凝剂的用量，可避免不同实验室因使用不同的PT检测试剂所导致的结果差异，INR一般维持在2.0~2.5，<1.5为抗凝无效，>3.0出血风险将大大增加。

（2）APTT由接触因子激活剂激活，反映内源性凝血途径中凝血因子Ⅻ、Ⅺ、Ⅸ、Ⅷ、Ⅹ、Ⅴ、Ⅱ和Fg的活性，可筛查除Ⅶ和ⅩⅢ之外的凝血因子活性，由于肝素是通过抗凝血酶抑制凝血因子Ⅻ、Ⅺ、Ⅸ、Ⅹ和Ⅱ起抗凝作用，故APTT可监测肝素的抗凝效果。

2. 该患者心脏瓣膜置换术后口服华法林，凝血功能检测显示PT为18.63 s，延长，INR为1.61，虽增高但未达到2.0~2.5，PT降低，Fg、APTT和TT正常，提示患者口服华法林后，抗凝效果未达到预期，应再加大药物剂量，调整药量后，再次监测凝血指标。

二、慢性肝病凝血功能报告及分析

××× 医院检验报告单						
姓名：解××		科室：中西医肝胆病房		标本编号：		
性别：男		病床号：33		采样时间：		
年龄：50岁		送检医师：		标本种类：血浆		
病案号：		备注：		临床诊断：慢性肝病		
中文名称	英文名称	结果		单位	参考值	检测方法
1. 凝血酶原时间	PT	14.20	↑	秒	9.8～12.1	凝固法
2. 国际标准化比值	INR	0.95			0.86～1.14	凝固法
3. 凝血酶原活动度	PT%	61.40	↑	%	74～120	凝固法
4. 活化部分凝血活酶时间	APTT	30.80		秒	23.3～32.5	凝固法
5. 纤维蛋白原	Fg	1.82	↓	g/L	2～4	凝固法
6. 凝血酶时间	TT	15.30		秒	14～21	凝固法
7. 抗凝血酶Ⅲ活性	AT Ⅲ	54.00	↓	%	75～125	发色底物法
8. 蛋白C活性测定	PC	52	↓	%	70～140	发色底物法
9. 蛋白S测定	PS	53	↓	%	63～135	发色底物法
收样时间：		报告时间：		检验者：	审核者：	

临床资料

患者，男，50岁。确诊慢性肝病10年，反复牙龈出血、鼻出血及皮肤紫癜半年入院。
体格检查：面色灰暗，可见肝掌及蜘蛛痣，皮肤散在瘀点、瘀斑，肝肋下未触及，脾肋下4.5 cm，腹水征（－）。
血常规：WBC $3.5×10^9$/L，RBC $3.23×10^{12}$/L，Hb 99 g/L，PLT $68×10^9$/L。
凝血功能检查报告分析：
1. 多种凝血因子和Fg的合成部位在肝（表5-1），AT Ⅲ是一种由肝合成的单链糖蛋白，PC和PS是由肝合成的维生素K依赖性蛋白质。该患者患慢性肝病10年，凝血功能检测结果显示PT延长，Fg、AT Ⅲ、PC和PS均降低，表明患者出现肝实质损伤，肝合成功能降低，肝功能减退。
2. 结合该患者的病史及临床表现，如皮肤散在瘀点、瘀斑的出血表现，肝掌、蜘蛛痣、脾大的门静脉高压表现，以及实验室检查如凝血功能检查异常、血小板降低，最可能的诊断是肝硬化。

（王冬梅）

第四节　知识拓展

一、全自动血凝分析仪流水线使用

血液凝固分析仪（简称血凝分析仪）是采用一定分析技术，对血栓与止血有关成分进行自动检测分析的临床常规检验仪器。按自动化程度可分为半自动和全自动血凝分析仪及全自动血凝工作站。半自动血凝分析仪主要检测一些常规凝血项目，全自动血凝分析仪除对常规凝血、抗凝、纤维蛋白溶解系统等项目进行全面检测外，还能对抗凝、溶栓治疗进行实验室监测。

半自动血凝分析仪以凝固法测定为主，检测项目较少，而全自动血凝分析仪可使用多种方法进行凝血、抗凝、纤维蛋白溶解系统功能、用药监测等多个项目的测定。

1. 凝血系统的检测　常规筛选试验，如 PT、APTT、Fg 测定；单个凝血因子含量或活性的测定，包括 Fg，凝血因子 Ⅱ、Ⅴ、Ⅶ、Ⅷ、Ⅸ、Ⅹ、Ⅺ、Ⅻ 测定。

2. 抗凝系统的检测　TT、AT Ⅲ、PC、PS 等测定。

3. 纤维蛋白溶解系统的检测　FDP、D-Dimer 等。

4. 临床用药的监测　当临床应用普通肝素（UFH）、低分子量肝素（LMWH）及口服抗凝剂如华法林（Warfarin）时，常用血凝仪进行监测以保证用药安全。

二、练习题

（一）单选题

1. 通常血小板数在多少以下时，患者即有出血症状
   A. $100 \times 10^9/L$
   B. $80 \times 10^9/L$
   C. $60 \times 10^9/L$
   D. $50 \times 10^9/L$

2. 对于血友病 A、B 诊断阳性率最高的试验是
   A. D-dimer
   B. APTT
   C. PT
   D. TT

3. 引起血小板聚集功能减低的疾病是
   A. 骨髓增生性疾病
   B. 静脉性血栓病
   C. 心肌梗死
   D. 脑梗死

4. 下列有关原发性血小板减少性紫癜实验室检查正确的是
   A. 出血时间正常，凝血时间延长，骨髓产血小板型巨核细胞减少
   B. 出血时间延长，凝血时间正常，骨髓产血小板型巨核细胞增多
   C. 出血时间延长，凝血时间延长，骨髓产血小板型巨核细胞增多
   D. 出血时间延长，凝血时间正常，骨髓产血小板型巨核细胞减少

5. 引起血小板增多的疾病是
   A. 再生障碍性贫血
   B. 慢性粒细胞白血病
   C. 放射病
   D. ITP

6. 引起血浆凝血酶原时间延长的疾病是
   A. 维生素 C、维生素 P 缺乏症
   B. 血小板减少性紫癜
   C. 血友病
   D. DIC 后期

7. 以下 DIC 实验室检查结果，**错误**的是
   A. PLT$<100 \times 10^9/L$
   B. FDP 减少
   C. 纤维蛋白原<2 g/L
   D. PT 比正常对照延长 3 s 以上

8. 口服抗凝剂治疗时一般常规监测下列哪一项指标
   A. INR
   B. Fg
   C. FDP
   D. TT

9. 常规肝素治疗时，下列哪种试验是首选指标
   A. FDP
   B. D-Dimer
   C. APTT
   D. PT
10. 下列哪一种凝血因子**不属于**维生素 K 依赖型凝血因子
    A. Ⅱ
    B. Ⅴ
    C. Ⅸ
    D. Ⅹ

（二）病例分析题

【简要病史】李×，女，20岁。因反复右膝关节血肿 7 年，右下肢肿胀疼痛 1 周而入院。患者 11 岁起无明显诱因出现四肢散在丘疹，伴痛痒，无水疱与溃疡，当地医院按过敏性皮炎予对症治疗后好转；但数月后开始反复出现自发性右膝关节血肿，无发热、畏寒，无鼻出血及牙龈出血。

既往史：11 岁以前无出血病史。

月经史：13 岁月经初潮，月经不规则，周期 20～45 天不等，经期 5～11 天，长短不一，月经量多少不均。

家族史：家族中其他人无出血倾向，否认有家族性或遗传性疾病。

【体格检查】体温 36.5 ℃，脉搏 84 次/分，呼吸 20 次/分，血压 100/60 mmHg。发育正常，营养中等，皮肤及黏膜无黄染。四肢皮肤可见大量暗红色丘疹，伴脱屑与结痂，右膝关节血肿，有压痛，右腿可见肿胀及大片瘀斑，触痛明显。心律齐，心尖部可闻及 2/6 级收缩期杂音。肺、肝、脾及神经系统等未见异常。

【实验室检查】

血液学检查：RBC 3.58×10^{12}/L，Hb 103 g/L；
　　　　　　WBC 6.54×10^9/L，Sg 0.58，St 0.03，L 0.36，E 0.01，M 0.02；
　　　　　　PLT 290×10^9/L。

临床生化检查：K^+ 4.5 mmol/L，Na^+ 137 mmol/L，Cl^- 111 mmol/L；
　　　　　　　Glu 4.7 mmol/L；肝功能检查结果正常。

凝血检查：APTT 85 s，PT 15 s，TT 13 s，Fg 3.2 g/L；
　　　　　复钙交叉不能纠正凝固缺陷。
　　　　　FⅧa 2.9%（参考范围：133%±35%）

临床免疫学检查：抗 Sm 抗体、抗核抗体、抗双链 DNA 抗体均阳性。

其他检查：心电图、超声、胸部 X 线检查均未见异常。

【思考题】
1. 分析本例实验室检查结果。
2. 结合临床表现及实验室检查结果，应考虑为哪方面的疾病？诊断线索是什么？
3. 本例最可能的疾病是什么？

【参考答案】

（一）单选题
1. D；2. B；3. A；4. D；5. B；6. D；7. B；8. A；9. C；10. B

（二）病例分析题
1. 本例实验室检查结果的分析：
（1）血细胞分析结果未见明显异常，血小板数量未见减少，说明该患者出现的出血症状与血小

板的数量无关。

（2）生化检查：电解质、血糖、肝功能等无异常变化。

（3）凝血功能检查：APTT 明显延长（APTT 85 s），而 PT 延长并不明显（PT 15 s），TT 13 s，Fg 3.2 g/L 均正常，复钙交叉不能纠正凝固缺陷；FⅧ活性明显减低（FⅧa 2.9%，参考区间：133%+35%）。说明该患者出现了内源性凝血途径障碍。结合 FⅧa 明显减低，提示该患者的出血可能是由于凝血因子 FⅧ减少导致，附加复钙交叉不能纠正，说明这种 FⅧ的减少不是先天因素造成，而是由于血浆可能存在某些抗凝物质所导致，如抗 FⅧ抗体等。

（4）抗 Sm 抗体、抗核抗体、抗双链 DNA 抗体均阳性。提示该患者存在结缔组织的疾病。

2. 本例的以下特点可为诊断提供线索：

（1）女性，幼年时健康，11 岁时出现第一次软组织血肿，之后有反复软组织（特别是膝关节）自发性血肿表现。

（2）无出血性疾病家族史。

（3）APTT 异常，PT 延长并不明显，TT、Fg 均正常，复钙交叉不能纠正，FⅧa 活性降低。提示为内源性凝血途径凝血因子异常，特别是 FⅧa 活性降低。这些特点都符合血友病 A 的特点。

（4）出血现象与皮疹有关，出血与皮疹同时出现。

（5）多项风湿类抗体阳性（抗 Sm 抗体、抗核抗体、抗双链 DNA 抗体均阳性），说明有风湿性疾病存在的可能。

3. 以上线索提示该患者的诊断可能是血友病和风湿免疫性疾病。

【最终诊断】

1. 获得性血友病 A。
2. 不排除系统性红斑狼疮（应进一步做有关检查）。

（王冬梅　张婧曦）

第六章　尿液及肾功能检查与泌尿系统疾病实验诊断

【内容提要】

课堂病案讨论（急性肾小球肾炎的实验诊断）
实验内容：
1. 尿液干化学试带法检测（操作）
2. 尿液沉渣检查（操作）
3. 尿沉渣形态辨认（示教）
4. 常见病例报告解读
5. 知识拓展（全自动尿液分析系统和练习题）

第一节　课堂病案讨论

【简要病史】患者赵某，女，12岁，学生。近2个月以来无明显诱因出现咽部不适，无明显发热；5天前开始眼睑水肿，尿色红，每日尿量为120～140 ml，进行性少尿4天，未予药物治疗。患病以来精神及食欲稍差，排便正常，睡眠尚可。既往史：曾患"气管炎、咽炎"，否认肾病史。

【体格检查】T 36.6 ℃，P 83次/分，R 21次/分，BP 130/70 mmHg。发育正常，营养中等，精神差，眼睑水肿，结膜略显苍白，巩膜无黄染。咽部轻度充血，扁桃体Ⅰ～Ⅱ度肿大，未见脓性分泌物及脓点，黏膜无出血点。心肺无异常。腹部稍膨隆，肝肋下2 cm，无压痛，脾未触及，移动性浊音（−），肠鸣音存在。双下肢可见凹陷性水肿。

【实验室检查】

血液一般检查：RBC 3.5×10^{12}/L，Hb 110 g/L，HCT 0.33；
　　　　　　　PLT 352×10^9/L；
　　　　　　　WBC 10.2×10^9/L，Sg 0.76，St 0.08，L 0.14，M 0.02；
　　　　　　　ESR 22 mm/h；
　　　　　　　CRP 1.6 mg/L

尿液一般检查：尿蛋白（++），隐血（++）；
　　　　　　　红细胞 18/HP，白细胞 7/HP；
　　　　　　　比重 1.020，管型 1/LP；
　　　　　　　尿蛋白定量 2.5 g/24 h。

临床生化检查：TP 56.4 g/L，ALB 31.5 g/L，GLB 24.9 g/L；

TG 0.96 mmol/L，TC 3.81 mmol/L；

LDL-C 2.17 mmol/L，HDL-C 1.07 mmol/L；

Cr 235.4 μmol/L，UREA 13.61 mmol/L，UA 559 μmol/L。

免疫学检查：补体 C3 0.61 g/L，ASO 800 IU/ml。

【思考题】

（1）根据以上资料，该患者初步考虑为哪方面的疾病？

（2）对实验检查结果应如何分析？

（3）为了明确诊断，还需做哪些实验室检查？

（4）结合临床表现及实验室检查结果，本病例最后诊断是什么疾病？

【病案分析】

（1）结合病史、体检及实验室检查结果，考虑本例为肾脏疾病。

（2）本例实验室检查结果主要表现如下。

1）血液一般检查：①轻度贫血（RBC 3.5×10^{12}/L，Hb 110 g/L，HCT 0.33，均减低）；②感染血象（WBC 10.2×10^9/L，Sg 0.76，St 0.08，均增高，有核左移）；③ESR 与 CRP 均升高，也提示存在感染。

2）尿液一般检查表现为蛋白尿和血尿：尿蛋白（++），隐血（++），红细胞和白细胞都增多，尿蛋白定量 2.5 g/24 h。

3）血清及尿生化检查表现为：①总蛋白（56.4 g/L）和白蛋白（31.5 g/L）均降低，此与患者体格检查中出现眼睑及双下肢凹陷性水肿症状相符；②血肌酐（235.4 μmol/L）升高，说明肾功能受损，已达到失代偿期；③血尿素（13.61 mmol/L）和血尿酸（559 μmol/L）均升高，说明肾小球功能受损；④血清脂质及脂蛋白检测均在正常范围内，不支持肾病综合征；⑤24 小时尿蛋白定量 2.5 g，明显增高（正常人 24 小时尿蛋白定量为 0～150 mg/24 h），因蛋白质从尿中大量丢失，血浆胶体渗透压下降，组织液生成增多，故而患者出现凹陷性水肿。

4）免疫学检查表现为：补体 C3（0.61 g/L）下降，常可见于急性肾小球肾炎；ASO（800 IU/ml）升高，提示该患者近期可能存在 A 群乙型溶血性链球菌感染，这与该患者近 2 个月以来有咽部不适的病史是相符合的。

（3）为了进一步明确诊断和鉴别诊断，还需补做以下检查：

1）血清 cysC、RBP、尿 α_1-MG、尿 β_2-MG、NAG，可以帮助确切了解肾小球的损伤，并可提示是否存在早期肾小管器质性病变。

2）β 溶血性链球菌培养（血培养）。

3）动态监测 ASO 及补体 C3。

4）若疗效不佳，可进行肾穿刺活检，进一步明确其肾脏病变的病理类型。

【最终诊断】结合临床表现及上述实验室检查结果综合分析，本例的诊断结果是急性肾小球肾炎。尿液及肾功能常用检查见表 6-1 至表 6-6。

表 6-1 肾脏检查常用项目参考区间

检查项目	参考区间	检查项目	参考区间
血清尿素	儿童 1.8～6.5 mmol/L 成人 1.8～7.1 mmol/L	血清补体 C3	0.80～1.20 g/L
血清肌酐	男性 44～132 μmol/L 女性 70～106 μmol/L	抗链球菌溶血素（ASO）	0～200 IU/mL
血清尿酸	男性 150～416 μmol/L 女性 89～357 μmol/		

表 6-2 尿液一般检查及临床意义

检查项目	参考值	异常结果	临床意义
尿量	1000~2000 ml/24 h	多尿：尿量>2500 ml/24 h 少尿：尿量<400 ml/24 h，或尿量<17 ml/h 无尿（或尿闭）：尿量<100 ml/24 h	①生理性多尿：大量饮水或进食有利尿作用的食物 ②病理性多尿：糖尿病、尿崩症、肾浓缩功能障碍（慢性肾炎、肾盂肾炎等）、精神性多尿 ③肾前性少尿：各种原因致肾血流量减少 ④肾性少尿：急性肾小球肾炎、急性肾衰竭少尿期及终末期肾衰竭等 ⑤肾后性少尿：尿路梗阻（肿瘤、结石、尿道狭窄等）
颜色和透明度	透明、黄色或淡黄色（可受食物、药物和尿量影响）	血尿 血红蛋白尿 胆红素尿 乳糜尿 脓尿和菌尿 盐类结晶尿	①泌尿系统炎症、结核、结石、肿瘤及出血性疾病等 ②蚕豆病、阵发性睡眠性血红蛋白尿等 ③肝细胞性黄疸及阻塞性黄疸 ④丝虫病，少数因结核、肿瘤引起 ⑤泌尿系统感染 ⑥尿酸盐结晶、磷酸盐结晶、碳酸盐结晶等
气味	有挥发性酸味；久置有氨臭	新鲜尿液即有氨味 烂苹果样气味 特殊气味	①膀胱炎及慢性尿潴留 ②糖尿病酮症酸中毒 ③药物和食物可使尿液散发特殊气味
酸碱度	pH 4.5~8.0	pH 减低 pH 增加	①pH 减低：多食肉类、蛋白质，代谢性酸中毒、发热、痛风等 ②pH 增加：多食蔬菜、服用碳酸氢钠类药、代谢性碱中毒、肾小管性酸中毒、呕吐
比重	1.015~1.025；最大：0.003~1.030	病理性尿比重增加 尿比重减低 等张尿	①尿比重增加：急性肾小球肾炎、糖尿病、蛋白尿、失水等 ②尿比重减低：尿崩症（常<1.003）、慢性肾小球肾炎、急性肾衰竭和肾小管间质疾病等 ③等张尿：尿比重固定在 1.010 左右。见于肾实质严重损害

表 6-3　尿液化学检查及临床意义

检查项目	参考值	异常结果	临床意义
蛋白质	20~80 mg/24 h	蛋白尿[1]	分为生理性蛋白尿和病理性蛋白尿 生理性蛋白尿分为3种： 　功能性蛋白尿：发热、剧烈运动、精神紧张 　体位性蛋白尿：脊柱前突直立行走时出现蛋白尿 　摄食性蛋白尿：食入大量的低分子蛋白
		肾小球性蛋白尿	①原发性肾小球疾病（急、慢性肾炎，肾病综合征） ②继发性肾小球疾病（糖尿病肾病及狼疮性肾病）等
		肾小管性蛋白尿	肾盂肾炎、间质性肾炎等
		混合型蛋白尿	疾病累及肾小球和肾小管。如肾小球疾病后期（慢性肾小球肾炎）；肾小管间质疾病后期，全身性疾病（如糖尿病肾病、系统性红斑狼疮肾病等）
		组织性蛋白尿	尿路感染
		溢出性蛋白尿	多发性骨髓瘤、巨球蛋白血症等
		偶然性蛋白尿[2]	泌尿道疾病的脓、血、黏液等混入，或阴道分泌物掺入尿中等
葡萄糖	0.56~5.0 mmol/24 h；定性（-）	糖尿[3] 血糖升高性	糖尿病及肢端肥大症、甲亢等
		肾性	慢性肾小球肾炎、肾病综合征
		暂时性	生理性糖尿、应激性糖尿等
		果糖尿	乳糖、半乳糖、果糖等进食过多，或肝硬化时对果糖、半乳糖的利用下降等
		假性	尿中含有还原性物质（如维生素C、尿酸、葡萄糖醛酸等）
酮体	0.34~0.85 mmol/24 h；定性（-）	强阳性	糖尿病酮症酸中毒
		阳性	妊娠剧烈呕吐、重症不能进食等可导致脂肪分解加强
亚硝酸盐	少量；定性（-）	（+）	尿路感染；饮食影响

注：1. 尿蛋白定性阳性或定量检查＞150 mg/24 h，称为蛋白尿。
　　2. 又称假性蛋白尿。
　　3. 尿糖定性（+）称为糖尿。

表 6-4　尿液显微镜检查及临床意义

检查项目		参考值	异常结果	临床意义
细胞				
	红细胞	无或偶见	血尿[1]	急、慢性肾小球肾炎，急性膀胱炎、肾结核、肾结石、肾盂肾炎等
	白细胞	离心沉淀法 0~5个/HP	阳性[2]	镜下脓尿[3]：泌尿系统感染、成年女性生殖系统炎症（常混入阴道分泌物，镜下有成团脓细胞）
	上皮细胞	可见复层鳞状上皮及表面移行上皮	复层鳞状上皮	成年女性尿，临床意义不大
			表面移行上皮	大量出现见于膀胱炎
			中层移行上皮	成片脱落见于肾盂肾炎、输尿管炎
			肾小管上皮	急性肾小球肾炎，成堆提示肾小管坏死、肾移植术后急性排斥

续表

检查项目	参考值	异常结果	临床意义
管型			
透明管型	健康人偶见	阳性	①少量：剧烈运动、高热、心功能不全等；②明显增多：肾实质病变
细胞管型	（－）	红细胞管型	肾小球疾病（急进性肾小球肾炎、急性肾小球肾炎、慢性肾小球肾炎急性发作、狼疮性肾炎）及肾移植术后急性排斥反应等
颗粒管型	（－）	白细胞管型	肾实质活动性感染病变
		肾小管上皮细胞管型	急性肾小管坏死、肾病综合征
		粗颗粒管型	慢性肾小球肾炎、肾盂肾炎或某些原因（药物中毒）引起肾小管损伤
		细颗粒管型	慢性肾小球肾炎或急性肾小球肾炎后期
脂肪管型	（－）	阳性	肾病综合征、慢性肾小球肾炎急性发作、中毒性肾病
蜡样管型	（－）	阳性	肾小管病变严重
肾衰管型	（－）	大量出现	急性肾衰竭多尿早期；慢性肾衰竭时出现提示预后不良
结晶	可见盐类结晶	阳性	①新鲜尿液中盐类结晶伴红细胞：应疑泌尿系结石；②服用磺胺药物（磺胺结晶且伴红细胞或管型）可出现结晶
病原体	正常（－）	阳性	①尿液直接涂片：平均每个油镜视野>1个，为尿菌阳性；②细菌定量培养菌落计数：>10^5/ml 为尿菌阳性

注：1. 镜下血尿：尿中红细胞>3个/HP，尿外观无血色；肉眼血尿：含血量较多，外观呈红色。

2. 阳性是指（＋~＋＋＋＋）。

3. 离心后白细胞或脓细胞>5个/HP。

对其沉渣进行有形成分的检查，对某些隐性肾脏疾病有一定诊断价值。常采用1小时尿细胞计数法（表6-5）。

表6-5　1小时尿沉渣检查及临床意义

检查项目	参考值	异常结果	临床意义
1小时尿细胞计数	RBC：男<3万/h，女<4万/h	RBC↑ WBC↑	急性肾小球肾炎、慢性肾炎急性发作等肾盂肾炎、膀胱炎和前列腺炎等

表6-6　常用肾小球滤过功能检查项目及其临床意义

检查项目	参考值	异常结果	临床意义
BUN[1]	成人：3.2~7.1 mmol/L 儿童：1.8~6.5 mmol/L	BUN↑	①肾前性因素（肾血流量减少等）；②肾脏疾病（慢性肾炎、肾动脉硬化等）；③肾后性因素（尿路结石、前列腺肥大）
Cr[2]	全血：88~177 μmol/L 血清（或血浆）： 男：53~106 μmol/L 女：44~97 μmol/L	<78 μmol/L 178~445 μmol/L >445 μmol/L	正常，或肾衰竭代偿期 肾衰竭失代偿期 肾衰竭期

续表

检查项目	参考值	异常结果	临床意义
Ccr[3]	成人：80～120 ml/min（体表面积以 1.73 m² 计）	50～80 ml/min	肾功能不全代偿期
		20～50 ml/min	肾功能不全失代偿期
		10～20 ml/min	肾衰竭期（尿毒症早期）
		Ccr＜10 ml/min	尿毒症晚期（或肾衰竭终末期）
UA[4]	男性 268～488 μmol/L女性 178～387 μmol/L	UA	肾脏疾病、痛风、白血病和肿瘤等
血 $β_2$-MG[5]	0.8～2.4 mg/L	血 $β_2$-MG 升高	反映肾小球滤过功能减退的一项敏感指标

注：1. BUN：血清尿素氮，不是反映肾功能损害的早期指标。

2. Cr：血清肌酐，反映肾小球滤过功能优于 BUN。

3. Ccr：内生肌酐清除率，能较早反映肾小球滤过功能。

4. UA：血清尿酸。

5. $β_2$-MG：$β_2$- 微球蛋白。

（刘亚杰　李　宁）

第二节　实验内容

一、尿液干化学试带法检测（操作）

【检测原理】

尿液干化学分析仪是一种半自动化或全自动化测试仪，通过读取干化学试带条的显色条带进行尿液分析，可测定尿 pH、比重、蛋白质、葡萄糖、隐血、胆红素、尿胆原、酮体、亚硝酸盐、白细胞等。

其检测原理为：尿液中的化学成分使尿多联试带上相应试剂膜块发生颜色变化，颜色深浅与尿中相应物质浓度成正比。当试带进入尿液干化学分析仪比色槽时，各试剂膜块依次受到仪器光源照射并产生不同的反射光，仪器接收不同强度的光信号后将其转换为相应的电信号，经微机处理器处理，计算出各检测项目的反射率，与标准曲线比较校正，最后以定性或半定量方式自动输出结果。尿液干化学 10 项检测原理见表 6-7。

表 6-7　尿液干化学试带检测项目、反应原理和参考值

检查项目	英文缩写	反应原理	参考值
pH	pH	酸碱指示剂法	6.0～6.5
比重	SG	多聚电解质离子解离法	1.015～1.025
蛋白质	PRO	pH 指示剂蛋白质误差法	阴性
葡萄糖	GLU	葡萄糖氧化酶-过氧化物酶法	阴性
胆红素	BIL	偶氮反应法	阴性
尿胆原	URO	醛反应、重氮反应法	阴性或弱阳性
酮体	KET	亚硝基铁氰化钠法	阴性

续表

检查项目	英文缩写	反应原理	参考值
亚硝酸盐	NIT	亚硝酸盐还原法	阴性
隐血或红细胞	BLD	血红蛋白亚铁血红素类过氧化物酶法	阴性
白细胞	LEU	酯酶法	阴性

【注意事项及评价】

（1）尿糖分析试纸的后一步反应是氧化还原反应，当尿液中含有比色素还原能力更强的物质时，可使测试结果偏低甚至出现假阴性。如尿液中含有维生素C，就能使测试结果偏低甚至出现假阴性。抗生素对班氏法糖定性、糖定量测定结果都有一定的影响，而对干化学法的测试结果无影响。尿液存放时间过长也能使尿糖被细菌分解而导致浓度下降，但含有抗生素时几乎不下降。

（2）标本必须新鲜，以免胆红素被氧化成胆绿素，强烈的阳光会加速此反应。放置时间长可使尿胆原氧化成尿胆素。尿液中的一些内源性物质如胆色素原、吲哚、胆红素等，可使胆红素测试结果出现假阳性；一些药物如吩噻嗪等可产生颜色干扰。另外，当尿液中含有大量维生素C或亚硝酸盐时，可抑制重氮耦合反应，使测试结果偏低甚至出现假阴性。

（3）尿液比重测定的标本必须新鲜，不能含有强碱、强酸等物质（如奎宁、嘧啶等药物），这些物质的存在都会影响尿液比重的测定。当尿液pH大于7时，应在测定结果上加上0.005作为强碱尿的校正。在尿液分析仪上一般都有自动校正功能。尿液分析试纸实际上测定的是尿液中的离子浓度，尿液中的非离子化合物（如葡萄糖、造影剂等）必然会对测定结果有一定的影响。

（4）尿酮体中的丙酮和乙酰醋酸都是挥发性物质；乙酰醋酸受热易分解成丙酮；尿液被细菌污染后，酮体消失。因此，尿样必须新鲜，检测应该及时，以免测试结果偏低或出现假阴性。干化学法测定酮体时对乙酰醋酸的敏感度是丙酮的7~10倍，因此与其他检测方法存在一定的差别。

（5）成年女性的经血常可引起尿隐血测试结果出现假阳性，因此应采取必要的采尿措施，以减少污染。

（6）pH检测时尿标本必须新鲜，若放置过久，细菌分解尿液成分可导致尿液pH改变。尿液标本必须新鲜，变质的尿液会使其pH产生变化，或者尿液本身过酸、过碱都会影响测试结果。特别是含有奎宁、奎尼丁和嘧啶等药物时，尿液呈碱性（pH＞8.0），超出了试纸本身的缓冲能力，可能出现假阳性结果。

（7）尿液分析试纸对于白蛋白的敏感度远远超过其他蛋白质，因此，当尿液中有其他种类的蛋白质时，干化学法的测试结果可能为阴性。

（8）当尿液中缺少硝酸盐时，即使有细菌感染也会出现阴性结果；尿液在体内的留存时间过短会因为硝酸盐来不及还原而得到阴性结果。留取标本的样杯必须清洁，并及时送检，以免存放时间过长使细菌生长而出现假阳性结果。使用利尿剂后，尿中的亚硝酸盐含量降低，可能出现假阴性；硝基呋喃可降低反应的灵敏度；非那吡啶可引起假阳性；使用抗生素后，细菌被抑制可出现假阴性；尿液中含有大量维生素C时，也可能出现假阴性。高比重尿可降低测试反应的灵敏度，尿中的亚硝酸盐离子小于1.0 mg/L时，可能出现假阴性结果。

（9）分析试纸只与粒细胞浆内的酯酶起作用，因此分析试纸只能测定粒细胞，不能测定淋巴细胞，因此当肾移植患者发生排异反应、尿中以淋巴细胞为主时，会得到阴性结果，应参考其他检测方法，做出正确的判断。另外，白细胞破裂后，酯酶被释放到尿液中，干化学的检测结果还能是阳性，而镜检则为阴性。尿液被甲醛污染，或含有高浓度胆红素，或使用某些药物时可出现假阳性；尿蛋白＞5 g/L，或尿液中含有大剂量先锋Ⅳ、庆大霉素等药物时，可使结果偏低或出现假阴性。

（10）试纸条必须干燥，使用时不能手触试剂垫部分。尿液干化学分析仪的优点包括：检测标本用量较少、速度快、项目多、重复性好、准确性较高，适用于大批量标本的筛检。主要不足之处在于：①不能替代病理性尿标本的显微镜检查，对白细胞、管型和结晶的检测属于间接检测；②很难判断尿红细胞形态特征；③易受药物、外源性物质或人为因素的干扰，出现假阳性或假阴性。

【尿液干化学半自动分析仪操作程序】

（1）检查仪器测试样品的序列号与被测标本是否一致、联机状况及打印模式是否正确。

（2）将试剂条上所有的测试区完全浸入混合均匀、未离心的新鲜尿液中，2~3秒后立即取出。

（3）慢慢拭去试纸条边缘多余的尿液，将试纸条测试区朝上放置于工作台上，放置时确保试纸条与工作台边缘线平行。

（4）仪器感应到试纸条后自动推入测试区进行检测，并自动传输结果至联机计算机。

（刘亚杰）

二、尿液沉渣检查（操作）

【检查内容】

（1）细胞：红细胞、白细胞、吞噬细胞、上皮细胞、异形细胞等。

（2）管型：透明管型、细胞管型、颗粒管型、蜡样管型、脂肪管型、肾衰竭管型等。

（3）结晶：磷酸盐、草酸钙、尿酸结晶和药物结晶等。

（4）其他：细菌、寄生虫（或虫卵）、真菌、精子、黏液等。

【操作程序】

（1）取尿液标本10 ml，1500 rpm（相对离心力400 g）离心5 min。

（2）弃去上清尿液，留取尿液沉渣，轻轻摇动离心管，使尿液沉渣中的有形成分混匀。

（3）将混匀后的尿液沉渣用尿液沉渣镜检系统进行分析。首先在低倍镜（10×）下观察尿液沉渣分布情况，再在高倍镜（40×）下仔细观察细胞、管型、结晶等。

（4）报告方式：①报告细胞成分时，观察10个高倍视野，以每个高倍视野的最低~最高数进行报告；②报告管型时，观察20个低倍视野，用高倍视野鉴定，以每个低倍视野的最低~最高数进行报告；③报告结晶及其他成分时，观察10个高倍视野，以每个高倍视野偶见、少量、中量及大量报告。

【参考值及临床意义】

尿液沉渣镜检所见各种有形成分的参考值及临床意义，见表6-8。各种管型的临床意义如下：

（1）透明管型：正常人偶见，在剧烈运动、发热、麻醉、心功能不全和急、慢性肾小球肾炎时增多。

（2）红细胞管型：提示肾单位内有出血。

（3）白细胞管型：提示肾实质有细菌感染性病变。

（4）肾小管上皮细胞管型：常见于肾小管病变。

（5）颗粒管型：见于肾实质性病变。

（6）脂肪管型：见于慢性肾小球肾炎，尤多见于肾病综合征。

（7）蜡样管型：提示肾小管有严重病变，预后差，可见于慢性肾小球肾炎晚期、肾功能不全及肾淀粉样变性时。

表 6-8 尿沉渣镜检各种有形成分的参考值及临床意义

有形成分	参考值	临床意义
红细胞	0~3个/HP	血尿多见于泌尿系统炎症、肿瘤、结核、创伤、肾移植排斥反应等
白细胞	0~5个/HP	增多提示泌尿系统感染
上皮细胞	少见	增多见于肾小管病变、肾盂肾炎、泌尿系感染
管型	0~偶见/LP	见于肾小球肾炎、肾小管疾病、肾实质性病变等
结晶	少见	增多见于急性肝坏死、中毒、肾盂肾炎、肾结石
细菌	无	见于细菌感染
真菌	无	见于真菌感染
原虫、寄生虫卵	无	见于寄生虫感染

(刘亚杰)

三、尿沉渣形态辨认（示教，彩图见书后）

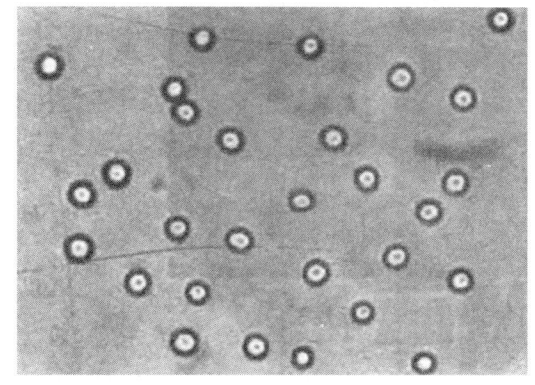

图 6-1 尿沉渣直接涂片（未染色，×400）：尿红细胞

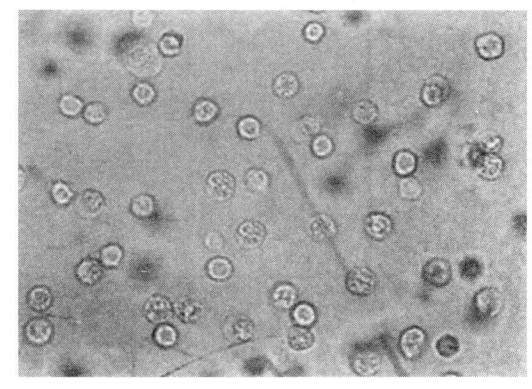

图 6-2 尿沉渣直接涂片（未染色，×400）：尿白细胞

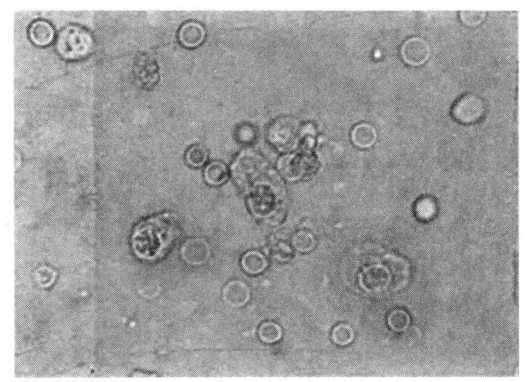

图 6-3 尿沉渣直接涂片（未染色，×400）：肾小管上皮细胞

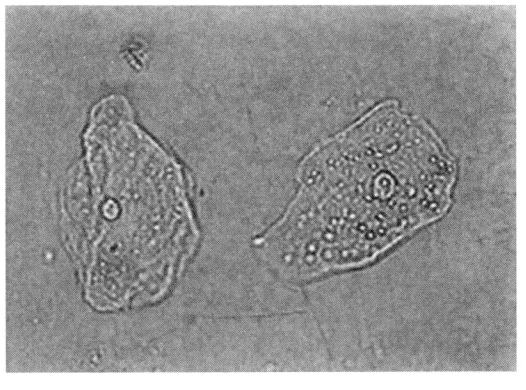

图 6-4 尿沉渣直接涂片（未染色，×400）：鳞状上皮细胞（扁平上皮细胞）

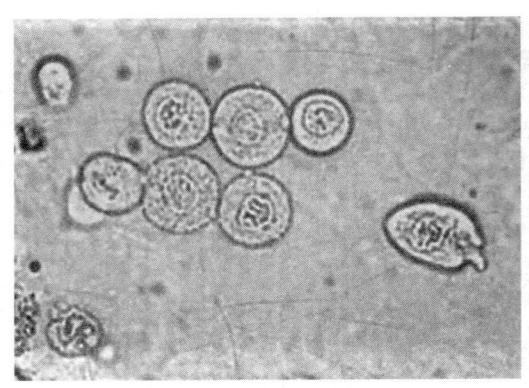

图 6-5　尿沉渣直接涂片（未染色，×400）：小圆形上皮细胞

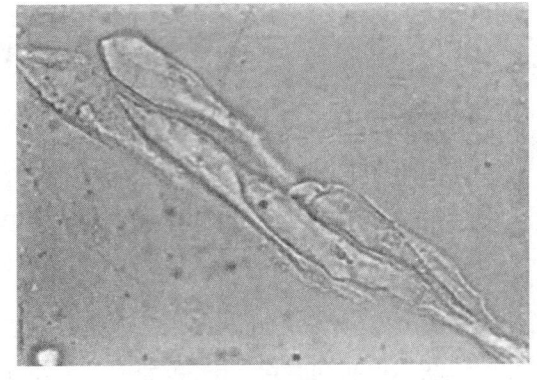

图 6-6　尿沉渣直接涂片（未染色，×400）：尾形上皮细胞

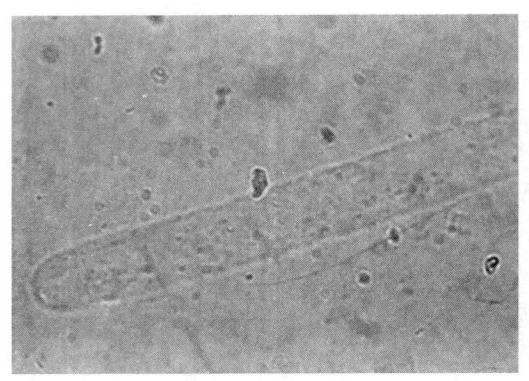

图 6-7　尿沉渣直接涂片（未染色，×400）：透明管型

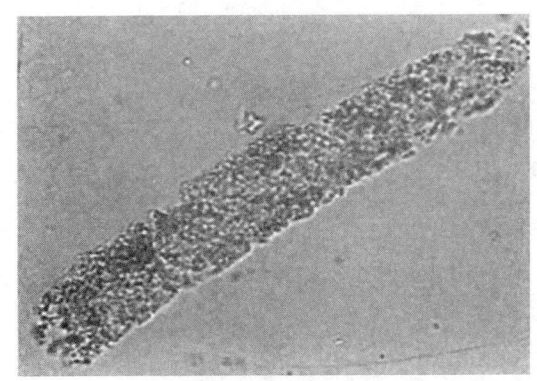

图 6-8　尿沉渣直接涂片（未染色，×400）：颗粒管型

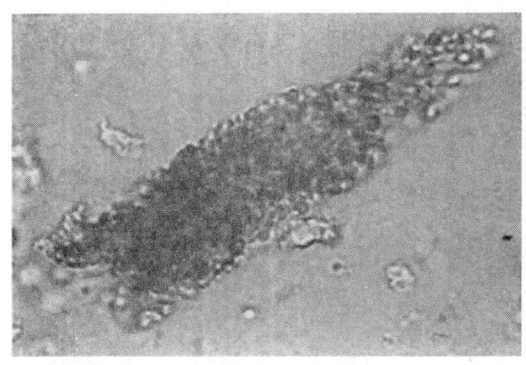

图 6-9　尿沉渣直接涂片（未染色，×400）：红细胞管型

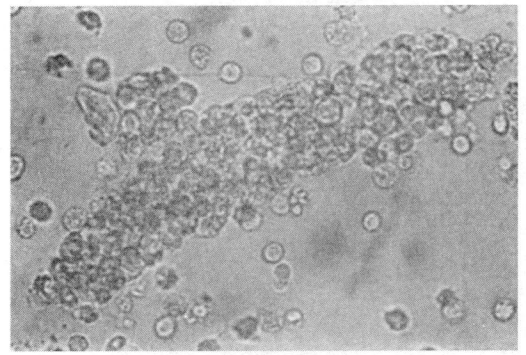

图 6-10　尿沉渣直接涂片（未染色，×400）：白细胞管型

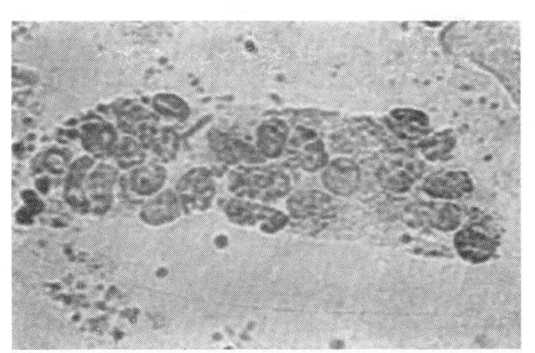

图 6-11　尿沉渣直接涂片（未染色，×400）：上皮细胞管型

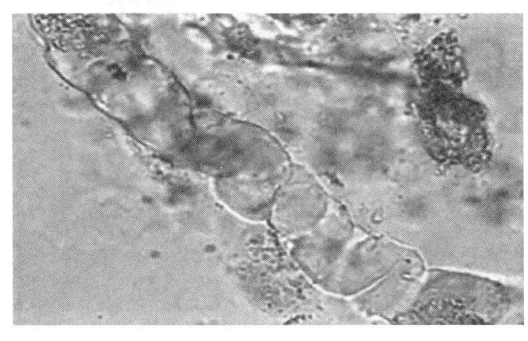

图 6-12　尿沉渣直接涂片（未染色，×400）：蜡样管型

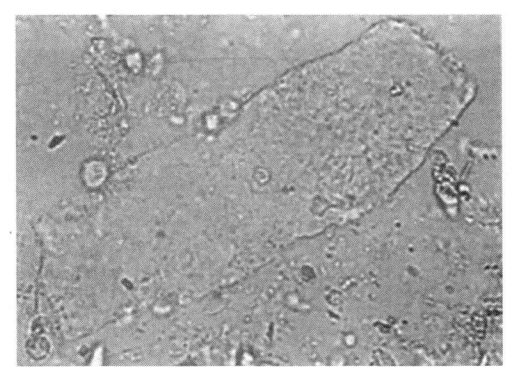

图 6-13　尿沉渣直接涂片（未染色，×400）：肾衰竭管型

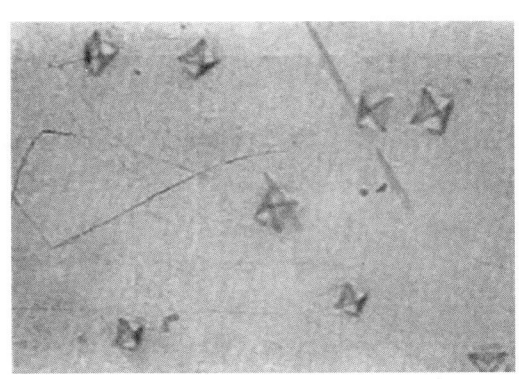

图 6-14　尿沉渣直接涂片（未染色，×400）：草酸钙结晶

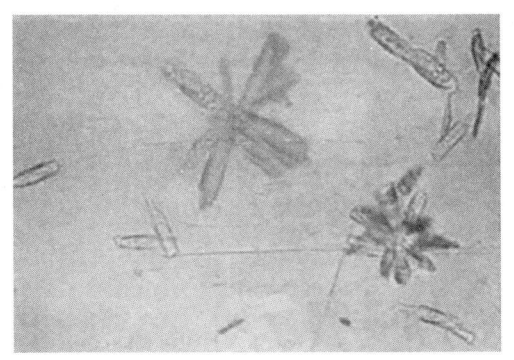

图 6-15　尿沉渣直接涂片（未染色，×400）：碳酸钙结晶

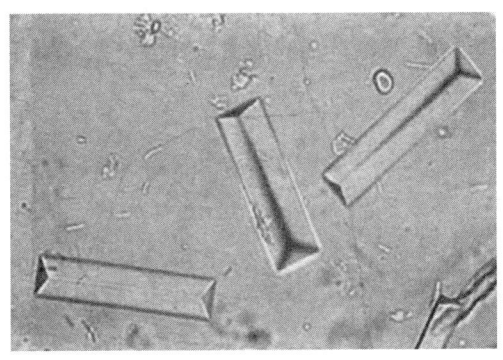

图 6-16　尿沉渣直接涂片（未染色，×400）：磷酸盐结晶

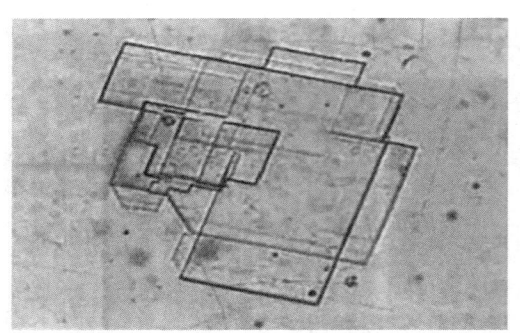

图 6-17 尿沉渣直接涂片（未染色，×400）：胆固醇结晶

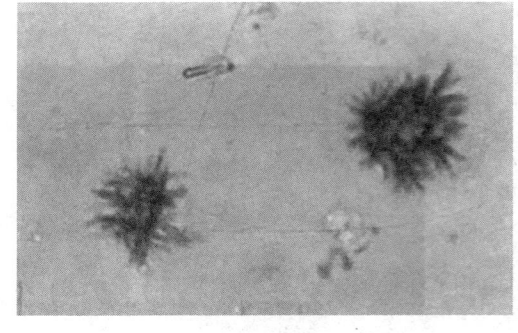

图 6-18 尿沉渣直接涂片（未染色，×400）：胆红素结晶

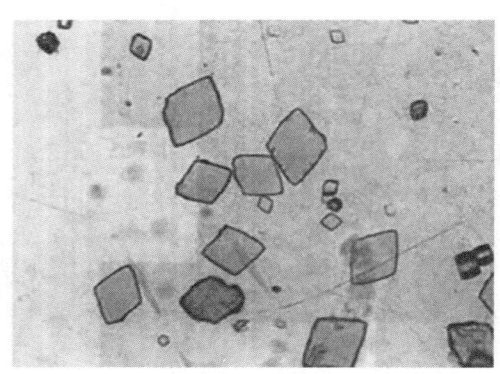

图 6-19 尿沉渣直接涂片（未染色，×400）：尿酸结晶

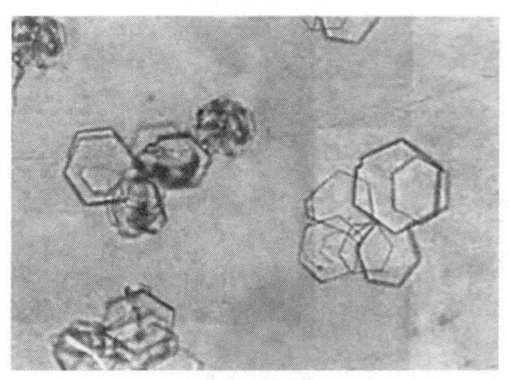

图 6-20 尿沉渣直接涂片（未染色，×400）：胱氨酸结晶

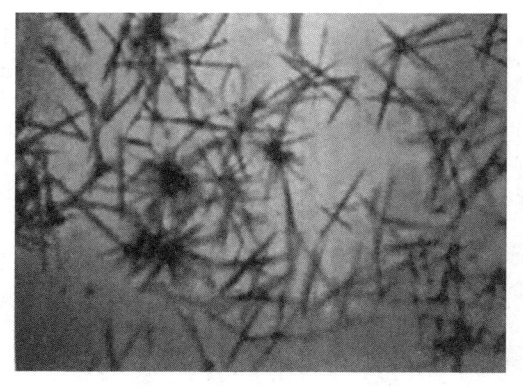

图 6-21 尿沉渣直接涂片（未染色，×400）：酪氨酸结晶

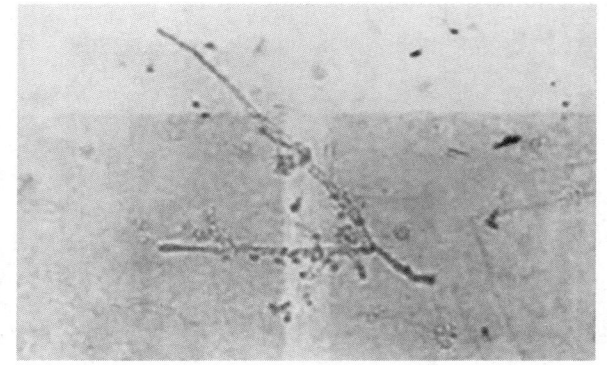

图 6-22 尿沉渣直接涂片（未染色，×400）：尿液中的真菌

（刘亚杰 李 宁）

第三节 常见病例报告解读

（一）肾小球肾炎病例

男性，46岁，因晨起眼睑水肿、乏力、腰部不适半年来医院就诊。查体：血压 165/92 mmHg，贫血貌，双下肢凹陷性水肿，其余（−）。

\multicolumn{12}{c}{×××医院尿液分析报告单　　　　检验仪器：COBIO S120}

姓名：何某		性别：男	年龄：46岁			样本编号：111					
科别：肾内二组病区			病历号：			床号：55			送检医生：		
标本种类：血清			临床诊断；			备注：					
代号	项目		结果	参考值		代号	项目		结果		参考值
UBG	尿胆原		±	阴性或弱阳性		EPI	鳞状上皮细胞		0.00		0~5 p/μl
BIL	胆红素		–	阴性		NEC	非鳞状上皮细胞		0.00		0~2 p/μl
KET	酮体		–	阴性		YEA	酵母菌		0.00		0~3 p/μl
BLD	潜血		–	阴性		BAC	细菌		95.901 ↑		0~75 p/μl
PRO	尿蛋白		3+	阴性		MUC	黏液丝		269.701 ↑		0~264 p/μl
GLU	葡萄糖		–	阴性		CRY	总结晶		0.40		0~6 p/μl
LEU	白细胞		–	阴性		TRI	磷酸盐结晶		0.00		0~6 p/μl
NIT	亚硝酸盐		–	阴性		URI	尿酸盐结晶		0.00		0~6 p/μl
SG.	比重		1.024	1.003~1.030		.CRY	未定型结晶		0.40		0~6 p/μl
pH	酸碱度		5.0	4.5~8.0		.CaOxm	一水草酸钙结晶		0.00		0~6 p/μl
ASC	维生素C		1+	阴性		.CaOxo	二水草酸钙结晶		0.00		0~6 p/μl
RBC	红细胞		22.00 ↑	0~5 p/μl		HYA	透明管型		0.90		0~2 p/μl
WBC	白细胞		12.00 ↑	0~9 p/μl		PAT	病理管型		2.00 ↑		0~0 p/μl
采样时间：2024/06/24　09：55				接收时间：2024/06/24　11：45			检验者：			审核者：	
报告时间：2024/06/24　15：06											

【报告单分析】

（1）根据尿常规结果，尿蛋白3+，镜下可见红细胞和白细胞，病理管型：颗粒管型，且红细胞形态有多形性改变。结合临床表现可初步诊断患者所患疾病为肾小球肾炎。

（2）为了与其他泌尿系统疾病鉴别诊断，建议患者加做以下检查：

1）内生肌酐清除率、血肌酐、尿素氮、血清蛋白电泳。

2）24小时尿蛋白定量检测。

（二）肾病综合征

刘某，女，72岁，双下肢水肿1个月来院就诊，查体：血压167/99 mmHg，心率68次/分。双肺呼吸音清晰，腹软，无压痛。双下肢可见凹陷性水肿，其余（–）。

×××医院尿液分析报告单　　检验仪器：COB10　S120

姓名：刘某	性别：女	年龄：72岁	样本编号：00048
科别：肾内一科二组	病区病历号：	床号：4	送检医生：
标本种类：尿	临床诊断：肾病综合征	备注：标本已复查	

代号	项目	结果	参考值	代号	项目	结果	参考值
UBG	尿胆原	±	阴性或弱阳性	EPI	鳞状上皮细胞	0.00	0～5 p/μl
BIL	胆红素	-	阴性	NEC	非鳞状上皮细胞	2.60	0～2 p/μl
KET	酮体	-	阴性	YEA	酵母菌	0.00	0～3 p/μl
BLD	隐血	2+	阴性	BAC	细菌	155.901 ↑	0～75 p/μl
PRO	尿蛋白	2+	阴性	MUC	黏液丝	449.401 ↑	0～264 p/μl
GLU	葡萄糖	±	阴性	CRY	总结晶	0.40	0～6 p/μl
LEU	白细胞	-	阴性	TRI	磷酸盐结晶	0.00	0～6 p/μl
NIT	亚硝酸盐	-	阴性	URI	尿酸盐结晶	0.00	0～6 p/μl
SG.	比重	1.033 ↑	1.003～1.030	.CRY	未定型结晶	0.40	0～6 p/μl
pH	酸碱度	6.0	4.5～8.0	.CaOxm	一水草酸钙结晶	0.00	0～6 p/μl
ASC	维生素C	-	阴性	.CaOxo	二水草酸钙结晶	0.00	0～6 p/μl
RBC	红细胞	52.80 ↑	0～5 p/μl	HYA	透明管型	5.30 ↑	0～2 p/μl
WBC	白细胞	66.70 ↑	0～9 p/μl	PAT	病理管型	8.80 ↑	0～0 p/μl

采样时间：2024/06/22　08：15　　接收时间：2024/06/22　10：05　　检验者：　　审核者：

报告时间：2024/06/22　11：06

××医院生化分析报告单　　检验仪器：A05821

姓名：刘某	性别：女	年龄：72岁	标本号：281
科别：心血管内三一组病区	病历号：	床号：30	送检医生：
标本种类：血清	临床诊断：高血压病3级（极高危）	备注：	

代号	项目	结果	单位	参考值
TP	★总蛋白	48.7 ↓	g/L	65～85
ALB	★白蛋白（溴甲酚绿法）	25.8 ↓	g/L	40～55

续表

GLB	球蛋白	22.9	g/L	20～40
AG	白蛋白/球蛋白	1.13 ↓		1.2～2.4
PA	前白蛋白	244	mg/L	180～350

采样时间：2024/05/15　14：34　　　　　接收时间：2024/05/15　15：08

报告时间：2024/05/15　16：13　　　　　检验者：　　　　　审核者：

×××医院检验报告单

姓名：刘某　　　　性别：女　　　　年龄：72岁　　　　样本编号：P3

科别：心血管内三一组病区　　病历号：　　床号：30　　送检医生：

标本种类：血清　　临床诊断：高血压病3级（极高危）　备注：

代号	项目	检验结果	单位	参考值
NDBDL	尿蛋白定量	9.48 ↑	g/24 h	0～0.15
24小时	24小时尿量	1.20	L	1～2

采样时间：2024/06/12 09：16　　接收时间：2024/06/1210：37　　检验者　　　审核者

报告时间：2024/06/12 11：16

【报告单分析】

（1）尿常规结果提示尿蛋白3+，尿蛋白定量结果也提示大量尿蛋白。生化结果血清总蛋白减少，结合患者明显水肿的临床表现，可知患者是由于大量蛋白尿而导致低蛋白血症引起水肿。

（2）尿常规镜检可见脂肪管型。提示血脂代谢异常。

（3）BIL-，UBG±，提示无胆红素代谢异常。

（4）VC-，提示尿常规结果可信。

（5）肾病综合征的四大特点为：水肿、高血压、蛋白尿、低蛋白血症，通过临床表现及实验室检查结果，可将该患者初步诊断为肾病综合征。

（刘亚杰　王婧瑶）

第四节　知识拓展

（一）全自动尿液分析系统

全自动尿液分析系统由全自动尿液干化学分析仪和尿液有形成分分析仪组合而成。其首先对尿样进行干化学分析，然后将结果传送到计算机中，再对离心后的尿沉渣用显微镜进行检查，将显微镜的图像传送到计算机中，在屏幕上显示出来。只要识别出尿沉渣成分，输入相应的数目，标准单位下的结果就会被自动换算出来。

1. 尿液干化学分析仪　干化学（dry chemistry）是指部分或全部试剂预固相在具有一定结构的反应装置（即试剂载体）中，应用现代光-电技术检测其有无成色反应及成色程度，并用微电脑控制检测过程和处理结果。因其结构简单、使用方便，目前临床普遍使用。按自动化程度分类可分为半自动尿液分析仪和全自动尿液分析仪。按测试项目分类可分为 8 项尿液分析仪、9 项尿液分析仪、10 项尿液分析仪、11 项尿液分析仪和 12 项尿液分析仪。

（1）工作原理

1）干化学试剂带：试剂带以滤纸为载体，将各种试剂成分浸渍后干燥（为试剂层），再在其表面覆盖一层纤维素膜作为反射层。检测不同项目的各种试剂块，可按一定间隔、顺序固定在同一条带上制备成多联试条。接触尿液后，各个试剂块与其检测成分发生特异成色反应，随该成分的多少产生对应的色度变化。

2）试剂带的反应原理：各厂家试条具体项目检测原理可能稍有不同。

A. pH 测定：采用 pH 指示剂原理，常用甲基红和溴麝香草酚蓝组成的复合型指示剂（呈色范围 pH 4.5~9.0，颜色由橘黄色、绿色变为蓝色），检测尿液的 pH 值。尿液必须新鲜，若放置过久，细菌可使尿液 pH 改变。严格按规定的时间浸泡试纸条，浸尿时间过长，尿 pH 可呈下降趋势。

B. 尿蛋白质测定：由于各种指示剂都具有一定的 pH 变色范围，当溶液中存在蛋白质时，蛋白质离子可与带相反电荷的指示剂离子结合，引起指示剂的进一步电离，从而产生颜色变化，其颜色深浅与蛋白质的含量有关。

C. 尿葡萄糖测定：试剂块中含有葡萄糖氧化酶（GOD）、过氧化物酶（POD）和色原（碘化钾或邻甲联苯胺）。大剂量维生素 C 对尿糖测定有干扰。

D. 尿酮体测定：试剂块中亚硝基铁氰化钠与酮体中的乙酰乙酸、丙酮产生显色反应，其颜色深浅与酮体含量有关。尿液必须新鲜，因乙酰乙酸易分解为易挥发的丙酮，加之细菌可利用乙酰乙酸而造成假阴性；头孢菌素等药物可引起假阳性。

E. 尿隐血测定：尿液中红细胞内的血红蛋白或被破坏后释放的血红蛋白中的亚铁血红素，具有过氧化物酶样活性，能催化过氧化氢释放出新生态氧，使色原氧化而显色，其颜色深浅与血或尿中红细胞的多少成比例关系。

F. 尿胆原测定：采用 Ehrlich 醛反应原理或重氮反应原理。尿液中一些内源物质（胆色素、吲哚、胆红素等）可使尿胆原出现假阳性。

G. 尿亚硝酸盐测定：某些细菌（如肠杆菌科细菌）产生的硝酸盐还原酶能将尿中硝酸盐还原成亚硝酸盐，在酸性条件下，亚硝酸盐与芳香胺（对氨基苯砷酸）结合形成重氮化合物，再与苯喹啉结合产生重氮色素，颜色变化与细菌数量不成比例，但阳性结果表明尿中细菌数量在 10^9/ml 以上。尿标本必须新鲜，放置过久或污染细菌可引起假阳性，摄入含有丰富硝酸盐的人参、卷心菜、菠菜等可引起假阳性。

H. 尿白细胞测定：粒细胞胞质内含有特异性酯酶，能水解吲哚酚生成吲哚酚和有机酸，吲哚酚可进一步氧化成靛蓝；或吲哚酚与重氮盐反应，生成重氮色素而显色进行测定，颜色深浅与粒细胞量的多少有关

I. 尿比密测定：基于某种预处理的多聚电解质在一定离子浓度溶液中电离平衡常数（pKa）变化来测量比密。

J. 尿维生素 C 测定：尿液中维生素 C（vitamin C）的存在对多项尿液生化指标均有干扰（前文已叙述）。

（2）检测项目：检测项目包括尿蛋白（protein，PRO）、尿葡萄糖（glucose，GLU）、尿 pH（urine acidity）、尿酮体（ketone body，KET）、尿胆原（urobilinogen，UBG）和尿胆素（urobilin，BIL）、尿隐血（hemoglobin，BLD）、亚硝酸盐（nitrite，NIT）、尿白细胞（leucocyte，LEU）、尿比

密（specific gravity，SG）、维生素 C（vitamin C，Vit C）和浊度。

8 联试条项目为：pH、蛋白、葡萄糖、酮体、胆红素、尿胆原、隐血和亚硝酸盐，9 联试条增加了白细胞检测，10 联试条再加比密测定，11 联试条则再增加 Vit C 检测，以确定尿中有无可对葡萄糖、胆红素、尿胆原、白细胞、隐血、亚硝酸盐等尿干化学检测项目构成干扰的物质，以正确解释结果。

2. 尿液有形成分（沉渣）分析仪 尿有形成分（沉渣）分析仪大致有两类，一类是通过尿沉渣直接镜检再进行影像分析，得出相应的技术资料与实验结果；另一类是流式细胞术分析。目前，大多采用流式细胞术和电阻抗技术原理。

（1）流式细胞术和电阻抗的原理：流式全自动尿有形成分分析仪工作原理是应用流式细胞术和电阻抗的原理。一个尿液标本被稀释并经荧光染色液染色后，靠液压作用通过鞘液流动池。反应样品从样品喷嘴出口进入鞘液流动室时，被一种无粒子颗粒的鞘液包围，使每个细胞以单个纵列的形式通过流动池的中心（竖直）轴线，在这里每个尿液细胞被氩激光光束照射。每个细胞有不同程度的荧光强度（fluorescent light intensity，Fl）和散射光强度（forward scattered light intensity Fsc），前者主要反映细胞的定量特性（如细胞膜、核膜、线粒体和核酸）；后者成比例地反映细胞的大小。经过检测孔产生电阻抗信号与细胞的体积成正比，仪器将这种荧光、散射光等光信号转变成电信号，并对各种信号进行分析，最后得到每个尿液标本产生出的直方图（histogram）和散射图（scattergram）。通过分析这些图形，即可区分每个细胞并得出有关细胞的形态和有形成分计数。

（2）流式细胞术全自动尿有形成分分析仪基本结构：包括光学检测系统、液压系统、电阻抗检测系统和电子系统。

（二）练习题

1. 临床检测肾小球滤过功能时，首选的肾功能试验为
   A. 酚红排泌试验　　　　　　B. 浓缩稀释试验　　　　　　C. 内生肌酐测定
   D. 尿渗量　　　　　　　　　E. 血清胱抑素 C 测定

2. 肾小管重吸收功能检查试验**不包括**
   A. 尿 β_2- 微球蛋白测定　　　　B. 视黄醇结合蛋白的测定
   C. 尿滤过钠排泄分数测定　　　　D. 葡萄糖最大重吸收量测定
   E. 酚红排泄试验

3. 关于肾功能试验与肾单位各部分功能的描述，**不正确**的是
   A. 血 β_2 微球蛋白反映肾小球滤过率
   B. 尿 α_1 微球蛋白反映肾小管重吸收功能
   C. 对氨基马尿酸最大排泄试验反映远端小管排泌功能
   D. 氯化铵试验反映肾小管与集合管排泌功能
   E. 半胱氨酸蛋白酶抑制剂

4. 患者尿沉渣镜下所见大型红细胞，胞浆呈葫芦状畸形，多形性变化达 50%，其血尿是由哪种疾病所致
   A. 急性膀胱炎　　　　　　　　B. 急性肾小球肾炎
   C. 尿道炎　　　　　　　　　　D. 肾盂肾炎
   E. 原发性血小板减少性紫癜

5. 关于尿蛋白的叙述，**错误**的是
   A. 正常人终尿中蛋白质含量很少，一般为 20～80 mg/24 h 尿
   B. 分子量介于 4 万～9 万之间的蛋白质以白蛋白为主

C. 尿蛋白含量＞100 mg/L，蛋白定性试验呈阳性反应称为蛋白尿
D. 蛋白尿的程度与病变部位和性质有关
E. 根据尿中蛋白量可反映肾的病变程度及预后

6. 肾源性肾衰竭时，检测全血肌酐通常超过
   A. 500 mmol/L B. 400 mmol/L C. 300 mmol/L
   D. 200 mmol/L E. 100 mmol/L

7. 尿蛋白定量 1 g/24 h 以下，白蛋白正常或轻度增多，以 α_2、β_2 微球蛋白增多为主，见于
   A. 肾小管性蛋白尿 B. 肾小球性蛋白尿
   C. 混合性蛋白尿 D. 组织性蛋白尿
   E. 溢出性蛋白尿

8. 关于内生肌酐清除率测定，下列说法**错误**的是
   A. 试验前 3 天严格禁食肉类 B. 避免剧烈运动
   C. 停用利尿药 D. 仅收集 24 h 尿送检
   E. 收集 24 h 尿并在此期间抽静脉血同时送检

9. 尿中出现蛋白质，可作为肾小管损伤的早期诊断指标，**除外**
   A. 视黄醇结合蛋白 B. 溶菌酶 C. 转铁蛋白
   D. β_2-微球蛋白 E. 白蛋白

10. 关于非选择性蛋白尿，下列描述**错误**的是
    A. 非选择性蛋白尿常出现于较严重的肾小球病变中
    B. 中分子量白蛋白与小分子量 β_2 微球蛋白同时增多
    C. 大分子量蛋白质也大量溢出
    D. 对非选择性蛋白尿的治疗常常十分有效，因此预后良好
    E. 可作为临床上判断肾小球损害程度的指标

【参考答案】
1. E； 2.E； 3.D； 4.B； 5.C； 6. D； 7.A； 8.D； 9.C； 10.D

（刘亚杰）

第七章 糖代谢和脂代谢紊乱的实验诊断

【内容提要】

课堂病案讨论：糖尿病酮症酸中毒实验诊断

实验内容：

1. 尿葡萄糖试带法定性检测（操作）
2. 血浆（清）葡萄糖氧化酶法检测（示教或操作）
3. 糖耐量试验及检验单结果分析（示教）
4. 血脂和脂蛋白检测（示教或操作）
5. 常见病例报告解读
6. 知识拓展（生化分析仪流水线使用）

第一节 课堂病案讨论

【简要病史】 患者张某，男，35岁，患1型糖尿病，腹泻、呕吐10小时，因神志不清未能准确使用胰岛素，呈半昏迷状态急诊入院。

【体格检查】 昏迷，出现皮肤无弹性、口干等脱水临床表现。呼吸深且呈叹息样，30次/分，带有酮臭味。血压137/97 mmHg，脉搏120次/分，肺上界有啰音，心脏及腹部未见异常。足底反射为阴性，无其他异常神经系统定位体征。

【实验室检查】 结果如表7-1。

表7-1 实验室检查结果

	检查结果	参考区间
血浆检查		
葡萄糖（mmol/L）	49.5	3.91~6.14
K^+（mmol/L）	5.8	3.5~5.3
Na^+（mmol/L）	120	137~147
肌酐（μmol/L）	228	57~97
尿素（mmol/L）	27.4	3.1~8
动脉血二氧化碳总量（mmol/L）	3.6	22~29

续表

	检查结果	参考区间
尿液检查		
葡萄糖	4+	−
酮体	2+	−
血液常规检查		
白细胞计数（×10^9/L）	11.3	3.5~9.5
血红蛋白（g/L）	151	130~175

【思考题】

（1）分析本例实验室检查的结果。

（2）患者总体血钾是高、低，还是正常？

（3）你认为患者的动脉血气分析结果会如何变化？

（4）结合临床，该患者考虑诊断为何种疾病？

【病案分析】

（1）该患者患有 1 型糖尿病，有严重的高血糖（血浆葡萄糖 49.5 mmol/L），主要由胰岛素缺乏所致。血糖超过肾糖阈值，引起渗透性利尿，且患者水摄入不足，引起体液总量减少，出现脱水的临床症状（皮肤无弹性、口干等）。

患者二氧化碳总量浓度极低（动脉血二氧化碳总量 3.6 mmol/L），提示存在代谢性酸中毒，且该患者尿中出现酮体，提示为酮症酸中毒。有必要对患者做动脉血气分析检查，进一步明确酸中毒及其严重程度。

患者肌酐（228 μmol/L）和尿素（27.4 μmol/L）浓度均增加，且尿素增高大于肌酐，可以考虑患者存在肾前性尿毒症，可能由于体液总量减少、血容量减少、肾小球滤过率（GFR）降低所致。

血浆钠离子降低（120 mmol/L）是对细胞外液（即血浆）晶体渗透压增高的反应。因为水从细胞内按渗透梯度移出，血浆钠浓度必然降低。

血浆晶体渗透压（mOsm/kgH$_2$O）=1.86×Na$^+$（mmol/L）+ 葡萄糖（mmol/L）+ 尿素（mmol/L）+9

本病例中血浆晶体渗透压 =1.86×120+49.5+27.4+9=309.1 mOsm/kgH$_2$O

（血浆晶体渗透压的参考区间是 275~300 mOsm/kgH$_2$O）

（2）患者的总体钾一般会出现降低。虽然血浆钾浓度升高（5.8 mmol/L），但是渗透性利尿会引起尿钾丢失加重，出现总钾耗竭、代谢性酸中毒、胰岛素缺乏及血容量减少引起的组织氧供应不足时，钾会从细胞内转移到细胞外。

（3）动脉血气分析结果 pH 会下降，同时有实际碳酸氢盐浓度降低，提示有代谢性酸中毒。PCO$_2$ 也可能降低，提示有呼吸性代偿，患者的临床表现（呼吸深且呈叹息样）也支持这一结果。

（4）结合临床及实验室检查结果，该患者的最终诊断为糖尿病酮症酸中毒。

（徐　媛　郝晓方）

第二节 实验内容

一、血浆（清）葡萄糖氧化酶法检测（示教或操作）

（一）原理

血液中的葡萄糖称为血糖。测定血糖的方法很多，可分为三大类：氧化还原法、缩合法及酶法。目前常用的是酶法，包括葡萄糖氧化酶法和己糖激酶法。临床测定的推荐方法是葡萄糖氧化酶法。

葡萄糖氧化酶（glucose oxidase，COD）利用氧和水将葡萄糖氧化为葡萄糖酸，并释放过氧化氢。过氧化物酶（peroxidase，POD）在色原性氧受体（如4-氨基安替比林偶氮酚、联大茴香胺）存在时将过氧化氢分解为水和氧，并使色原性氧受体4-氨基安替比林和酚去氢缩合为红色醌类化合物，即Trinder反应。红色醌类化合物的生成量与葡萄糖含量成正比。

（二）试剂

1. 磷酸盐缓冲液（0.1 mol/L，pH 7.0） 称取无水磷酸氢二钠8.67 g及无水磷酸二氢钾5.3 g溶于蒸馏水800 ml中，用1 mol/L氢氧化钠（或1 mol/L盐酸）调pH至7.0，用蒸馏水定容至1 L。

2. 酶试剂 取过氧化物酶1200 U，葡萄糖氧化酶1200 U，4-氨基安替比林10 mg，溶于磷酸盐缓冲液80 ml中，调pH至7.0，用磷酸盐缓冲液定容至100 ml，置于4 ℃保存，至少可稳定3个月。

3. 酚溶液 称取重蒸馏酚100 mg溶于蒸馏水100 ml中，用棕色瓶贮存。

4. 酶酚混合试剂 酶试剂与酚溶液等量混合，用棕色瓶贮存，4 ℃可以存放1个月。

5. 苯甲酸溶液（12 mmol/L） 将1.46 g苯甲酸溶解于约900 ml蒸馏水中，加温助溶，冷却后加蒸馏水定容至1 L。

6. 糖标准贮存液（100 mmol/L） 称取已干燥恒重的无水葡萄糖（分子量180.16，预先置于80 ℃烤箱内干燥恒重后，移置于干燥器内保存）1.802 g，溶于12 mmol/L苯甲酸溶液约70 ml中，以12 mmol/L苯甲酸溶液定容至100 ml。2小时以后方可使用。

7. 葡萄糖标准应用液（5 mmol/L） 吸取葡萄糖标准贮存液5.0 ml放于100 ml容量瓶中，用12 mmol/L苯甲酸溶液稀释至刻度，混匀。

（三）操作步骤

1. 标本采集 抽取患者静脉血，置于洁净、干燥试管或含促凝剂（草酸钾-氟化钠抗凝）的采血管内。血液标本采集后1小时内分离血清或血浆。不能及时测定的血清或血浆于4~8 ℃保存。溶血或脂血标本不能测定。

2. 自动生化分析仪法

（1）样本准备：将编好号的样品离心，取血清或血浆加入自动生化分析仪的样品杯中，将其放入样品架的规定位置，再把样品架放在自动生化分析仪的相应位置。

（2）试剂检查：测定前必须检查各种试剂的数量、有效期、定标和质控等状况，确认无误后方可进行测定。

（3）操作方法：按仪器说明书的要求进行测定（不同型号的仪器其操作有差异）。

3. 手工操作法 取试管3支，按表7-2操作。

表 7-2 葡萄糖氧化酶法测血糖操作步骤

加入物（ml）	空白管	标准管	测定管
血浆（血清）	—	—	0.02
葡萄糖标准应用液	—	0.02	—
蒸馏水	0.02	—	—
酶酚混合试剂	3.0	3.0	3.0

混匀，置于 37 ℃水浴中，保温 15 min，分光光度计波长 505 nm，比色杯光径 1 cm，以空白管调零，分别读取标准管及测定管的吸光度。

（四）计算

$$血清葡萄糖（mmol/L）= \frac{测定管吸光度}{标准管吸光度} \times 5$$

（五）参考区间

健康成人空腹血清葡萄糖为 4.1～5.6 mmol/L。

（六）注意事项

1. 葡萄糖氧化酶仅对 β-D 葡萄糖高度特异，溶液中的葡萄糖约 36% 为 α 型，64% 为 β 型。葡萄糖的完全氧化需要 α 型到 β 型的变旋反应。国外某些商品葡萄糖氧化酶试剂盒含有葡萄糖变旋酶，可加速这一反应，但在终点法中，延长孵育时间可达到完成自发变旋过程。新配制的葡萄糖标准液主要是 α 型，故须放置 2 小时以上（最好过夜），待变旋平衡后方可应用。

2. 葡萄糖氧化酶可直接测定脑脊液葡萄糖含量，但不能直接测定尿液葡萄糖含量。因为尿液中尿酸等干扰物质浓度过高，可干扰过氧化物酶反应，造成结果假性偏低。

（七）临床意义

1. 生理性高血糖 见于摄入高糖食物后，或情绪紧张致肾上腺分泌增加时。

2. 病理性高血糖

（1）糖尿病：病理性高血糖常见于胰岛素绝对或相对不足的糖尿病患者。

（2）内分泌腺功能障碍：甲状腺功能亢进，肾上腺皮质功能及髓质功能亢进。拮抗胰岛素的激素分泌过多也会出现高血糖。

（3）颅内压增高：颅内压增高刺激血糖中枢，如颅外伤、颅内出血、脑膜炎等，可引起血糖升高。

（4）脱水引起的高血糖：如呕吐、腹泻和高热等也可使血糖轻度增高。

3. 生理性低血糖 见于饥饿和剧烈运动。

4. 病理性低血糖

（1）胰岛 β 细胞增生或胰岛 β 细胞瘤等，使胰岛素分泌过多。

（2）拮抗胰岛素的激素分泌不足，如垂体前叶功能减退、肾上腺皮质功能减退和甲状腺功能减退，导致生长素、肾上腺皮质激素分泌减少。

（3）严重肝病患者，由于肝储存糖原及糖异生等功能低下，肝不能有效地调节血糖。

二、糖耐量试验及检验单结果分析（示教）

（一）原理

口服葡萄糖耐量试验（oral glucose tolerance test，OGTT）是检查人体血糖调节功能的一种方法。正常人在服用一定量葡萄糖后，血液葡萄糖浓度暂时升高（一般不超过 8.9 mmol/L 或 160 mg/dl），但在 2 小时内葡萄糖浓度又恢复到空腹水平，称为耐糖现象。人在服用一定量葡萄糖后，间隔一定时间测定血液葡萄糖（并同时测定尿糖），观察血液葡萄糖水平，称为耐糖试验。若因分泌失调等因素引起糖代谢失常，食入一定量葡萄糖后，血液葡萄糖浓度可急剧升高或升高不明显，而且短时间内不能恢复到原来的浓度水平，称为糖耐量失常。临床上对症状不明显的患者，可采用口服葡萄糖耐量试验来判断有无异常。

（二）操作步骤

（1）检查前3天停用胰岛素治疗，可正常饮食（每天摄糖量一般控制在250~300 g）。试验前1天晚餐后不再进食，空腹过夜（8~14小时）。

（2）次日晨空腹抽取血液2 ml（抗凝），测定血浆葡萄糖（称为空腹血浆血糖，FPG）。

（3）将75 g无水葡萄糖溶于200~300 ml水中，5 min内饮完。对于儿童可按每千克体重给1.75 g葡萄糖，计算口服葡萄糖用量，直至达到75 g葡萄糖时为止。

（4）口服葡萄糖后2小时，抽取血液，测定血浆葡萄糖，称为OGTT 2小时血浆葡萄糖，简称2h-PG。2h-PG值是临床诊断糖尿病的重要指标。

（5）若需要观察耐糖曲线，在口服葡萄糖后30 min、60 min、120 min和180 min各抽取静脉血2 ml，测定各标本管的血糖浓度（加上空腹血糖管，共有5个标本管）。将各次测得的血糖浓度与对应的时间作图，绘制耐糖量曲线。

（三）结果判断

（1）正常耐糖量 FPG≤5.6 mmol/L，而且2h-PG<7.8 mmol/L。

（2）空腹血糖量受损（impaired fasting glucose，IFG）FPG≥5.6 mmol/L，但<7.0 mmol/L。

（3）糖耐量受损（impaired glucose tolerance，IGT）2h-PG≥7.8 mmol/L，但<11.1 mmol/L。

（4）糖尿病（diabetes） FPG≥7.0 mmol/L或2h-PG≥11.1 mmol/L。

临床上首先推荐空腹血糖测定，因为大多数糖尿病患者会出现空腹血糖水平增加。若空腹血糖<5.6 mmol/L或随机血糖<7.8 mmol/L，足可排除糖尿病的诊断。虽然，OGTT比空腹血糖测定更灵敏，但是有很多因素影响OGTT的准确性。除非第一次OGTT结果明显异常，一般建议在做第一次OGTT检测后，间隔一定时间再做OGTT检测，判断OGTT是否异常。

（四）临床意义

1. 耐量增高 即血糖测量值低于正常值，见于胰岛β细胞瘤、垂体前叶功能减退症、甲状腺功能减退、慢性肾上腺皮质功能减退以及特发性低血糖症者（服糖2~3小时可发生低血糖反应，血糖下降至低值）。

2. 耐量降低 即血糖测量值高于正常值，见于糖尿病，肾性糖尿。两者尿糖均为阳性，但前者耐量曲线高于正常且维持较久，而后者糖耐量曲线稍低于正常。此外，甲状腺功能亢进、皮质醇增多症、慢性胰腺炎以及肝糖原代谢障碍等糖耐量亦降低。

（五）报告解读

以下为4个病案中患者进行糖耐量试验的结果（表7-3）。

表7-3 4个病案中患者糖耐量试验结果

病案号	临床资料	糖负荷后的时间（min）				
		0	30	60	90	120
		（静脉血浆葡萄糖浓度 mmol/L）				
1	男，65岁，肥胖	8.8	13.8	17.5	16.8	16.7
2	女，62岁，因口腔溃疡在牙科就诊	6.0	11.7	15.2	16.4	17.0
3	41岁，尿糖数周就诊	7.4	9.5	10.8	10.1	9.5
4	女，75岁，随机血糖升高	5.0	8.6	10.7	11.0	10.2

问题：分析以上 4 个病案口服葡萄糖耐量的试验结果。

根据 WHO 糖尿病的诊断标准，满足下列 3 种情况中的任何 1 种即可诊断为糖尿病：①出现糖尿病典型症状，随机血糖≥11.1 mmol/L（200 mg/dl）；②空腹血浆葡萄糖≥7.0 mmol/L（126 mg/dl）；③ OGTT 中 2 h 血浆葡萄糖≥11.1 mmol/L（200 mg/dl）。

病案 1：空腹血糖和 OGTT 2h-PG 均高于参考值，加上这是中老年发病，而且肥胖，是典型的糖尿病。

病案 2：是一个临床上容易误诊的病例。此患者因口腔溃疡在牙科就诊，空腹血糖只有 6.0 mmol/L，但是 OGTT 2h-PG 为 17 mmol/L，可诊断为糖尿病。从此病例可知 OGTT 的临床价值，它具有较高的敏感性，在空腹血糖正常、但又怀疑有糖尿病时有重要的临床意义。

病案 3：空腹血糖大于 7.0 mmol/L，加之有尿糖，为糖尿病。

病案 4：空腹血糖为 5.0 mmol/L，OGTT 2h-PG 为 10.2 mmol/L，小于 11.1 mmol/L，不是糖尿病。但 OGTT 2h-PG 处于 7.8～11.1 mmol/L 之间，说明存在糖耐量受损，一般情况下应定期到医院进行检查，但病案是 75 岁的老年人，其糖耐量功能会自然下降也是一个应该考虑的因素。

三、血脂和脂蛋白检测（示教或操作）

脂质和脂蛋白检查常用指标包括血清总胆固醇（total cholesterol，TC）、血清甘油三酯（triglyceride，TG）和血清脂蛋白，其中血清脂蛋白包括高密度脂蛋白（high density lipoprotein，HDL）、低密度脂蛋白（low density lipoprotein，LDL）、血清载脂蛋白 A1 测定（apolipoprotein A1，ApoA1）和血清载脂蛋白 B 测定（apolipoprotein B，Apo B）（表 7-4）。

表 7-4　血脂和脂蛋白检测项目及临床意义

检查项目	参考值	检测方法	临床意义
TC	0.57～1.71 mmol/L	氧化酶法	①升高：甲状腺功能减退、糖尿病、肾病综合征、胆总管阻塞，长期高脂饮食等 ②降低：重症肝病、严重贫血、甲亢或重症营养不良等
TG	3.1～5.9 mmol/L	氧化酶法	①升高：冠心病、原发性高脂血症、动脉硬化症、肥胖症、阻塞性黄疸、糖尿病、严重贫血、肾病综合征、甲状腺功能减退 ②降低：甲状腺功能亢进，严重贫血，急性感染，消耗性疾病
HDL-C	0.78～2.0 mmol/L	直接测定法	①升高：运动、饮酒、女性服用避孕药及降胆固醇药物 ②降低：心、脑血管病患者，HDL-C 水平与冠心病的发病率呈负相关
LDL-C	1.9～3.8 mmol/L	直接测定法	①升高：高脂血症、低甲状腺素血症、肾病综合征、慢性肾衰竭、肝疾病、糖尿病、动脉硬化 ②降低：营养不良、骨髓瘤、急性心肌梗死、创伤、严重肝疾病、高甲状腺素血症
ApoA1	女性：1.20～1.90 g/L 男性：1.10～1.70 g/L	免疫透射比浊法	高密度脂蛋白（HDL）的主要结构蛋白，可以去除细胞中的胆固醇，ApoA1 水平升高具有预防动脉粥样硬化的作用
Apo B	女性：0.75～1.50 g/L 男性：0.80～1.55 g/L	免疫透射比浊法	低密度脂蛋白（LDL）的主要结构蛋白，输送胆固醇至细胞中，Apo B 浓度水平升高与动脉粥样硬化程度密切相关

(一)标本检测要求

(1) 检测时间:建议在空腹状态下进行血脂检测,即至少 8 小时内没有进食。因为饮食摄入会影响血脂水平,应尽量避免进油腻、高脂肪及甜食等食物。

(2) 避免过度运动:在检测前 24 小时内避免过度运动或剧烈锻炼,以免影响测试结果。

(3) 避免应激:避免精神紧张、情绪波动或处于紧张状态,因为这些都可能引起血脂水平发生变化。

(4) 标本采集:抽取患者静脉血,置于洁净、干燥试管或含促凝剂(草酸钾-氟化钠抗凝)的试管中。血液标本采集后 1 小时内分离血清或血浆。不能及时测定的血清或血浆应冷藏保存。溶血或脂血标本不能测定。

(5) 服药告知:如果正在服用任何药物,特别是降脂药等相关药物,应该提前告知医生,以便医生考虑这些药物对检测结果的影响。

(6) 重复检查:如果第一次检测结果不正常,建议重复检查以确认结果的准确性。

(二)自动生化分析法操作步骤

(1) 样本准备:将编好号的样品离心,取血清或血浆加入自动生化分析仪的样品杯,将其放入样品盘的规定位置,再把样品盘放在自动生化分析仪的相应位置。

(2) 试剂检查:测定前必须检查各种试剂的数量、有效期和定标等状况,确认无误后方可进行测定。

(3) 操作方法:按仪器说明书的要求进行测定(不同型号的仪器其操作有差异)。

(徐 媛 郝晓方)

第三节 常见病例报告解读

一、糖尿病诊断病例 1

【简要病史】 患者张某,女,61 岁。主诉:口渴、多饮、多尿 1 个月,头痛 10 余天。患者于 1 个月前无明显诱因出现口渴、多饮,每日饮水量 2000~2500 ml,尿量相应增多,无尿频,体重减轻约 4 kg,于当地医院查体测空腹末梢血糖 16~19 mmol/L,未应用降血糖药物,10 余天前无明显诱因出现头痛,无恶心、呕吐,无腹痛、腹泻,无视物模糊、视力下降,为求进一步治疗入院。既往有高血压病史。

【体格检查】 T 36.2 ℃,P 94 次/分,R 19 次/分,BP 122/82 mmHg,体重指数 33.7 kg/m^2,双肺呼吸音清,未闻及干、湿啰音,心率 94 次/分,律齐,各瓣膜未闻及杂音,腹部查体(-),双下肢无水肿,双侧足背动脉搏动正常,双侧巴宾斯基征阴性,克氏征阴性。

【实验室检查】

尿常规:酮体 1+,葡萄糖 3+,白细胞 1+,细菌 162.36 p/μl,黏液丝 340.12 p/μl,白细胞 13.86 p/μl。空腹静脉葡萄糖:16.13 mmol/L。糖化血红蛋白:12.3%。

×××医院尿液分析报告单

检验仪器：COBIO S120

姓名：×××　　性别：女　　年龄：61岁　　样本编号：00127
科别：内分泌病区　　病历号：00493985　　床号：37　　送检医生：×××
标本种类：尿　　诊　断：糖尿病?　　备注：

代号	项目	结果	参考值
UBG	尿胆原	±	阴性或弱阳性 μmol
BIL	胆红素	−	μmol/L
KET	酮体	1+	μmol/L
BLD	隐血	−	cells/μl
PBO	尿蛋白	−	g/L
GLU	葡萄糖	3+	μmol/L
LEV	白细胞	1+	cells/μl
NIT	亚硝酸盐	−	−
SG	比重	1.036↑	1.003～10.30
pH	酸碱度	5.0	4.5～8.0
ASC	维生素C	−	μmol/L
RBC	红细胞	0.00	0～5 p/μl
WBC	白细胞	13.86↑	0～9 p/μl
EPT	鳞状上皮细胞	1.80	0～5 p/μl
NEC	非鳞状上皮细胞	1.30	0～2 p/μl
YEA	酵母菌	0.00	0～3 p/μl
BAC	细菌	162.36	0～75 p/μl
MUC	黏液丝	340.12	0～264 p/μl
CRY	总结晶	0.00	0～6 p/μl
TRI	磷酸盐结晶	0.00	0～6 p/μl
URI	尿酸盐结晶	0.00	0～6 p/μl
.CRY	未定型结晶	0.00	0～6 p/μl
.CaOxm	一水草酸钙结晶	0.00	0～6 p/μl
.CaOxo	二水草酸钙结晶	0.00	0～6 p/μl
HYA	透明管型	0.00	0～2 p/μl
PAT	病理管型	0.00	0～0 p/μl

采集时间：××××年×月×日　17：06　　接受时间：××××年×月×日　　检验者：×××　　审核者：×××
报告时间：××××年×月×日

××××医院生化分析报告单

姓名：×××	性别：女	年龄：61岁	样本编号：460
科别：内分泌病区	病历号：×××××	床号：37	送检医生：×××
标本种类：血清	临床诊断：糖尿病？	备注：	

序号	代号	项目	结果	单位	参考值
1	TP	★总蛋白	82.5 ↓	g/L	65~85
2	ALB	★白蛋白（溴甲酚绿法）	44.7	g/L	40~55
3	GLB	球蛋白	37.8	g/L	40~55
4	AG	白蛋白/球蛋白	1.18 ↓		1.2~2.4
5	Pa	前白蛋白	252.0	+mg/L	180~350
6	CK	★肌酸激酶	48	U/L	40~200
7	CK-MB	肌酸激酶同工酶	18	U/L	0~25
8	UREA	★尿素	4.35	mmol/T	3.1~8.8
9	CREA	★肌酐（氧化酶法）	44	μmol/L	41~81
10	CO_2	二氧化碳	25.3	mmol/L	20~30
11	UA	★尿酸	4.35	mmol/L	140~340
12	NA	★钠	140.0	mmol/L	137~147
13	K	★钾	4.33	mmol/L	3.5~5.3
14	CL	★氯	102.0	mmol/L	99~110
15	CA	★钙	2.42	mmol/L	2.11~2.52
16	PHDS	★磷	1.47	mmol/L	0.85~1.51
17	Fe	铁	18.7	μmol/L	7.8~32.2
18	MG	镁	0.90	mmol/L	0.75~1.02
19	AMY	★淀粉酶	63	U/L	36~135
20	GLU	★葡萄糖	16.13 ↑	mmol/L	3.91~6.14
21	HbA1C	糖化血红蛋白	12.3 ↑	%	3.8-5.8

采样时间：2023/05/24 6：08　　接收时间：2023/05/24 10：24　　检验者：×××　　审核者：×××
报告时间：2023/05/24 14：02

【思考题】
（1）可能的诊断是什么？
（2）请说明诊断的依据。
（3）请列出鉴别诊断。

【病案分析】
（1）初步诊断：2型糖尿病。
（2）诊断依据：①老年女性，慢性起病，体型肥胖，BMI 33.7 kg/m²。②临床表现：口渴、多饮、多尿。③辅助检查：空腹静脉葡萄糖 16.13 mmol/L。糖化血红蛋白 12.3%。
（3）鉴别诊断
　　1）1型糖尿病：青少年发病，对胰岛素敏感，口服药物无效，有酮症倾向，常常为消瘦体型。该患者老年发病，体型肥胖，暂不考虑1型糖尿病。

2)继发性糖尿病:多有原发病表现,如肢端肥大症、库欣综合征、嗜铬细胞瘤,可分别因生长激素、皮质醇、儿茶酚胺分泌过多,拮抗胰岛素而引起继发性糖尿病或糖耐量减低。此外,长期服用大量糖皮质激素可引起类固醇糖尿病。该患者临床表现不符合,否认应用激素,可除外。

3)成人隐匿性自身免疫性糖尿病(LADA):成年起病,常见于 50～60 岁患者,较 1 型糖尿病病程进展缓慢,胰岛功能衰退速度比较慢,患者以非肥胖者多见,一种或多种胰岛自身抗体阳性,起病后患者胰岛功能比较好,一段时间内可能不需要胰岛素,随病程延长,最终表现为 1 型糖尿病。需进一步检查胰岛素抗体协助分型。

二、糖尿病诊断病例 2

【简要病史】患者韩某,女,47 岁。主诉:发现血糖升高 10 余年,加重 1 天。第 1 次入院:患者主因发现血糖升高 1 年,加重 7 天,于 2014 年入院。入院后完善相关检查,诊断:2 型糖尿病,混合型高脂血症。本次入院:患者自上次出院后更换降糖方案,无口渴、多饮、多尿、多食、易饥饿症状,监测空腹血糖波动于 7～8 mmol/L,2 个月前自行停用降糖药物,未监测血糖,1 天前测空腹静脉血糖 10.68 mmol/L,为进一步治疗入院。

【体格检查】T 36.0 ℃,P 86 次/分,R 17 次/分,BP 158/80 mmHg,双肺呼吸音清晰,未闻及干、湿啰音。心率 86 次/分,律齐,各瓣膜听诊区未闻及病理性杂音。腹平软,无压痛、反跳痛及肌紧张。双下肢无水肿,双侧足背动脉搏动尚可,双侧病理征阴性。

【实验室检查】

糖化血红蛋白 8.3%,空腹血糖 10.68 mmol/L。血脂:总胆固醇 9.14 mmol/L,甘油三酯 1.6 mmol/L,高密度脂蛋白胆固醇 2.26 mmol/L,低密度脂蛋白胆固醇 5.75 mmol/L。

××××医院生化分析报告单					
姓名:×××	性别:女		年龄:60 岁		样本编号:234
科别:内分泌病区	病历号:×××××		床号:22		送检医生:×××
标本种类:血清	临床诊断:糖尿病		备注:		
序号	代号	项目	结果	单位	参考值
1	TP	★总蛋白	82.5 ↓	g/L	65～85
2	ALB	★白蛋白(溴甲酚绿法)	44.7	g/L	40～55
3	GLB	球蛋白	37.8	g/L	40～55
4	AG	白蛋白/球蛋白	1.18 ↓		1.2～2.4
5	Pa	前白蛋白	252.0	+mg/L	180～350
6	TBIL	总胆红素	25.4 ↑	μmol/L	0～21
7	DBIL	直接胆红素	3.6	μmol/L	0～8
8	IBIL	间接胆红素	20.1 ↑	μmol/T	1.7～16.2
9	ALT	★丙氨酸氨基转移酶	25	U/L	7～40
10	AST	★天冬氨酸氨基转移酶	22	U/L	13～35
11	ALP	★碱性磷酸酶	84	U/L	50～135
12	GGT	★γ 谷氨酰转肽酶	16	U/L	7～45
13	CHE	胆碱酯酶	9509	U/L	4000～12600
14	ADA	腺苷脱氨酶	14.5	U/L	4～24

续表

序号	代号	项目	结果	单位	参考值
15	TBA	总胆汁酸	5.6	μmol/L	0~10.0
16	CHDL	★总胆固醇	9.14↑	mmol/L	2.7~5.2
17	TG	★甘油三酯	1.6	mmol/L	0.56~1.7
18	HDIC	★高密度脂蛋白胆固醇	2.26↑	mmol/L	1.03~2.07
19	LDLC	★低密度脂蛋白胆固醇	5.75↑	mmol/L	2.07~3.37
20	APOA	载脂蛋白A1	1.95	g/L	1.05~2.05
21	APOB	载脂蛋白B	1.70↑	g/L	0.55~1.3
22	CK	★肌酸激酶	48	U/L	40~200
23	CK-MB	肌酸激酶同工酶	18	U/L	0~25
24	NA	★钠	140.0	mmol/L	137~147
25	K	★钾	4.33	mmol/L	3.5~5.3
26	CL	★氯	102.0	mmol/L	99~110
27	CA	★钙	2.42	mmol/L	2.11~2.52
28	PHDS	★磷	1.47	mmol/L	0.85~1.51
29	Fe	铁	18.7	μmol/L	7.8~32.2
30	MG	镁	0.90	mmol/L	0.75~1.02
31	AMY	★淀粉酶	63	U/L	36~135
32	GLU	★葡萄糖	10.68↑	mmol/L	3.91~6.14

采样时间：2023/05/24 6：08　　接收时间：2023/05/24 10：34　　检验者：×××　　审核者：×××

报告时间：2023/05/24 14：02

【思考题】

（1）可能的诊断是什么？

（2）请说明诊断依据。

（3）请列出鉴别诊断。

【病案分析】

（1）初步诊断：2型糖尿病，高胆固醇血症。

（2）诊断依据：①2型糖尿病依据：中年女性，缓慢发病。体型匀称，无糖尿病家族史。②发现血糖升高10余年，加重1天。③曾于我科住院病史。④糖化血红蛋白8.3%。空腹血糖10.68 mmol/L。⑤高胆固醇血症既往史及辅助检查结果。

（3）鉴别诊断

1）1型糖尿病：青少年发病，对胰岛素敏感，口服药物无效，有酮症倾向，该患者中年发病，应用口服降糖药物治疗有效，未发生酮症酸中毒，暂不考虑1型糖尿病。

2）继发性糖尿病：多有原发病表现，如皮质醇增多症可因皮质醇分泌过多，拮抗胰岛素而引起继发性糖尿病或糖耐量减低。该患者无脸圆红、腹型肥胖、皮肤菲薄，暂可除外。

3）成人隐匿性自身免疫性糖尿病（LADA）：成年起病，病程进展缓慢，患者以非肥胖者多见，一种或多种胰岛自身抗体阳性，胰岛素的分泌能力较2型糖尿病患者差，胰岛β细胞功能可迅速衰竭。需进一步检查胰岛素抗体、谷氨酸脱羧酶抗体明确诊断。

三、糖尿病诊断病例 3

【简要病史】 患者刘某，男，59岁。主诉：发现血糖升高 5 年余，间断头晕、视物模糊 3 年余。患者于 5 年前查体发现血糖升高，多次非同日测空腹血糖超过 7 mmol/L，具体不详，无明显口渴，无多饮、多尿、体重减轻，未予重视，未正规治疗。3 年前患者出现视物模糊，伴间断头晕，无头痛、黑矇，无恶心、呕吐，无四肢麻木及刺痛感，无间歇性跛行，无活动障碍，监测餐前血糖波动在 7~8 mmol/L，未应用药物。生化检查示：甘油三酯 11.2 mmol/L，总胆固醇 6.9 mmol/L，低密度脂蛋白 4.29 mmol/L，葡萄糖 9.4 mmol/L，直接胆红素 0.17 mmol/L，今患者为求系统诊治入院。

【体格检查】 T 36.1 ℃，P 102 次/分，R 18 次/分，BP 122/92 mmHg，心率 102 次/分，律齐，各瓣膜未闻及病理性杂音，肺和腹部（-），双下肢无水肿，双侧足背动脉搏动可。

【实验室检查】

××××医院生化分析报告单

姓名：×××	性别：男	年龄：59 岁	样本编号：830
科别：内分泌病区	病历号：×××××	床号：13	送检医生：×××
标本种类：血清	临床诊断：糖尿病　高脂血症	备注：	

序号	代号	项目	结果	单位	参考值
1	CHDL	★总胆固醇	6.9 ↑	mmol/L	2.7~5.2
2	TG	★甘油三酯	11.2 ↑	mmol/L	0.56~1.7
3	HDLC	★高密度脂蛋白胆固醇	1.04	mmol/L	1.03~2.07
4	LDLC	★低密度脂蛋白胆固醇	4.29 ↑	mmol/L	2.07~3.37
5	APOA	载脂蛋白 A1	1.30	g/L	1.05~2.05
6	APOB	载脂蛋白 B	1.4 ↑	g/L	0.55~1.3
7	HbA1c	★糖化血红蛋白	7.30 ↑	mmol/L	3.8~5.8
8	NA	★钠	137.0	mmol/L	137~147
9	K	★钾	4.75	mmol/L	3.5~5.3
10	CL	★氯	100.0	mmol/L	99~110
11	CA	★钙	2.40	mmol/L	2.11~2.52
12	PHDS	★磷	1.16	mmol/L	0.85~1.51
13	Fe	铁	16.7	μmol/L	7.8~32.2
14	MG	镁	0.84	mmol/L	0.75~1.02
15	AMY	★淀粉酶	35	U/L	36~135
16	GLU	★葡萄糖	9.4 ↑	mmol/L	3.91~6.14

采样时间：2023/05/24　06：29　　接收时间：2023/05/24　10：47　　检验者：×××　　审核者：×××
报告时间：2023/05/24　14：11

【思考题】

（1）可能的诊断是什么？

（2）请说明诊断依据。

（3）请列出鉴别诊断。

【病案分析】

（1）初步诊断：2型糖尿病；混合型高脂血症。

（2）诊断依据：

1）2型糖尿病依据：中年男性，缓慢发病，有糖尿病家族史。以间断头晕、视物模糊为主要临床表现，多次非同日测空腹静脉血糖均＞7 mmol/L，未用药，未发生糖尿病酮症酸中毒。外院查体空腹血糖 9.4 mmol/L。

2）混合型高脂血症依据：生化检查示甘油三酯 11.2 mmol/L，总胆固醇 6.9 mmol/L，低密度脂蛋白 4.29 mmol/L，葡萄糖 9.4 mmol/L，直接胆红素 0.17 mmol/L。

（3）鉴别诊断

1）1型糖尿病：青少年发病，对胰岛素敏感，口服药物无效，有酮症倾向，该患者中年发病，曾口服降糖药物有效，暂不考虑1型糖尿病。

2）继发性糖尿病：多有原发病表现，如肢端肥大症、库欣综合征、嗜铬细胞瘤，可分别因生长激素、皮质醇、儿茶酚胺分泌过多，拮抗胰岛素而引起继发性糖尿病或糖耐量减低。此外，长期服用大量糖皮质激素可引起类固醇性糖尿病。该患者临床表现不符合，可除外。

（徐　媛　郝晓方）

第四节　知识拓展

练习题

（一）选择题

1. 葡萄糖直接糖基化血红蛋白的产物是

  A. HbA   B. HbAla   C. HbA1b

  D. HbAlc   E. HbA0

2. OGTT试验2小时血糖值在 7.8～11.1 mmol/L，表明

  A. 糖耐量正常   B. 糖耐量升高   C. 糖耐量重度下降

  D. 糖耐量中度下降   E. 糖耐量轻度下降

3. 向血液标本中加入哪种抗凝剂可以抑制糖酵解

  A. 草酸钾-氟化钠   B. EDTA-Na   C. EDTA-K_1

  D. 肝素   E. 枸橼酸钠

4. 1型糖尿病常见的急性并发症是

  A. 酮症酸中毒   B. 非酮症高渗性昏迷   C. 糖尿病性肾炎

  D. 乳酸酸中毒   E. 白内障

5. 对于成人隐匿性自身免疫糖尿病最好检测

  A. 胰岛素   B. C肽   C. HbAlc

  D. 酮体   E. anti-GAD

6. 血浆钠的参考范围是

  A. 125～145 mmol/L   B. 135～145 mmol/L   C. 135～155 mmol/L

  D. 120～140 mmol/L   E. 125～155 mmol/L

7. 血脂主要包含哪几种脂质
   A. 胆固醇　　　　　　B. 甘油三酯　　　　　　C. 高密度脂蛋白
   D. 低密度脂蛋白　　　　E. 以上都是
8. 下列**不是**血脂异常表现的是
   A. 高胆固醇血症　　　　B. 高甘油三酯血症　　　　C. 低高密度脂蛋白血症
   D. 低密度脂蛋白血症　　E. 脂肪肝
9. 高脂血症的主要危害是
   A. 动脉粥样硬化　　　　B. 肝炎　　　　　　　　　C. 贫血
   D. 糖尿病　　　　　　　E. 骨质疏松
10. 以下属于血脂检查常规项目的是
    A. 血红蛋白　　　　　　B. 白蛋白　　　　　　　　C. 总胆固醇
    D. 肌酐　　　　　　　　E. 葡萄糖
11. 高密度脂蛋白（HDL）通常被称为
    A. 好胆固醇　　　　　　B. 坏胆固醇　　　　　　　C. 空腹血糖
    D. 餐后血糖　　　　　　E. 胰岛素

（二）名词解释

1. 空腹血糖受损（impaired fasting glucose，IFG）
2. 糖耐量减退（impaired glucose tolerance，IGT）
3. 胰岛素抵抗（insulin resistance，IR）

【参考答案】

（一）选择题

1. D；2. E；3. A；4. A；5. E；6. B；7. E；8. E；9. A；10. C；11. A

（二）名词解释

1. 空腹血糖受损（impaired fasting glucose，IFG）：是指空腹血浆葡萄糖浓度高于 5.6 mmol/L 而低于 7.0 mmol/L。IFG 反映了基础状态下糖代谢稳态的轻度异常。

2. 糖耐量减退（impaired glucose tolerance，IGT）：当内分泌失调等因素引起糖代谢失常时，口服或注射一定量的葡萄糖后，血糖急剧升高（可明显升高或升高不明显），但在短时间内不能降至原有水平。OGTT 2 小时血糖（2h-PG）值在 7.8 mmol/L 与 11.1 mmol/L 之间。

3. 胰岛素抵抗（insulin resistance，IR）：是指机体对一定量胰岛素的生物效应减低，主要指机体胰岛素介导的葡萄糖摄取和代谢能力减弱，包括胰岛素的敏感性下降和反应性下降。在 IR 状况下，为维持血糖稳定，胰岛 β 细胞不得不代偿性分泌更多胰岛素，导致高胰岛素血症。

（徐　媛　赵济华）

第八章　浆膜腔积液实验检查、粪便实验检查

【内容提要】

课堂病案讨论一（胸膜炎实验诊断与鉴别诊断）

课堂病案讨论二（结肠癌的实验诊断）

实验内容：

1. 浆膜腔积液理学检查及黏蛋白定性试验（Rivalta test）（示教）
2. 粪便隐血试验（单克隆抗体法；示教与操作）
3. 粪便常规及显微镜检查（示教与操作）
4. 知识拓展（粪便全自动分析仪使用及练习题）

第一节　课堂病案讨论

病案讨论一

【简要病史】患者张某，女，45岁，工人。胸痛、胸闷、周身不适1周，咳嗽、发热4天。既往健康。

【体格检查】T 39.8 ℃，R 28次/分，P 92次/分，BP 110/70 mmHg。热病痛苦面容，一般状态尚可。胸部饱满，触诊胸膜摩擦感（+），叩诊为浊音，肺听诊呼吸音减弱，胸膜摩擦音（+）；心脏、肝、脾、四肢及神经系统检查无明显异常。

【实验室检查】

血液一般检查：RBC 4.5×10^{12}/L，Hb 130 g/L，HCT 0.42；

　　　　　　　WBC 15.0×10^{9}/L，St 0.07，Sg 0.75，L 0.15，M 0.03。

胸腔积液检查：比重1.020，蛋白质36 g/L；

　　　　　　　黏蛋白定性试验（+）；

　　　　　　　细胞数 700×10^{12}/L，N 0.87，L 0.13；

　　　　　　　革兰氏阳性球菌（+）。

【思考题】

（1）结合病史及临床检查，首先应考虑为哪方面的疾病？

（2）根据临床及实验室检查，考虑该患者的初步诊断是什么？诊断依据是什么？

（3）应与哪些疾病进行鉴别诊断？

【病案分析】
(1) 该患者诊断应考虑是急性呼吸系统疾病。
(2) 根据临床及实验室检查结果,初步诊断:急性化脓性胸膜炎。其诊断依据如下。
1) 临床病史、症状、体征均符合上述诊断,包括病程短,胸闷、呼吸困难1周,咳嗽、发热4天;胸部饱满,叩诊为浊音,肺部听诊呼吸音减弱,胸膜摩擦感及胸膜摩擦音(+)等。
2) 有感染的血象(WBC、St和Sg升高,并有轻度核左移;RBC、Hb、HCT均正常)。
3) 胸腔积液检查是渗出液[比重、蛋白质、细胞数及中性粒细胞都增高;黏蛋白定性试验(+)],胸腔积液革兰氏阳性球菌阳性,符合化脓性胸膜炎。
(3) 本例还应注意与下列疾病进行鉴别诊断。
1) 结核性胸膜炎:临床通常表现为盗汗、低热;胸腔积液多为浆液性或血性,细胞计数增高,但以淋巴细胞为主,胸腔积液常可查到抗酸杆菌。本例胸腔积液细胞检查以中性粒细胞为主,而且细菌检查是革兰氏阳性球菌阳性,不符合结核性胸膜炎特点。血液一般检查结核性胸膜炎白细胞升高不如化脓性胸膜炎明显,白细胞分类计数也常是淋巴细胞升高明显,与本例情况不相符合。
2) 癌性胸腔积液(癌性胸膜炎):其胸腔积液虽然也是渗出液,但常以血性胸腔积液为多见,胸腔积液细胞学检查常可查到癌细胞。以上特点与本例均不相符。

【最终诊断】急性化脓性胸膜炎。

病案讨论二

【简要病史】患者周某某,男,45岁,事业单位员工。4个月前无明显诱因排便次数增多(4~5次/天),粪便不成形,间断呈暗红色;伴有中、下腹痛,但无腹胀及恶心、呕吐。无发热,进食尚可。近来常自觉明显乏力,体重也有明显下降。

【体格检查】T 37.6 ℃,P 79次/分,R 19次/分,BP 125/85 mmHg。一般状况稍差,皮肤及黏膜无黄染,结膜苍白,浅表淋巴结未触及肿大。心、肺未见异常。腹部平坦,未见胃肠型及蠕动波。腹软,无压痛,无肌紧张,肝、脾未触及。右下腹可触及约4 cm×8 cm质韧包块,可推动,边界不清,移动性浊音(-),肠鸣音大致正常,直肠指检未见异常。

【实验室检查】
血液一般检查:RBC 3.5×10^{12}/L,Hb 82 g/L,HCT 0.33;
　　　　　　WBC 13.5×10^9/L,Sg 0.78,St 0.06,L 0.14,M 0.02。
粪便常规检查:粪便外观变稀,不成形,带有血液和黏液;
　　　　　　粪便隐血(+)。
血免疫学检查:CEA 44 ng/ml。

【思考题】
(1) 结合病史及临床检查,本病例应考虑为哪方面的疾病?
(2) 结合临床和实验室检查,该患者的初步诊断是什么?诊断依据是什么?
(3) 应与哪些疾病进行鉴别诊断?
(4) 为了进一步明确诊断,还应做哪些检查?

【病案分析】
(1) 结合病史及临床检查,本例应考虑为消化道疾病,以下消化道恶性疾病的可能性最大。
(2) 初步诊断:结肠癌。
诊断依据:
1) 临床病史(排便次数增多,粪便外观不成形,暗红色血便;伴有中、下腹痛;明显消瘦、乏力等)。

2)体格检查所见:右下腹触及约 4 cm×8 cm 质韧包块,可推动,边界不清。

3)实验室检查的表现

①有贫血(RBC 3.5×10^{12}/L,Hb 82 g/L,HCT 0.33,全都减低)。

②有感染(WBC 13.5×10^9/L,Sg 0.78,St 0.06,L 0.14,M 0.02,总数和中性粒细胞增高,并有中性粒细胞核左移)。

③粪便外观变稀,暗红色黏液血便,粪便隐血(+)。

④血免疫学检查:CEA 阳性(44 ng/ml)。

(3)应与下列疾病鉴别诊断

1)炎症性肠病:有炎症性血象及粪便的炎症性改变,但血 CEA 检查不会阳性。

2)回盲部结核:应该有结核的一系列临床表现和实验室检查所见,与本例不相符。

3)阿米巴痢疾:粪便外观为烂果酱样、有腥臭味,粪便找到阿米巴滋养体方可确诊。

(4)应进一步做下列影像学检查

1)钡剂灌肠造影。

2)结肠镜检查。

3)腹部 B 超。

【最终诊断】结肠癌。

(杨学惠)

第二节　实验内容

一、浆膜腔积液理学检查及黏蛋白定性试验(Rivalta test)(示教)

(一)基础知识

(1)浆膜腔积液(serous effusion):炎症、恶性肿瘤浸润、低蛋白血症、循环障碍等病变导致腔内液体增多,出现积液。按积液的部位分别称为相应的积液。根据病因和性质将积液分为漏出液(transudate)和渗出液(exudate)。漏出液多为非炎性积液,常为双侧性;渗出液多为炎性积液,多为单侧性。

(2)漏出液和渗出液的发生机制和常见原因见表 8-1。

表 8-1　漏出液与渗出液的发生机制和常见原因

积液	发生机制	常见原因
漏出液	血浆胶体渗透压降低	肾病综合征、重度营养不良性贫血
	血管内压力增高	肝硬化、慢性心功能不全
	淋巴回流受阻	丝虫病、肿瘤压迫等
	钠水潴留	肝硬化、慢性心功能不全
渗出液	微生物的毒素、缺氧、炎性介质	结核性、细菌性感染
	血管活性物质增高、癌细胞浸润	转移性肺癌、乳腺癌、淋巴瘤、卵巢癌
	外伤、化学物质刺激	外伤、血液、胆汁、胰液和胃液等刺激

（二）理学检查

1. 颜色 正常浆膜腔积液为清亮、淡黄色液体。漏出液一般为深浅不同的黄色或绿色，渗出液的颜色随病情的变化而变化，可用黄色、红色、绿色等描述。

2. 透明度 正常浆膜腔积液为清晰、透明液体。积液的透明度常与其所含细胞、细菌、蛋白质等程度有关。

3. 比重 用比重计测量，方法同尿比重的测量。漏出液比重常在1.015以下，渗出液比重在1.018以上。

4. 凝固性 漏出液不易凝固，渗出液可因含大量纤维蛋白原而凝固或有凝块形成。

（三）黏蛋白定性试验原理

浆膜上皮细胞受炎症刺激后，可产生大量浆膜黏蛋白。黏蛋白是一种酸性糖蛋白，其等电点pH为3~5，因而可在酸性溶液中析出，产生白色沉淀。当黏蛋白浓度<25 g/L时多为漏出液，浓度>30 g/L时为渗出液。

1. 试剂 冰醋酸。

2. 器材

（1）100 ml量筒。

（2）长嘴滴管。

3. 操作

（1）取100 ml量筒，加入蒸馏水100 ml，滴加冰醋酸0.1 ml（pH 3~5），充分混匀后静置数分钟。

（2）用长嘴滴管吸取浆膜腔积液，在靠近量筒液面处逐滴轻轻滴入，在黑色背景下，观察白色雾状沉淀的发生及其下降速度等。

4. 结果判定

（1）阳性：见到浓厚的白色云雾状沉淀很快下降，并且形成较长的沉淀物（其前端至量筒液面高度大于量筒底至液面高度的2/3）。

（2）阴性：产生浑浊不明显，且其下降缓慢并较快消失。

（3）表示方法

无变化

+/-　　　　　　　白色云雾状不明显

+　　　　　　　　白色云雾状

++　　　　　　　白色浑浊

+++　　　　　　　出现絮状沉淀

++++　　　　　　立即形成凝块

5. 注意事项

（1）试验操作全过程要求戴一次性乳胶手套。

（2）试验过程中如出现样品外溢、污染操作台面，污染部分用2500 mg/L含氯消毒液喷洒，作用30 min，再用干净抹布处理，用过的抹布用2500 mg/L含氯消毒液消毒或弃入黄色医用垃圾袋。

（四）显微镜检查

1. 细胞总数计数

（1）直接计数：如浆膜腔积液清晰、透明，则直接将积液滴满血细胞计数池，静置2~3 min后，计数5个大方格（四角及中央共5个大方格）中全部细胞数乘以2即得每微升内细胞总数，再乘以10^6即为每升内细胞总数（图8-1）。

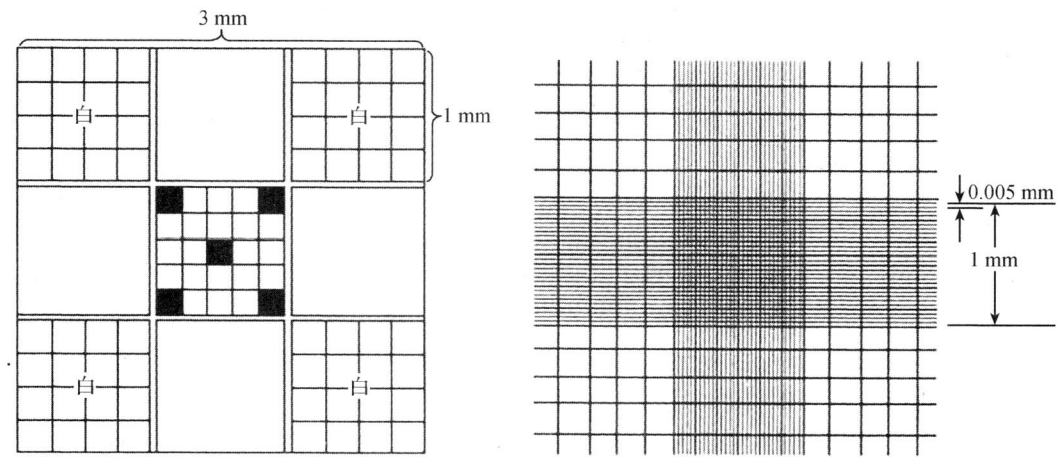

图 8-1 细胞总数直接计数

（2）稀释计数：如果细胞过多，可用生理盐水将积液进行适当稀释后计数，计算结果时应乘以稀释倍数。

2. 白细胞计数及分类

（1）直接计数：如细胞不多，可用长嘴滴管吸取冰醋酸湿润管壁后吹出，用同一长嘴滴管吸取脑脊液，充入计数池内。计数法同细胞总数计数法。

（2）稀释计数：如细胞过多，可用白细胞稀释液稀释后按上述方法计数，再换算成每升白细胞数。如白细胞计数大于20个，进行白细胞分类。根据白细胞体积和细胞核的形状分为单个核白细胞和多型核白细胞，分别以 L 和 N 表示。如果用高倍镜不易区分细胞，可将浆膜腔积液离心沉淀，取沉淀涂片，制成均匀薄膜，置于室温内待干，进行瑞氏染色后用油镜分类（图 8-2，彩图见书后）。

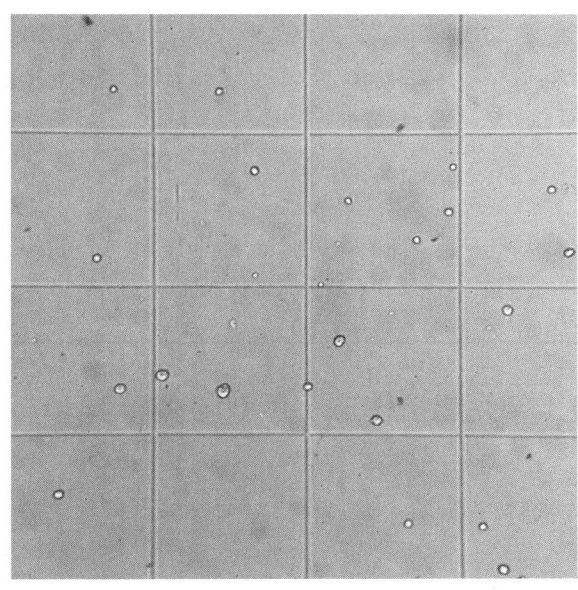

图 8-2 白细胞稀释计数

（五）报告方式

1. 理学检查　外观、透明度、比重、凝固性。

2. 化学检查　蛋白质检查：黏蛋白定性试验阴性或阳性；蛋白定量试验（g/L）。

3. 显微镜检查

（1）细胞总数计数：直接计数 ×10⁶/L　　　　稀释计数 ×10⁶/L
（2）白细胞计数及分类：直接计数 ×10⁶/L　　稀释计数 ×10⁶/L

（六）注意事项

（1）由于浆膜腔积液易凝固，细胞变性、细菌破坏和自溶等，所以留取标本后应及时送检，理学检查和细胞学检查应采用 $EDTA-K_2$ 抗凝。

（2）渗出液可因大量的纤维蛋白原存在而凝固，但有时因含有纤溶酶可将纤维蛋白溶解，导致看不到凝块。

（3）血性浆膜腔积液经离心沉淀后，用上清液进行检查。

（4）量筒的高度与蒸馏水的量要足够。

（5）加入标本后立即在黑色背景下观察结果。如浑浊不明显，下沉缓慢、中途消失为阴性。

（6）如果不慎将样品溅到皮肤或衣物上，应立刻用清水冲洗。如果液体溅入眼中，需在他人的帮助下，迅速用洗眼装置冲洗 5 min 以上。

附：漏出液和渗出液的鉴别要点（表 8-2）

表 8-2　漏出液和渗出液的鉴别要点

		漏出液	渗出液
原因		非炎症所致	炎症、肿瘤或物理化学刺激
一般形状	外观	淡黄色、浆液性	黄色、脓性、血性
	透明度	透明或微浑浊	乳糜性，多浑浊
	比重	<1.018	>1.018
化学检查	凝固	不自凝	能自凝
	蛋白质定性	阴性	阳性
	蛋白质定量	<25 g/L	>30 g/L
	葡萄糖定量	与血糖水平相近	低于血糖水平
显微镜检查	细胞计数	$<100 \times 10^6/L$	$>500 \times 10^6/L$
	细胞分类	以淋巴、间皮细胞为主	以中性粒细胞或淋巴细胞为主
	细胞学检查	阴性	找到肿瘤细胞
细菌学检查	涂片或培养	阴性	找到致病菌

二、粪便隐血试验（单克隆抗体法；示教与操作）

（一）原理

采用夹心式酶联免疫技术特异地检测粪便中的人血红蛋白。本试验不受动物血红蛋白的干扰，试验前无须禁食肉类。

（二）试剂

粪便隐血条形试纸。

（三）操作

（1）向样品杯中加入 0.5 ml 蒸馏水，取标本 10～50 mg 搅拌均匀。
（2）将试纸测试端插入样品杯中，1～5 min 后判断结果。

(四)结果判断(图8-3,彩图见书后)

阴性:条形试纸上见到一条红线(控制线阳性)。
阳性:条形试纸上见到两条红线(控制线和反应线均阳性)。
无效:条形试纸上无色带出现,应重新测试;如仍无色带出现,则为条形试纸已失效。

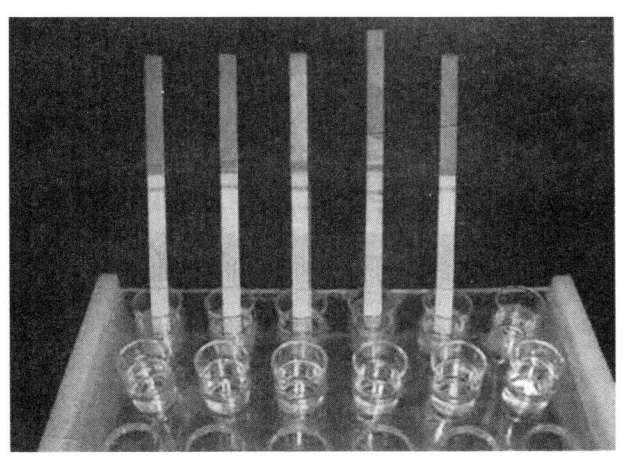

图8-3 粪便隐血试验结果判断

(五)临床意义

消化道出血(如溃疡病、恶性肿瘤、肠结核、钩虫病等)时试验阳性。消化道恶性肿瘤时,粪便隐血试验可持续阳性,溃疡病时多为间断性阳性。本试验可作为消化道恶性肿瘤普查的初筛试验。

表8-3 粪便化学检查及临床意义

检查项目	参考值	异常结果	临床意义
隐血试验	(-)	阳性或假阳性	消化性溃疡活动期,胃癌,钩虫病,出血性疾病,服用铁剂,食用动物血、肝类、瘦肉等
胆色素试验	无胆色素而有粪(尿)胆原及粪(尿)胆素	胆红素定性(+)	乳儿;成人于应用大量抗生素后
		粪胆原和粪胆素含量降低或缺如	阻塞性黄疸
		粪胆原、粪胆素含量升高	溶血性疾病(粪便呈深黄色)

(六)注意事项

(1)试纸条于室温或冰箱冷藏保存。
(2)样品应在粪便表面及深部多处采集。
(3)有的病例肉眼观察为柏油样便,但此试验却为阴性,原因可能有以下几种。
1)样品中血红蛋白含量过高,而试纸中的抗体相对较低,产生后带现象(在血清免疫学检验中,抗原抗体需要有一定的比例才可出现可见反应,如果比例不适即出现带现象,其中抗原过剩即为"后带现象");可将标本进行一定程度稀释后再进行检测。
2)样品中的血红蛋白被降解,失去抗原性,可使试验呈阴性。遇有此种情况时,可用非免疫方法检测。
(4)检验后样品的处理 ①将粪便样品置于套在带盖医用垃圾桶内的医用垃圾袋内,由专人收集,统一焚烧处理;②检验用玻片等污染物品,用后置于2500 mg/L含氯消毒液内浸泡2 h后由专人收集、清洗处理。

（5）生物安全防护　①试验操作全过程要求戴一次性乳胶手套；②试验过程中如出现样品外溢、污染操作台面，污染部分用 2500 mg/L 含氯消毒液喷洒，作用 30 min，再用干净抹布处理，用过的抹布用 2500 mg/L 含氯消毒液消毒或弃入黄色医用垃圾袋中。

三、粪便常规及显微镜检查（示教与操作）

（一）一般性状检查（表 8-4）

1. 颜色与性状　正常人粪便为黄褐色软便。病理情况下可见：稀糊状或水样便、脓血便、鲜血便、黑便及柏油样便、白陶土样便、米泔样便。

2. 寄生虫体　肉眼观察是否有较大虫体及其节片。

表 8-4　粪便一般性状及其临床意义

检查项目	正常参考值	异常结果	临床意义
粪量	100~300 g	粪量增多，伴次数增加	胃肠炎、慢性胰腺炎等
颜色/性状	黄褐色圆柱状软便（婴儿呈金黄色）	水样/稀糊状便	各种感染性或非感染性腹泻（如急性胃肠炎、甲亢等）；假膜性肠炎（大量黄绿色稀便并含膜状物）
		米泔样便	霍乱
		黏液脓样/黏液脓血便	痢疾、溃疡性结肠炎、直肠癌等
			阿米巴痢疾：暗红色果酱样
			细菌性痢疾：黏液及脓为主
		冻状便	肠易激综合征，慢性菌痢
		鲜血便	肠道下段出血
		柏油样便	各种原因所致上消化道出血
		白陶土样便	阻塞性黄疸
		细条状便	直肠癌
		绿色粪便	乳儿消化不良
		羊粪样便	老年人及经产妇、排便无力者
气味	粪臭味	恶臭	慢性肠炎、胰腺疾病（尤以直肠癌溃烂继发感染时明显）
		腥臭	阿米巴痢疾
		酸臭	脂肪和糖类消化或吸收不良时
寄生虫体	无	阳性	肠道蛔虫、蛲虫、绦虫节片
结石	多无	阳性	胆结石排出（一般需用铜筛淘洗）

（二）粪便显微镜检查（表 8-5）

1. 操作

（1）取洁净玻片加等渗盐水 1~2 滴，选粪便异常部分或挑取不同部位粪便做直接镜检。

（2）标本涂膜厚度以可透过印刷字迹为宜。

（3）镜检观察样品中有无异常（纤维、细胞、结晶、细菌等）。低倍镜检查虫卵，高倍镜检查细胞、原虫等，汇报结果。

（4）对于可疑标本，可通过其他方法（如瑞氏染色）进一步检测。

2. 临床意义

（1）红细胞：正常人粪便中无红细胞；下消化道炎症（如细菌性痢疾、阿米巴痢疾、溃疡性结肠炎）、外伤、肿瘤及其他出血性疾病时，可见到数量不等的红细胞；上消化道出血时，红细胞多因胃液及肠液作用而被破坏，可通过粪便隐血试验证实（图8-4，彩图见书后）。

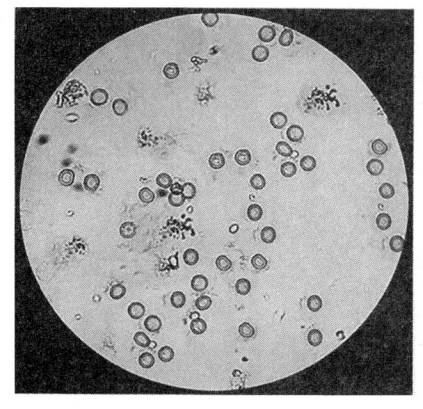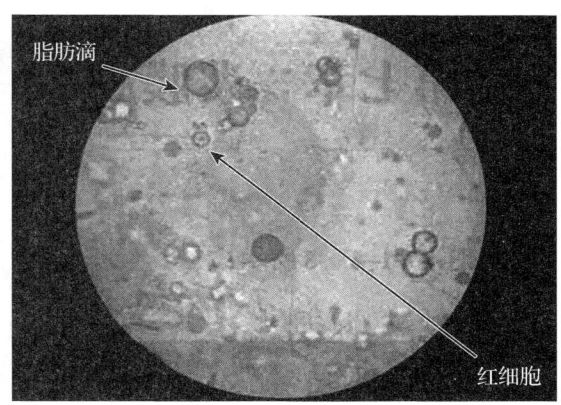

图 8-4　粪便中的红细胞

（2）白细胞：正常人粪便中不见或偶见；若大量出现表明有炎症变化（图8-5，彩图见书后）。

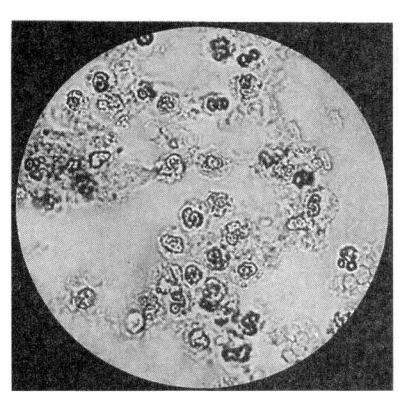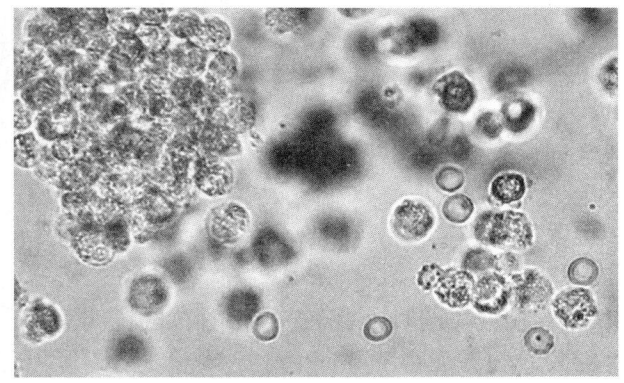

图 8-5　粪便中的白细胞

（3）嗜酸性粒细胞：见于肠道过敏症，常与夏科-莱登结晶同时出现。

（4）上皮细胞：在肠黏膜炎症时大量出现（图8-6，彩图见书后）。

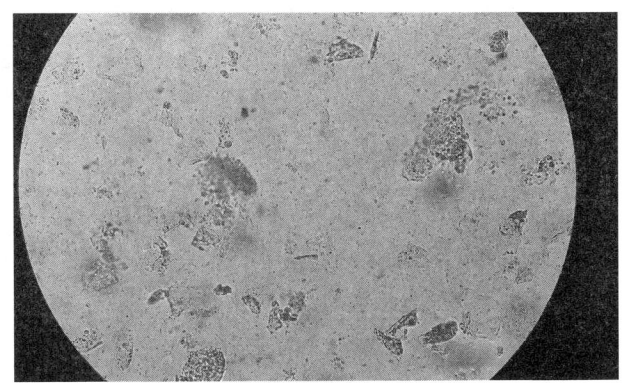

图 8-6　粪便中的上皮细胞

（5）巨噬细胞：出现时多为细菌性痢疾（图8-7，彩图见书后）。

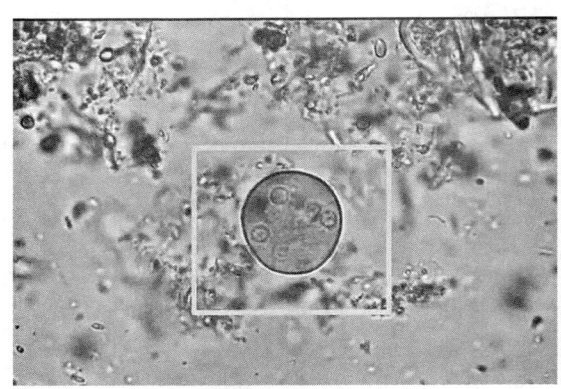

图8-7　粪便中的巨噬细胞

（6）寄生虫及虫卵：正常人粪便中无。
（7）食物残渣：大量出现时多为消化不良。
（8）结晶：夏科-莱登结晶常见于肠道溃疡及肠道过敏症（图8-8，彩图见书后）。

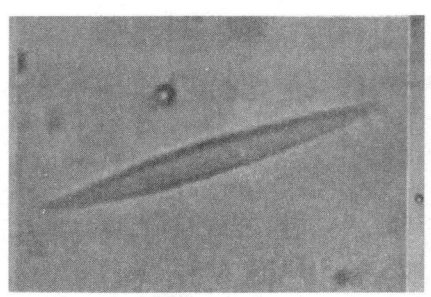

图8-8　粪便中的夏科-莱登结晶

（9）细菌：菌群失调时（观察球菌与杆菌的比例）有意义。
（10）淀粉颗粒：大小不等，无色，圆形或椭圆形，有一定光泽，呈不规则放射性纹或同心性线纹（图8-9，彩图见书后）。加碘液后呈蓝色或蓝黑色，如水解成红糊精则染成棕红色。正常粪便较少见，在对糖类消化不良及腹泻患者的粪便中可大量出现。

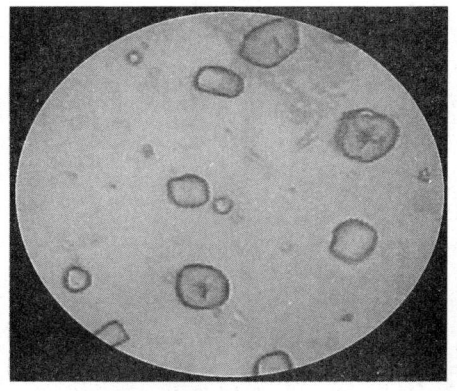

图8-9　粪便中的淀粉颗粒

（11）脂肪小滴：正常情况下，脂肪经胰脂肪酶消化分解后大多被吸收，故粪便中很少见到。镜检脂肪小滴>6个/HPF，为脂肪排泄增多，见于腹泻、梗阻性黄疸及胰腺外分泌功能减退等（图8-10，彩图见书后）。

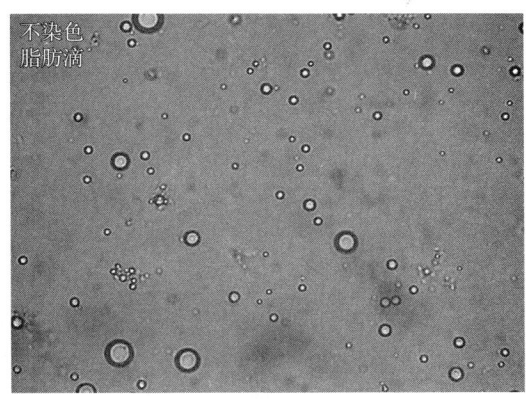

图 8-10　粪便中的脂肪小滴

（12）肌肉纤维：大量食肉后可见少量黄色、柱状、两端圆形、有不清晰横纹的肌肉纤维（图8-11，彩图见书后）。

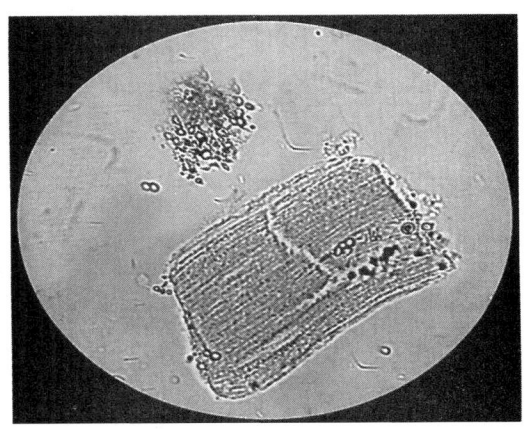

图 8-11　粪便中的肌肉纤维

（13）植物细胞：正常粪便中仅可见少量，形态多样化。植物细胞可呈圆形、长圆形、多角形、花边形等，无色或淡黄色，有双层细胞壁，细胞内有多数叶绿体，须注意与虫卵鉴别（图8-12，彩图见书后）。

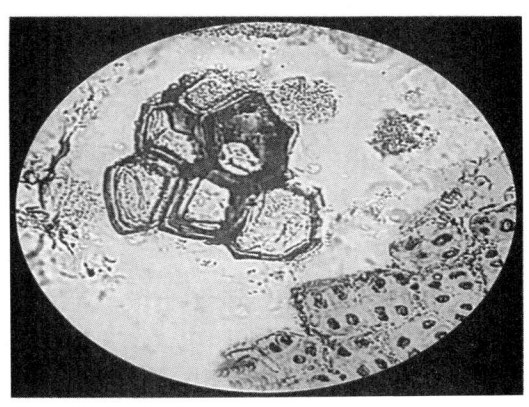

图 8-12　粪便中的植物细胞

表 8-5　粪便显微镜检查及临床意义

检查项目		正常参考值	异常结果	临床意义
细胞	白细胞	偶见	大量	急性细菌性痢疾、溃疡性结肠炎
			较多嗜酸性粒细胞	过敏性结肠炎、肠道寄生虫
	红细胞	无	阳性	肠道下段炎症或出血（痢疾、溃疡性结肠炎、结肠癌、痔血、直肠息肉等）、阿米巴痢疾（红细胞＞白细胞）、细菌性痢疾（红细胞＜白细胞）
	巨噬细胞	无	阳性	细菌性痢疾、直肠炎症等
	黏膜上皮细胞	无	较多上皮细胞	结肠炎、假膜性肠炎
	肿瘤细胞	无	成堆癌细胞	乙状结肠癌、直肠癌
食物残渣		可见	淀粉颗粒	腹泻、慢性胰腺炎、胰腺功能不全等
			脂肪小滴	肠蠕动亢进、腹泻及胰腺外分泌功能↓（慢性胰腺炎等）
			肌肉纤维	胰腺外分泌功能下降
			植物细胞及纤维	肠蠕动亢进、腹泻
寄生虫		无	阳性	肠道寄生虫病（找到虫卵及阿米巴滋养体和包囊等）

（三）注意事项

（1）试验后粪便样品处理同粪便隐血试验。

（2）试验操作全过程要求戴一次性乳胶手套。

（3）试验过程中如出现样品外溢、污染操作台面，污染部分用 2500 mg/L 含氯消毒液喷洒，作用 30 min，再用干净抹布处理，用过的抹布用 2500 mg/L 含氯消毒液消毒或弃入黄色医用垃圾袋中。

（杨学惠）

第三节　常见病例报告解读

一、上消化道出血粪便报告及分析

××××大学附属医院检验报告单

姓名：刘××	性别：男	年龄：66 岁	检验仪器：XDF6006B
科别：消化内病区	病历号：××	床号：2	标本号：20
标本种类：粪便	临床诊断：上消化道出血	备注	送检医生：××

序号	项目名称	结果	单位	参考值
1	颜色	黑色		
2	状态	软便		成形
3	红细胞	0	/HP	阴性

续表

序号	项目名称	结果	单位	参考值
4	白细胞	0	/HP	阴性
5	脂肪小滴	未见	/HP	阴性
6	酵母样菌	未见		阴性
7	寄生虫卵	未见		阴性
8	隐血试验	阳性		阴性

采样时间：2024-05-26　12：34　　接收时间：2024-05-27　09：41　　检验者：×××　　审核者：×××
报告时间：2024-05-27　09：55

【报告与分析】该患者粪便外观为黑色，柏油样便，粪便常规报告单中白细胞与红细胞均未检测到，粪便隐血试验阳性。由于该患者是上消化道出血，红细胞经过消化道消化及胃酸的作用后被破坏，所以在粪便显微镜下看不到红细胞，由于粪便隐血试验检测的是血红蛋白，所以粪便隐血试验是阳性。

二、溃疡性结肠炎报告及分析

××××大学附属医院检验报告单

姓名：潘××　　性别：女　　年龄：47岁　　检验仪器：XDF6006B
科别：消化内病区　　病历号：××　　床号：211　　标本号：17
标本种类：粪便　　临床诊断：溃疡性结肠炎　　备注　　送检医生：××

序号	项目名称	结果	参考值
1	颜色	黄色	
2	状态	不成形便	成形
3	红细胞	+	阴性
4	白细胞	++	阴性
5	脂肪小滴	未见	阴性
6	酵母样菌	未见	阴性
7	寄生虫卵	未见	阴性
8	隐血试验	阳性	阴性

采样时间：2024-05-30　15：23　　接收时间：2024-05-31　10：00　　检验者：×××　　审核者：×××
报告时间：2024-05-31　10：02

【报告与分析】该患者粪便外观是黄色不成形便，粪便常规报告中红细胞（+），是由于肠道黏膜受到炎症的刺激，引起血管黏膜的异常，造成显微镜下有红细胞，隐血试验阳性，由于是肠道的炎症反应，所以粪便显微镜下可以看到白细胞（++）。

三、渗出液（胸腔积液）报告及分析

××××大学附属医院检验报告单

姓名：王××		性别：男	年龄：77 岁		检验仪器：病房杂项	
科别：呼吸四病区		病历号：××	床号：20		标本号：X1	
标本种类：胸腔积液		临床诊断：呼吸困难	备注		送检医生：××	

代号	项目名称	结果	单位	参考值
WG	外观	黄色、浑浊		
XBZS	细胞总数	6400	10^6/L	
BXBZS	白细胞总数	1900	10^6/L	
LFTSY	Rivalta 试验	阳性		阴性
SG	比重	1.024		
DH	单个核白细胞	30%		
DHSXS	多个核白细胞	70%		

采样时间：2024-05-26 20：56　　接收时间：2024-05-27 14：25　　检验者：×××　　审核者：×××

报告时间：2024-05-27 15：06

【报告及分析】 该患者是由于呼吸困难采集的胸腔积液，胸腔积液的外观是黄色、浑浊，黏蛋白试验阳性，胸腔积液的细胞计数为 6400×10^6/L，白细胞计数为 1900×10^6/L，白细胞分类以多核为主（占 70%），结合这些试验数据，考虑该患者的胸腔积液性质是渗出液。

（杨学惠）

第四节　知识拓展

一、粪便全自动分析仪使用

（一）以 XD-F6006B 粪便分析仪为例

XD-F6006B 粪便分析仪适用于粪便标本的有形成分和隐血的检测。由经过培训的专业技术人员操作，是自动对粪便样本进行批量处理分析的设备，仪器自动化程度高，操作者将样本置入进样装置后，包括外观照相、混匀、过滤、进样、试剂点样、显微镜低倍、高倍采集图像可全部由仪器自动完成，操作者只需要录入患者资料并对结果进行辅判修正和审核，即可打印报告。

XD-F6006B 粪便分析仪由显微摄像组件、粪便化学成分管理软件、图像处理与分析软件及辅件等几个部分组成。其中显微摄像组件由生物显微镜、适配接口、摄像机等组成；粪便化学成分管理软件由粪便化学成分分送系统、加样及清洗等组件组成。

（1）自动进样单元：采用轨道式进样，样品随到随检。

（2）加样搅拌单元：本单元由加稀释液和机械搅拌两个部分组成，当检测到有粪便采集管时，仪器自动加入稀释液，并对已经加完稀释液的样本进行机械搅拌，使样本中的有效成分与稀释液充分混匀。

（3）样本性状、颜色采集单元：于粪便采集管加稀释液前一个工位处设置一个摄像头，用于采集样本的图片，通过对该图片进行分析，识别出该样本的性状和颜色。

（4）取样和清洗单元：采用蠕动泵和电磁阀的协同动作，完成样本在管路中的流动和对管路中的样本进行清洗。

（5）显微摄像组件：当样本进入计数池后，立即启动显微镜和摄像机协同动作，采集计数池中不同层位置样本图像。

（6）试剂卡传送单元：仪器自动滴加样本到试剂卡的样本加样区，试剂卡被送到转盘上等待反应完成，反应完成后的试剂卡自动送到试剂卡图片采集位置进行图像采集，采集后的图片经分析后给出反应结果。

（7）检测方法：有形成分形态学检测是由程序控制送样装置将样本送入指定外观照相位，自动照相，移至加样搅拌位，样本被搅拌过滤后，移至取样点，由取样针配合进样泵从粪便采集管中吸取一定量的样本，然后将一定量的待检样本点入试剂卡，并将一部分待检样本充入流动计数池中，通过显微镜对流动计数池中有形成分进行放大，由主机控制摄像同步装置对分布在视域内的样本摄取多幅图像进行分析处理，仪器采用机器视觉技术，针对不同性质的样本自动采集低倍镜、高倍镜图像及试剂卡结果图像；通过软件完成数据接收、数据分析、数据综合等人工智能功能；根据图像处理结果形成标准粪便分析报告，显示打印各种图像，并将分析报告与图像输出。

（二）粪便全自动分析仪相较于传统的粪便检查方法，具有多方面的优势

（1）提高检测效率和准确性：粪便全自动分析仪能够自动对标本进行定量稀释和高速搅拌混合，通过高清晰度成像系统智能观察和分析结果，从而提高检出率和检验结果的准确性。

（2）减少人为误差：传统的粪便检查方法依赖于人工操作，容易受到主观因素影响，而全自动分析仪则通过自动化技术减少人为误差，提高了检测的客观性和一致性。

（3）改善工作环境：粪便全自动分析仪的全封闭式设计减少了实验室和环境的污染，使得工作环境更加清洁和卫生。

（4）提升实验室工作效率：粪便全自动分析仪能够快速处理标本，减少了检验人员的工作量，有效提高了实验室工作效率。

（5）增强生物安全性：粪便全自动分析仪的设计考虑到了生物安全性，使用一次性计数板避免了交叉污染，降低了生物安全风险。

（6）数据管理和信息化：粪便全自动分析仪通常配备有先进的软件系统，能够实现数据的自动存储和管理，便于后续的数据查询和统计分析，同时也方便了与医院信息系统的对接。

（7）节省成本：虽然粪便全自动分析仪的初期投资相对较高，但长期来看，由于其高效和准确的特性，可以显著降低人力成本和错误导致的重检成本，从而节约总体成本。

综上所述，粪便全自动分析仪在提高检测效率、准确性、安全性、工作效率以及数据管理方面都展现出了明显的优势，这些优势使得其在临床检验领域越来越受到重视。

二、练习题

（一）选择题

1. 白陶土样便见于

    A. 假膜性肠炎　　　　　　　　B. 过敏性肠炎　　　　　　　　C. 细菌性痢疾

D. 胆道梗阻 E. 直肠癌

2. Rivalta test 用于鉴别
   A. 渗出液和漏出液 B. 细菌性痢疾和阿米巴痢疾
   C. 肺结核和肺癌 D. 溃疡性结肠炎和便秘
   E. 过敏性肠炎和胆道梗阻

3. 男性患者，35 岁，因发热、呕吐伴抽搐 3 天入院。脑脊液检查结果：中度浑浊，中性粒细胞 85%，蛋白质 0.92 g/L，糖类 1.12 mmol/L，氯化物 90 mmol/L，该患者最可能的诊断是
   A. 脑肿瘤 B. 隐球菌性脑膜炎 C. 病毒性脑膜炎
   D. 结核性脑膜炎 E. 化脓性脑膜炎

4. 下列疾病中，脑脊液中氯化物下降最明显的是
   A. 结核性脑膜炎 B. 病毒性脑膜炎 C. 隐球菌性脑膜炎
   D. 阿米巴性脑膜炎 E. 急性细菌性脑膜炎

5. 柏油样便是
   A. 上消化道大量出血所致 B. 下消化道大量出血所致
   C. 阿米巴痢疾所致 D. 消化道炎症所致
   E. 痔疮出血所致

6. 下列哪种因素可造成化学法粪便隐血试验假阳性
   A. 生食蔬菜 B. 进食肉类食物 C. 进食含动物血的食物
   D. 服用维生素 C E. 服用某些刺激性药物

7. 暗红色果酱样便见于
   A. 假膜性肠炎 B. 过敏性肠炎 C. 细菌性痢疾
   D. 阿米巴痢疾 E. 直肠癌

8. 前列腺炎时前列腺液检查所见下列哪种是**错误**的
   A. 前列腺液量减少 B. 白细胞多且成堆出现
   C. 有红细胞 D. 卵磷脂小体增多
   E. 上皮细胞增多

9. 阴道清洁度检查**不包括**下列哪项
   A. 杆菌 B. 球菌 C. 上皮细胞
   D. 红细胞 E. 白细胞

10. 米泔样便见于
    A. 肛裂 B. 溃疡性结肠炎 C. 上消化道出血
    D. 直肠癌 E. 重症霍乱

（二）名词解释
1. 黏蛋白
2. 粪便隐血

【参考答案】
（一）选择题
1. D；2. E；3. E；4. A；5. A；6. D；7. D；8. D；9. D；10. E
（二）名词解释
1. 黏蛋白：是一种酸性糖蛋白，等电点为 pH 3～5，可在酸性溶液中出现白色沉淀。浆膜上皮

细胞在炎性反应刺激下黏蛋白分泌量增加，黏蛋白定性试验（Revalta test）可对渗出液与漏出液进行鉴别，渗出液为阳性，漏出液为阴性。

2. 粪便隐血：是指消化道少量出血，红细胞被消化破坏，粪便外观无异常变化，肉眼和显微镜检查均不能证实的出血。隐血检查对消化道出血的筛查和鉴别有重要意义。

（王一超）

第九章　肝功能检查与肝脏疾病的实验诊断

【内容提要】

课堂病案讨论：病毒性肝炎及肝硬化实验诊断

实验内容：
1. 血清胆红素测定（改良J-G法）（示教与讨论）
2. 乙型病毒性肝炎血清免疫学标志物乙型肝炎病毒表面抗体检查（ELISA法：操作）
3. 常见病例报告解读
4. 知识拓展（自动生化分析仪流水线使用、流式细胞仪使用及练习题）

第一节　课堂病案讨论

【简要病史】刘某，男，47岁，普通工人。自诉近半年多来感觉乏力，常有上腹部不适，偶有头晕、心悸发生，自行服胃药等中西药后可缓解，未到医院进行诊治；近1个月来上述症状加重，并见眼睛及皮肤黄染。既往身体健康，未接种过乙肝疫苗。

【体格检查】T 37.3 ℃，P 83次/分，R 25次/分，BP 120/74 mmHg。一般状况较差，略消瘦，皮肤干燥，面色发暗、无光泽，皮肤及巩膜黄染，面部及上胸部可见蜘蛛痣。腹部膨隆，叩诊腹水征阳性；肝、脾触诊不满意。心、肺、四肢及神经系统未见明显异常。

【实验室检查】

血液一般检查：RBC 3.8×10^{12}/L，Hb 102 g/L，HCT 0.38；
　　　　　　　WBC 15.5×10^{9}/L，Sg 0.76，St 0.06，L 0.14，M 0.04。

临床生化检查：TP 50 g/L，ALB 20 g/L，ALT 246 U/L，AST 191 U/L，ALP 460 U/L，γ-GT 99 U/L，MAO 120 U/L，STB 183 μmol/L，CB 73 μmol/L。

血清蛋白电泳：ALB 0.40，$α_1$ 0.03，$α_2$ 0.07，β 0.15，γ 0.35。

免疫学检查：HBsAg（+），抗-HBs（-），HBeAg（+），抗-HBe（-），抗-HBc（+）；AFP 490 μg/L。

腹水检查：比重1.020，蛋白质31 g/L；细胞 660×10^6/L，N 0.88，L 0.12；癌细胞（+）。

【思考题】

（1）本例考虑为哪方面的疾病？

（2）本例实验室检查结果如何分析？

（3）为了明确诊断，还应补做哪些实验室检查？

（4）结合临床，该患者应考虑为何种诊断？

【病案分析】
（1）结合病史、体检及实验室检查结果，考虑本例为肝脏疾病。
（2）本例实验室检查结果主要表现

1）血液一般检查：表现为轻度贫血（RBC 3.8×10^{12}/L，Hb 102 g/L，HCT 0.38，均减低）和感染的血象（WBC 15.5×10^9 L，Sg 0.76，St 0.06，均增高，有轻度核左移），与临床表现（乏力、不适等症状）相一致。

2）临床生化检查

① TP（50 g/L）和 ALB（20 g/L）均减低，A/G 比值（20/30<1）倒置。

② 血清蛋白电泳 ALB（0.40）减低，β 球蛋白（0.15）和 γ 球蛋白（0.35）增高，提示有慢性肝损伤。

③ 酶学检查：ALT（246 U/L）和 AST（191 U/L）增高，表明有肝细胞损伤；ALP（460 U/L）和 γ-GT（99 U/L）增高，表明有胆汁淤积；血清蛋白电泳白蛋白（ALB 0.40）减低，γ 球蛋白（0.35）明显升高，MAO（120 U/L）增高，反映有肝纤维化。

④ STB（183 μmol/L）及 CB（73 μmol/L）都增高，CB/STB 比值（73/183=0.40）>0.2，但<0.5，为肝细胞性黄疸的特征，与体检所见（皮肤及巩膜黄染，面部及上胸部可见蜘蛛痣）是一致的。

3）HBV 血清免疫学标志物检查结果：HBsAg（+），HBeAg（+），抗-HBc（+），表明有 HBV 感染并有强传染性。

4）AFP（490 μg/L）明显增高，可以诊断为原发性肝癌。考虑本例肝癌的原因，可能为慢性乙型肝炎及肝硬化等所致的原发性肝癌。

5）腹水检查细胞数增高（660×10^6/L，>500×10^6/L），且主要是中性粒细胞（N 0.88，L 0.12），提示为自发性细菌性腹膜炎；腹水检查癌细胞（+），表明同时存在肝硬化和肝癌引起的腹水，并有腹膜炎。

（3）为了进一步明确诊断和鉴别诊断，还应补做以下检查。

1）尿胆红素，尿胆原（有助于鉴别黄疸类型，除外溶血性及阻塞性黄疸）。

2）肿瘤标志物 CEA，鉴别与排除转移性肝癌。

3）AFP 亚型（进一步鉴别 AFP 升高原因是肝癌还是肝硬化）。

【最终诊断】结合临床及上述实验室检查结果分析，本例的诊断如下。
（1）慢性乙型病毒性肝炎。
（2）肝硬化。
（3）肝癌。
（4）腹水症（腹膜炎）。

★ **知识点 1：肝脏疾病常用检查项目参考区间（表 9-1）**

表 9-1 肝脏疾病常用检查项目参考区间

项目	参考区间	项目	参考区间
TP	新生儿 46~70 g/L 成人 60~80 g/L	ALB	新生儿 28~44 g/L 成人 40~50 g/L
ALB/GLB（A/G）比值	（1.5~2.5）:1	AST	男性 15~40 U/L，女性 13~35 U/L
血氨	成人 18~72 μmol/L	GGT	男性 10~60 U/L，女性 7~45 U/L
STB（TBil）	3.4~17.1 μmol/L	ALP	成人 40~150 U/L

续表

项目	参考区间	项目	参考区间
CB	0 ~ 6.8 μmol/L	MAO	12 ~ 40 U/ml
UCB	1.7 ~ 10.2 μmol/L	GLDH	成人 0 ~ 8 U/L
TBA	0 ~ 10 μmol/L	AFU	成人 3 ~ 11 U/L
ALT	男性 9 ~ 50 U/L 女性 7 ~ 40 U/L	AFP	< 25 μg/L

★ **知识点 2：蛋白质代谢检查**

肝是机体蛋白质代谢的主要器官，测定血清蛋白总量及各种蛋白质的含量或比例，可以了解肝对蛋白质的代谢功能。蛋白质代谢检查常用指标及其临床意义见表 9-2。

表 9-2 蛋白质代谢检查常用指标及其临床意义

检查项目	参考值	异常结果	临床意义
血清总蛋白 白蛋白/球蛋白（A/G）比值	STP：60 ~ 80 g/L A：40 ~ 55 g/L G：20 ~ 30 g/L A/G 比值：(1.5 ~ 2.5)：1	A↓、G↑、A/G 比值↓ STP<60 g/L 或 A<25 g/L STP>80 g/L 或 G>35 g/L （γ球蛋白↑为主）	慢性肝病 低蛋白血症（易发生腹水） 高蛋白血症或高球蛋白血症（肝硬化、淋巴瘤、慢性炎症、自身免疫病等）
血清蛋白电泳	A：0.62 ~ 0.71 α$_1$：0.03 ~ 0.04 α$_2$：0.06 ~ 0.10 β：0.07 ~ 0.11 γ：0.09 ~ 0.18	A↓（α$_1$、α$_2$ 及 β 球蛋白↓，γ 球蛋白↑） α$_1$、α$_2$ 球蛋白↑，偶可出现甲胎蛋白（AFP）区带 γ 球蛋白↑	肝脏疾病 肝癌 急性重型肝炎（STP 正常）
血清前白蛋白	成人 280 ~ 360 mg/L	前白蛋白↑	更早期反映肝细胞损害
血浆凝血因子（Ⅱ、Ⅶ、Ⅸ、Ⅹ）	因子Ⅱ：97.7% ± 16.7% 因子Ⅶ：103.0% ± 17.3% 因子Ⅸ：98.1% ± 30.4% 因子Ⅹ：103.0% ± 19.0%	血浆凝血因子↓	早期诊断肝脏疾病
血氨	18 ~ 72 μmol/L	血氨↑ 血氨↓	严重肝损伤、肝性脑病；出血、休克、尿毒症、高蛋白饮食等 低蛋白饮食、贫血
阻塞性脂蛋白（LP-X）	阴性	LP-X↑	阻塞性黄疸（灵敏、特异）

★ **知识点 3：肝病酶学检查及其临床意义**

肝中含有丰富的酶类，酶蛋白含量约占肝总蛋白含量的 2/3。酶学检查是肝病实验室检查中较敏感且最活跃的一个领域。肝细胞中所含酶的种类已知有数百余种。临床常用的肝病酶学指标包括丙氨酸氨基转移酶（alanine aminotransferase，ALT）、天冬氨酸氨基转移酶（aspartate aminotransferase，

AST)、碱性磷酸酶（alkaline phosphatase，ALP）、γ-谷氨酰转移酶（γ-glutamine transferase，γ-GT）、乳酸脱氢酶（lactic dehydrogenase，LDH）。肝病常用血清酶学检查及其临床意义见表9-3。

表9-3 肝病常用血清酶学检查及其临床意义

检查项目	参考值	异常结果	临床意义
ALT、AST	ALT 5～40 U/l AST 8～40 U/L	ALT、AST均增多（以ALT增多为主）	急性病毒性肝炎
	ALT/AST≤1	初期AST增多，病情恶化时出现"酶胆分离"	急性重症肝炎
ALP及其同工酶	成人40～110 U/L （ALP_2为主） 儿童<250 U/L （ALP_3为主）	ALP↑↑，以ALP_1为主 ALP_2↑ ALP_5↑ ALP正常或稍↑，或ALP↑↑	各种肝内、外胆道阻塞（癌性梗阻） 急性肝炎 肝硬化 黄疸鉴别
γ-GT及其同工酶	γ-GT<50 U/L	γ-GT↑	肝癌（以$γ-GT_2$↑为主）；肝内、外胆道阻塞性疾病
LDH及其同工酶	连续监测法：104～245 U/L，速率法：95～200 U/L	LDH活性↑	心肌梗死、急性肝炎、慢性活动性肝炎、肝癌、溶血性疾病、恶性肿瘤、白血病、淋巴瘤

★ **知识点4："酶胆分离"现象**

肝炎在发展过程中，由于肝细胞的大量坏死，对胆红素的处理能力进行性下降，出现血清胆红素上升，同时由于转氨酶已经维持相当长时间的高水平，从而进行性耗竭，出现ALT和AST的下降，这就是所谓的"酶胆分离"现象，黄疸加深明显而转氨酶下降。出现"酶胆分离"是肝细胞大量坏死的表现，多提示病情加重，有转为重症肝炎的可能，但在胆汁大量淤积时也有可能出现这种情况，注意区分。

急性肝炎患者在病程4周内转氨酶应降至正常。肝炎复发时转氨酶升高可先于症状出现。如病程超过3个月而转氨酶仍轻度异常，则很容易转为慢性肝炎。肝硬化患者转氨酶出现较大幅度的升高，提示病情可能发展为活动性，须引起警惕。

★ **知识点5：肝纤维化常用标志物检查及临床意义**

肝纤维化常用标志物检查包括Ⅲ型前胶原氨基末端肽（procollagen Ⅲ N-terminal peptide，PⅢP）、透明质酸（hyaluronic acid，HA）、脯氨酰羟化酶（prolyl hydroxylase，PH）、单胺氧化酶（monoamine oxidase，MAO）。其临床意义见表9-4。

表9-4 肝纤维化常用标志物检查及临床意义

检查项目	参考值	异常结果	临床意义
PⅢP	放射免疫法：100 ng/L	>150 ng/L	肝纤维化和早期肝硬化的标志物；免疫抑制剂治疗中、重度肝炎的监测；判断慢性肝炎的预后
HA	放射免疫法：8～172 μg/L	HA↑	慢性肝炎、肝纤维化活动

续表

检查项目	参考值	异常结果	临床意义
PH	化学法：38.5 ± 11.8 μg/L	PH ↑	肝纤维化的指标
MAO	伊藤法：<30 U/ml 中野法：23 ~ 49 U/ml	MAO ↑	肝纤维化和肝硬化的指标 慢性心力衰竭、糖尿病伴脂肪肝、甲状腺功能亢进

★ **知识点 6：黄疸的实验室检查鉴别**

血中胆红素由肝转化与排泄，胆红素检查是诊断与鉴别诊断黄疸的主要方法之一。黄疸的实验室检查鉴别见表 9-5。

表 9-5 三种黄疸的实验室检查鉴别

	血清胆红素定性			尿液		粪便颜色
	CB	UCB	CB/STB	尿胆原	尿胆红素	
正常人	0 ~ 6.8 μmol/L	1.7 ~ 10.2 μmol/L	0.2 ~ 0.4	0.84 ~ 4.2 μmol/L	阴性	黄褐色
阻塞性黄疸	明显增加	轻度增加	>0.5	减少或缺如	强阳性	变浅或灰白色
溶血性黄疸	轻度增加	明显增加	<0.2	明显增加	阴性	加深
肝细胞性黄疸	中度增加	中度增加	0.2 ~ 0.5	正常或轻度增加	阳性	变浅或正常

★ **知识点 7：肝功能试验**

临床常将有助于评估肝功能状态和肝损伤程度的试验称为肝功能试验。这些试验在临床检验中应用较为广泛，如蛋白质、胆红素代谢、胆汁酸代谢、酶学检查、肝纤维化标志物检查及肝摄取与排泄功能检查等。这些检查的合理利用和组合对肝及肝相关疾病的预防性检查、诊断、治疗、疗效监测和预后判断有重要作用。肝病常用实验室检查的选择见表 9-6。

表 9-6 肝病常用实验室检查的选择

检查目的	应选择的检查项目
区分急、慢性肝病	血清蛋白电泳、总蛋白、A/G 比值
疑有胆道疾病	ALP、γ-GT
黄疸鉴别	血清 STB、CB，尿中尿胆原和胆红素及 ALT/AST、ALP
评估黄疸程度	复查 STB、CB
疑为原发性或转移性肝癌	ALT、AST、STB、CB、血清 ALP、γ-GT、AFP
诊断急性肝炎（病毒性或中毒性）	ALT、STB、CB，尿中尿胆原、胆红素，肝炎病毒标志物等
诊断慢性肝炎	ALT、STB、CB、AST、ALP、γ-GT、STP、A/G 比值及血清蛋白电泳等
诊断肝纤维化及肝硬化	STP、A/G 比值、血清蛋白电泳、MAO、HA、PH、P Ⅲ P、ALT、STB、CB
判定肝病疗效及选择肝病用药	AST、TTT、A/G 及免疫球蛋白

★ **知识点 8：肝脏酶学的来源分类、变化特征及临床意义**

（1）急性肝损伤时，肝细胞内酶水平明显升高，如 ALT、AST。

（2）肝分泌排泄障碍时，肝排泄酶水平增高，如 ALP、GGT。

（3）肝结缔组织增生时，肝纤维化酶水平升高，如 MAO。

综合分析：
（1）急性肝损伤并肝胆排泄梗阻时，ALT、AST、ALP、GGT 均升高。
（2）肝细胞损伤严重而梗阻轻时（急性肝炎致黄疸），ALT、AST 明显升高，ALP、GGT 轻度升高。
（3）肝细胞损伤轻而梗阻严重时（各型阻塞性黄疸），ALP、GGT 明显升高，ALT、AST 轻度升高。

（李　超）

第二节　实验内容

一、血清胆红素测定（改良 J-G 法）（示教与讨论）

正常胆红素代谢见图 9-1。

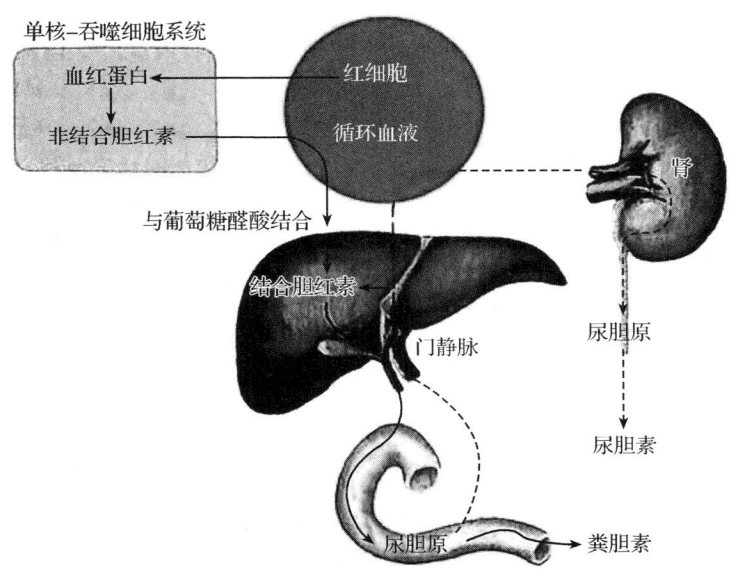

图 9-1　正常胆红素代谢

（一）原理

血清中结合胆红素可直接与重氮试剂反应，产生偶氮胆红素；在同样条件下，游离胆红素须有加速剂使胆红素氢键破坏后与重氮试剂反应。咖啡因、苯甲酸钠为加速剂，醋酸钠在维持 pH 的同时兼有加速作用。维生素 C（或叠氮钠）可破坏剩余重氮试剂，中止结合胆红素测定管的偶氮反应。加入碱性酒石酸钠可使最大吸光度波长由 530 nm 转移到 598 nm，非胆红素的黄色色素及其他红色与棕色色素产生的吸光度降至可忽略而不计，使灵敏度和特异性增加。最后形成的绿色是由蓝色的碱性偶氮胆红素和咖啡因与对氨基苯磺酸之间形成的黄色色素混合而成。

（二）实验试剂及主要器材

1. 咖啡因试剂　称取无水醋酸钠 82 g，苯甲酸钠 75 g，乙二胺四乙酸二钠（EDTA-2Na）1.0 g 溶于约 500 ml 的蒸馏水中，再加入咖啡因 50 g，搅拌至完全溶解，然后加蒸馏水稀释至 1000 ml，过滤后置于棕色试剂瓶中，室温保存可稳定 6 个月。

2. 碱性酒石酸钠溶液　称取氢氧化钠 75 g，酒石酸钠（$Na_2C_4H_4O_6 \cdot 2H_2O$）263 g，加蒸馏水溶解并稀释至 1000 ml，混匀，置于塑料瓶中，室温保存可稳定 6 个月。

3. 0.725 mol/L 亚硝酸钠溶液　称取亚硝酸钠 5.0 g，加蒸馏水溶解并稀释至 100 ml，置于棕色瓶中，盖紧，4 ℃保存。若发现溶液呈淡黄色，应丢弃重配。

4. 28.9 mmol/L 对氨基苯磺酸溶液　称取对氨基苯磺酸 5 g，加蒸馏水 800 ml，加浓盐酸 15 ml，待完全溶解后，加蒸馏水至 1000 ml。

5. 重氮试剂　临用前，取亚硝酸钠应用液 0.5 ml，加对氨基苯磺酸溶液 20 ml 混合。

6. 5 g/L 叠氮钠溶液　称取叠氮钠 0.5 g，用蒸馏水溶解并稀释至 100 ml。

7. 胆红素标准液

（1）目前一般用游离（非结合）胆红素配制标准液，因此配制标准液的稀释剂需含白蛋白。考虑到用人血清白蛋白过于昂贵，可用牛血清白蛋白（40 g/L）或人血清作替代物。后者方法如下：收集无溶血、无黄疸、无脂浊的新鲜血清混合，必要时可用滤菌器过滤。取过滤后的血清 1 ml，加入 24 ml 新鲜生理盐水混合。在 414 nm 波长、1 cm 光径，以生理盐水调零点，其吸光度应小于 0.1；在 460 nm 的吸光度应小于 0.04。

（2）配制胆红素标准液需符合下列条件：纯胆红素的氯仿溶液，在 25 ℃条件下，光径 1.000 ± 0.001 cm，波长 453 nm，摩尔吸光系数应在 60 700 ± 1600 范围内；改良 J-G 法偶氮胆红素的摩尔吸光系数应在 7 4380 ± 866。

（3）胆红素贮存标准液 [171 μmol/L（10 mg/dl）]：准确称取符合标准的胆红素 10 mg，加入 1 ml 二甲亚砜，用玻璃棒搅拌，使其成为混悬液。加入 0.05 mol/L 碳酸钠溶液 2 ml，使胆红素完全溶解后，移入 100 ml 容量瓶中，用稀释血清洗涤数次并加入容量瓶中，缓慢加入 0.1 mol/L 盐酸 2 ml，边加边摇（勿用力摇动，以免产生气泡）。最后以稀释用血清补足至 100 ml。配制过程中应尽量避光，贮存容器用黑纸包裹，置于 4 ℃冰箱 3 天内有效，但要求配制后尽快作标准曲线。

8. 其他　试管、试管架、记号笔、移液器、722 型分光光度计。

（三）实验步骤

（1）取试管 3 支，标记，按表 9-7 操作。

表 9-7　实验步骤

加入物	TBil 管	BDil 管	对照管
血清（ml）	0.2	0.2	0.2
咖啡因试剂 - 苯甲酸钠试剂（ml）	1.6	—	1.6
对氨基苯磺酸溶液（ml）	—	—	0.4
重氮试剂（ml）	0.4	0.4	—
每加一种试剂后混合，然后将 TBil 管置于室温 10 min，将 BDil 管置于 37 ℃ 1 min			
叠氮钠溶液（ml）	—	0.05	—
咖啡因 - 苯甲酸钠试剂（ml）	—	1.55	—
碱性酒石酸钠溶液（ml）	1.2	1.2	1.2

（2）充分混匀后，设置波长 600 nm，对照管调零，读取各管吸光度；或用蒸馏水调零，读取测定管及对照管吸光度，用测定管吸光度与对照管吸光度的差值，在标准曲线上查出相应的胆红素浓度。

(3) 制作标准曲线。
(4) 稀释胆红素贮存标准液，制备不同浓度的胆红素标准液，见表9-8。

表 9-8 不同浓度胆红素标准液的制备

加入物	测试管 1	测试管 2	测试管 3	测试管 4	测试管 5
胆红素贮存标准液（171 μmol/L）（ml）	0.4	0.8	1.2	1.6	2.0
同一稀释用血清（ml）	1.6	1.2	0.8	0.4	—
相当于胆红素浓度（μmol/L）	34.2	68.4	103	137	171

将以上各管充分混匀，按血清总胆红素测定法操作。每一浓度做 3 个平行管。每一浓度分别作标准对照管，用各自的标准对照管调零，读取各标准管的吸光度。每管还应减去稀释用血清的总胆红素的吸光度，然后与相应的胆红素浓度绘制标准曲线。

（四）临床意义

1. 判断有无黄疸、黄疸程度及演变过程 当 STB 浓度 > 17.1 μmol/L，但在 34.2 μmol/L 以下时，为隐性黄疸或亚临床黄疸；当 STB 浓度处于 34.2 ~ 171 μmol/L 时为轻度黄疸，处于 171 ~ 342 μmol/L 时为中度黄疸，高于 342 μmol/L 时为高度黄疸。在病程中检测可以判断疗效和指导治疗。

2. 根据黄疸程度推断黄疸病 溶血性黄疸时通常 STB < 85.5 μmol/L，肝细胞性黄疸时 STB 浓度为 17.1 ~ 171 μmol/L，不完全性梗阻性黄疸时为 171 ~ 265 μmol/L，完全性梗阻性黄疸通常 > 342 μmol/L。

根据血清总胆红素、结合及非结合胆红素增高程度判断黄疸类型。若 STB 增高伴非结合胆红素明显增高，提示为溶血性黄疸，总胆红素增高伴结合胆红素明显升高为梗阻性黄疸，三者均增高为肝细胞性黄疸。

（五）注意事项

（1）本法测定血清总胆红素，在 10 ~ 37 ℃ 条件下不受温度变化的影响，呈色在 2 h 内非常稳定。
（2）本法灵敏度高，且可避免其他有色物质的干扰。现在有些商品试剂盒称为咖啡因法或称 J-G 法，但无碱性酒石酸钠，其灵敏度及特异性不如上述方法。
（3）轻度溶血对本法无影响，但严重溶血时可使测定结果偏低。其原因是血红蛋白与重氮试剂反应形成的产物可破坏偶氮胆红素，还可被亚硝酸氧化为高铁血红蛋白而干扰吸光度测定。
（4）叠氮钠能破坏重氮试剂，终止偶氮反应。凡用叠氮钠作防腐剂的质控血清，可引起偶氮反应不完全，甚至不呈色。
（5）胆红素对光敏感，因此标准液及标本均应尽量避光。
（6）脂血对测定有干扰，应尽量取空腹血。
（7）标本对照管的吸光度一般很接近，若遇标本量很少时，可不设标本对照管，参照其他标本对照管的吸光度。
（8）对于胆红素浓度大于 100 mg/L 的标本可减少标本用量，或用生理盐水稀释血清后重做。

（六）思考题

（1）试剂空白和样品空白有什么区别？
（2）总胆红素与结合胆红素测定有何临床意义？
（3）非结合胆红素如何测定？
（4）影响胆红素测定结果的因素有哪些？
（5）若血中结合胆红素增加，则尿胆红素一定阳性吗？为什么？

二、乙型病毒性肝炎血清免疫学标志物乙型肝炎病毒表面抗体检查（操作）：酶联免疫吸附试验（ELISA 法）

（一）ELISA 法原理及检测程序

（1）使抗原或抗体结合到某种固相载体表面，并保持其免疫活性。

（2）使抗原或抗体与某种酶连接，形成酶标抗原或抗体，且既保留其免疫活性又保留酶的活性。

（3）标本中的抗原或抗体、酶标抗原或抗体能按一定的次序与固相载体表面的抗体或抗原反应，并通过底物与酶的反应来反映标本中的抗原或抗体的量。

（4）常用的酶为辣根过氧化物酶（horseradish peroxidase，HRP）。底物为 TMB，经 HRP 催化发生氧化反应后变为蓝色，加终止液后变为黄色。通过颜色的深浅来判定结果。

（5）不同类型 ELISA 法的原理及检测程序

1）双抗体 / 双抗原夹心法（图 9-2）

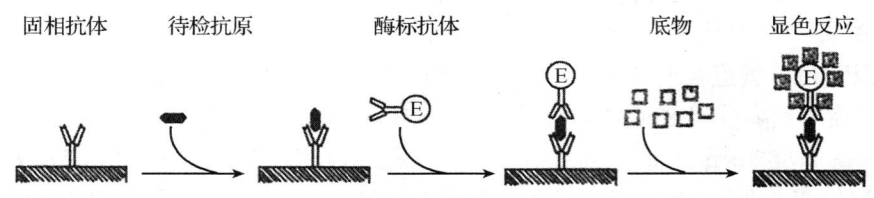

图 9-2　双抗体夹心法原理示意图

①将抗体或抗原包被在固相载体上。
②样品中的抗原（或抗体）与固相抗体（或抗原）结合，形成抗原 - 抗体复合物。
③与酶标抗体（或抗原）结合后形成抗体 - 抗原 - 酶标记抗体复合物。
④酶催化底物并显色。

2）间接法（图 9-3）

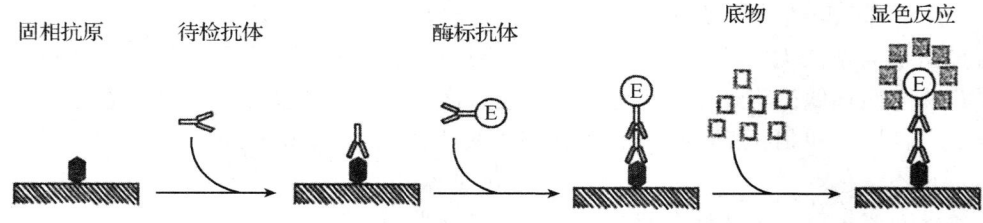

图 9-3　间接法测抗体原理示意图

①将抗原包被在固相载体上。
②样品中的抗体与固相抗原结合，形成抗原 - 抗体复合物。
③与酶标抗体（或抗原）结合后形成抗体 - 抗原 - 酶标记抗体复合物。
④酶催化底物并显色。

3）竞争法（图 9-4）
①将抗原包被在固相载体上。
②样品中的抗体和酶标抗体与固相抗原竞争结合。
③酶催化底物并显色，显色的深浅与待测抗体量成反比。

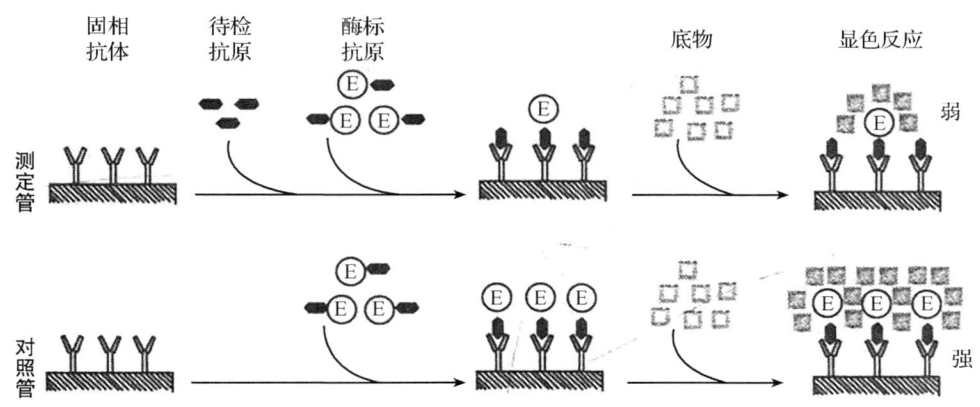

图9-4 竞争法测抗原原理示意图

4)捕获法(图9-5)

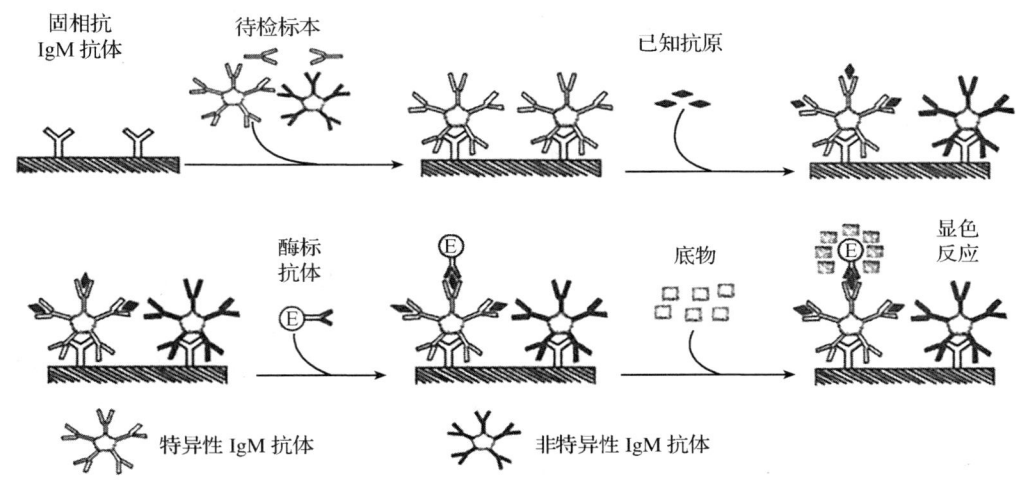

图9-5 捕获法原理示意图

①将抗抗体包被在固相载体上。
②与样品中的抗体结合后,形成抗体-抗抗体复合物。
③加入抗原及酶标记抗体,则结合为抗抗体-抗体-抗原-酶标记抗体复合物。
④酶催化底物并显色。

(二)关于ELISA法的评价

1. ELISA法的特点
(1)特异性强。
(2)敏感性高。
(3)重复性好。

2. ELISA法的应用
(1)免疫酶染色各种细胞内成分的定位。
(2)研究抗酶抗体的合成。
(3)显现微量的免疫沉淀反应。
(4)定量检测体液中抗原或抗体成分。

3. ELISA 法的前景

（1）同步 ELISA 法测定多种抗体：该法原理与通常的 ELISA 间接法相同。

（2）磁颗粒 ELISA 法。

（3）酶联免疫荧光测量法。

（4）免疫印迹技术与层析：这两种技术是 ELISA 法分别与电泳技术和层析技术的融合，前者利用电泳技术分离混合抗原，已相当成熟和完善；后者利用层析技术分离混合半抗原，但应用还不普遍。

4. ELISA 法存在的问题

（1）内源性过氧化物酶的普遍存在，如大脑组织中、呼吸道分泌物的炎症细胞中及某些病毒的组织培养中均有内源性过氧化物酶活性，常不易除去，如果用某些方法除去，则病毒的抗原性亦受到破坏，对于用 ELISA 法检测不利。

（2）对 ELISA 法的非特异性评价的资料尚不够完善，因此，当出现一些非特异性反应时，往往不易解释。

（三）乙型肝炎病毒表面抗体标志物 ELISA 法检查（操作）

1. 器材 可调移液器、37 ℃恒温水浴箱、酶标仪、洗板机、滤纸、微量吸头、不干胶贴纸。

2. 试剂 乙型肝炎病毒表面抗体检测试剂盒：微孔反应板、阳性对照液、阴性对照液、酶标记物、显色剂 A（底物缓冲液）、显色剂 B（底物液）、终止液、浓缩洗涤液。

3. 操作

（1）实验准备

1）从冷藏环境中取出试剂盒，在室温下平衡 30 min，同时用蒸馏水将浓缩洗涤液按 1∶20 比例稀释。

2）使用黄色管盖促凝真空采血管通过肘静脉穿刺抽取被检测者 5 ml 空腹静脉血，颠倒混匀 5 次，静置 30 min 后以 3500 r/min 的速度离心分离血清备用。

（2）每批微孔反应板设阳性对照 2 孔，阴性对照 2 孔，空白对照 1 孔（做好标记）。

（3）分别向阳性对照孔、阴性对照孔中加入相应对照液 1 滴（50 μl）。除空白对照孔外，其余各孔加入待测标本血清 50 μl。

（4）除空白对照孔外，其余各孔加入酶结合物 1 滴（50 μl），轻轻振荡混匀。

（5）用不干胶贴纸封板，置于 37 ℃恒温水浴箱孵育 15 min。

（6）洗板机设置：洗液量 350 μl，浸泡 10 s，洗板 5 次。将孵育 30 min 的反应板置于洗板机上进行洗板。

（7）洗板后吸干反应孔液体，每孔先加入显色剂 A 液 1 滴（50 μl），再加入 B 液 1 滴（50 μl），轻轻振荡，混匀。再次封板后，置于 37 ℃恒温水浴箱避光孵育 15 min。

（8）酶标仪设置：双波长酶标仪比色，主波长 450 nm，参考波长 630 nm。

（9）15 min 后，取出反应板并每孔加入终止液 1 滴（50 μl），混匀。

（10）将反应板置于酶标仪上，读取各孔 OD 值。

（11）计算 Cutoff 值：COV= 阴性对照平均 OD 值 ×2.1（阴性对照 OD 值如低于 0.05，按 0.05 计算；如高于 0.05，则按实际 OD 值计算）。

（12）结果判定：标本 OD 值≥COV 为阳性；标本 OD 值＜COV 为阴性。

4. 注意事项

（1）加样时应将所加物加在 ELISA 板孔的底部，避免加在孔壁上部，并注意不可溅出，避免发生孔间污染。同时不可产生气泡。

（2）每次加标本应更换吸嘴（吸管尖），以免发生交叉污染。

（3）向试剂瓶滴加试剂前应先将滴瓶摇匀并挤去第一滴有气泡的试剂后再加样。

（4）加标本及试剂量应准确。

（5）不可在血清标本未完全凝固时就加入，否则一旦反应孔内出现纤维蛋白凝固或残留血细胞，易造成假阳性反应。故标本需完全凝固后再离心，尽量避免离心后颠倒真空管。

（6）细菌污染标本时，菌体中可能含有内源性 HRP，会产生假阳性反应。故标本应为即采血清标本或严格条件下保存的标本。

（7）红细胞溶解时会释放出具有过氧化物酶活性的物质，引起假阳性反应，采血时需避免溶血发生。

（8）孵育时，水要浸至板条的 1/3 处，不可将板条叠加放置。

（9）不同批号的试剂盒不能混用。

（10）孵育、洗板、显色时间应严格按说明书操作，避免批间差异。

（11）酶标仪应定期检测，以保证光波长准确。

（四）乙型肝炎病毒标志物检查的临床意义

临床常见乙型肝炎病毒标志物检查结果及其临床意义见表 9-9 所列。

表 9-9　乙型肝炎病毒标志物检查结果及其临床意义

常见模式	HBsAg	HBsAb	HBeAg	HBeAb	HBcAb	临床意义
1	+	−	+	−	+	急性或慢性乙型肝炎，高传染性
2	+	−	−	−	+	急性、慢性乙型肝炎或慢性 HBsAg 携带者
3	+	−	−	+	+	急性乙肝趋向恢复或慢性乙肝，弱传染性
4	−	+	−	−	+	急性 HBV 感染康复期或既往感染史
5	−	−	−	+	+	乙肝恢复期，弱传染性
6	−	−	−	−	+	急性 HBV 感染"窗口期"或既往曾感染过乙肝，有流行病学意义
7	−	+	−	−	−	疫苗接种后或 HBV 感染后康复
8	−	+	−	+	+	急性乙肝康复期，开始产生免疫力
9	−	−	−	−	−	非乙肝感染

★ **知识点 9：其他类型肝炎标志物检测**

（1）甲肝病毒标志物：抗-HAV IgM 阳性说明机体正在感染 HAV，是早期诊断甲肝的特异性指标；抗-HAV IgG 阳性出现于恢复期且持久存在，是获得免疫力的标志，提示既往感染。HAV-RNA 阳性对诊断特别是早期诊断具有特异性。

（2）丙肝病毒标志物：抗-HCV IgM 阳性见于急性丙型肝炎患者；抗-HCV IgG 阳性表明已有 HCV 感染（现症感染或既往感染），输血后肝炎有 80%~90% 的患者抗-HCV IgG 阳性。HCV-RNA 阳性是 HCV 感染和复制的直接指标。

（3）丁肝病毒标志物：抗-HDV IgG 阳性是诊断丁型肝炎的可靠指标，且可以持续多年。HDV-RNA 阳性可特异性地确诊丁型肝炎。抗-HDV IgM 阳性可用于丁型肝炎的早期诊断。

（4）戊肝病毒标志物：抗-HEV IgM 阳性是确诊戊肝病毒（HEV）感染较为可靠的指标。

（李　超）

第三节　常见病例报告解读

一、肝功能异常病例报告及分析

××医院检验报告单

姓名：×××　　　　科室：神经内科二病区病房　　　　标本编号：常606
性别：男　　　　　病床号：13　　　　　　　　　　采样时间：2024-06-20　15：19
年龄：66岁　　　　送检医师：×××　　　　　　　标本种类：血清
病案号：××××××　备注：　　　　　　　　　　临床诊断：×××
送检项目：肝功能

	项目名称	英文名称	结果		单位	参考值
1	★总蛋白	TP	55	↓	g/L	65～85
2	★白蛋白（溴甲酚绿法）	ALB	29	↓	g/L	40～55
3	球蛋白	GLB	26		g/L	20～40
4	白蛋白/球蛋白	A/G	1.1	↓		1.2～2.4
5	★天冬氨酸氨基转移酶	AST	95	↑	U/L	7～40
6	★丙氨酸氨基转移酶	ALT	89	↑	U/L	6～45
7	AST/ALT 比值	AST/ALT	1.7			
8	总胆红素	TBIL	68.5	↑	μmol/L	0～26
9	直接胆红素	DBIL	31.5	↑	μmol/L	0～8
10	间接胆红素	IBIL	37.0	↑	μmol/L	0～18
11	碱性磷酸酶	ALP	210	↑	U/L	45～125
12	★γ-谷氨酰基转移酶	γ-GT	113	↑	U/L	10～60

收样时间：××××/××/××　　报告时间：××××/××/××　　检验者：×××　　审核者：×××

【临床资料】

患者，男，55岁。因"食欲减退、乏力、腹胀、腹泻半个月"在门诊就诊。

体格检查：面色偏黑，T 38 ℃，体重减轻，轻度黄疸，肝大、脾大，可见蜘蛛痣；叩诊提示腹腔有积液，未见明显的皮肤及黏膜出血。

【报告与分析】

患者近半月有食欲减退、乏力、腹胀等病史。临床体征表现为面色偏黑，T 38 ℃，体重减轻，轻度黄疸，肝大、脾大，蜘蛛痣，腹腔有积液等。结合实验室肝功能检查结果：TP（55 g/L）和 ALB（29 g/L）都降低，提示可能存在低蛋白血症（易发生腹水）；ALT（89 U/L）和 AST（95 U/L）都升高，反映肝实质细胞有损害；γ-GT（113 U/L）和 ALP（210 U/L）升高，反映有胆汁淤积；血胆红素（TBIL 68.5 μmol/L、DBIL 31.5 μmol/L）升高，DBIL/TBIL 比值（31.5/68.5=0.46）>0.2，但<0.5，表现为肝细胞性黄疸的特征，与体检所见（轻度黄疸，可见蜘蛛痣）是一致的。初步考虑肝脏疾病，倾向于肝硬化，但不排除肝炎、脂肪肝等诊断。

二、乙型肝炎病毒抗体检查异常病例报告及分析

××医院检验报告单

姓名：×××　　　　　科室：神经内科二病区病房　　　　　标本编号：常101

性别：男　　　　　　病床号：13　　　　　　　　　　　采样时间：2024-06-20　15：19

年龄：30岁　　　　　送检医师：×××　　　　　　　　　标本种类：血清

病案号：×××××　　备注：　　　　　　　　　　　　　临床诊断：×××

送检项目：乙肝五项

	项目名称	英文名称	结果	s/co	参考值	检验方法
1	★乙型肝炎表面抗原	HBsAg	阳性（+）	28.523	<1.0	ELISA
2	★乙型肝炎表面抗体	HBsAb	阴性（-）	0.121	<1.0	ELISA
3	乙型肝炎e抗原	HBeAg	阳性（+）	15.523	<1.0	ELISA
4	乙型肝炎e抗体	HBeAb	阴性（-）	2.121	>1.0	ELISA
5	乙型肝炎核心抗体	HBcAb	阳性（+）	0.523	>1.0	ELISA

收样时间：××××/××/××　　报告时间：××××/××/××　　检验者：×××　　审核者：×××

【临床资料】

患者，女，45岁。发现"转氨酶异常2个月，全身皮肤、巩膜黄染2周"入院。近2周患者出现尿少、腹胀、厌食症状，食欲差，排便增多，伴有乏力和全身不适。

既往史：无特殊，无肝硬化及原发性肝癌家族史。

体格检查：T 36.5 ℃，巩膜黄染，蜘蛛痣（+），肝掌征（+），肝肋下2 cm，有压痛及叩痛。余正常。

【报告与分析】

女性患者转氨酶异常2个月，全身皮肤、巩膜黄染2周，乏力、食欲差，排便增多。临床体征表现为体温正常，巩膜黄染，蜘蛛痣（+），肝掌征（+），肝肋下2 cm，有压痛及叩痛。结合实验室检查结果：转氨酶异常，说明肝实质细胞有损害，初步考虑肝脏疾病；乙型肝炎病毒感染标志物HBsAg、HBeAg、HBcAb同时阳性，俗称"大三阳"，此阶段HBV在体内复制活跃，传染性强。因此该病例初步诊断为HBV感染，具有高传染性。

为了进一步明确肝炎的病原和性质，还应做下列检查：

（1）血胆红素、尿胆红素、尿胆原检测（有助于鉴别黄疸类型，除外溶血性及阻塞性黄疸）。

（2）ALP、GGT（了解有无胆汁淤积）。

（3）乙型肝炎病毒核酸（HBV-DNA）定量检测（判断有无传染性更为准确的指标）。

××医院检验报告单

姓名：×××	科室：神经内科二病区病房	标本编号：常101
性别：男	病床号：13	采样时间：2024-06-20 15：19
年龄：30岁	送检医师：×××	标本种类：血清
病案号：××××××	备注：	临床诊断：×××

送检项目：乙肝五项

	项目名称	英文名称	结果	s/co	参考值	检验方法
1	★乙型肝炎表面抗原	HBsAg	阳性（+）	27.953	<1.0	ELISA
2	★乙型肝炎表面抗体	HBsAb	阴性（-）	0.536	<1.0	ELISA
3	乙型肝炎e抗原	HBeAg	阴性（-）	0.139	<1.0	ELISA
4	乙型肝炎e抗体	HBeAb	阳性（+）	0.353	>1.0	ELISA
5	乙型肝炎核心抗体	HBcAb	阳性（+）	0.464	>1.0	ELISA

收样时间：×××/××/××	报告时间：×××/××/××	检验者：×××	审核者：×××

【临床资料】

患者，男，45岁。主因"腹胀、乏力1个月，加重1周"入院。

体格检查： 神清，精神差，呈慢性肝病面容，颈部及前胸可见数枚蜘蛛痣，巩膜及皮肤重度黄染，心、肺无阳性体征。腹饱满，肝肋下未触及，脾肋下1 cm，质地中等，触痛阳性，移动性浊音阳性，双下肢Ⅰ度可凹性水肿。

实验诊断： ALT 243 U/L，AST 345 U/L，CHE 119 U/L，ALB 29 g/L，GLO 45 g/L，A/G<1，TBIL 102 μmol/L。

腹部超声报告： 慢性肝病表现，胆囊水肿，腹水少量。其余正常。

【报告与分析】

该患者乙型肝炎病毒抗体检查显示 HBsAg（+），HBeAb（+），HBcAb（+），俗称"小三阳"，该阶段 HBV 感染可能进入慢性期或缓慢期，有弱传染性。ALB、CHE 降低，GLO 升高，A/G 降低，出现白/球比倒置，表现出腹水；ALT、AST 增高，TBIL 升高，出现巩膜和皮肤黄染。颈部及前胸可见数枚蜘蛛痣，说明性激素代谢紊乱。以上结果提示患者有肝细胞损伤，肝功能受损，其合成与代谢功能障碍。因此该病例初步诊断为 HBV 感染，具有弱传染性。

为了进一步明确肝炎的病因和性质，还应做下列检查：

（1）尿胆红素、尿胆原检测（有助于鉴别黄疸类型，除外溶血性及阻塞性黄疸）。

（2）ALP、GGT（了解有无胆汁淤积）。

（3）乙型肝炎病毒核酸（HBV-DNA）定量检测（判断有无传染性更为准确的指标）。

（李　超）

第四节 知识拓展

一、自动生化分析仪流水线使用

自动生化分析仪（automatic biochemical analyzer）是将生物化学分析过程中的取样、加试剂、去干扰、混合、保温反应、自动检测、结果计算、数据处理和打印报告，以及实验后的清洗等步骤自动化的仪器。这类仪器一般都具有灵敏、准确、快速、节约和标准化等优点，不仅工作效率高，而且减少了主观误差，稳定了检验质量。随着科学技术和医疗事业的持续发展，临床化学检验样品种类和数量的迅速增加，检验新项目的不断出现，使得自动生化分析仪器在临床生化分析中得到越来越广泛的应用。

自动生化分析仪种类繁多，根据仪器反应装置结构的不同，可分为连续流动式、离心式、分立式和干化学式。按可测项目分为单通道和多通道两类。按测定程序的可变性可分为程序固定式和程序可变式两类。按诊断试剂的状态不同分为干化学自动生化分析仪和湿化学自动生化分析仪两类。目前国内外最常用的是分立式自动生化分析仪，由于其灵活性大，在结构设计、功能开发及新技术的应用上有较大潜力，近年来发展迅速。

（一）自动生化分析仪工作原理

1. 湿化学生化分析仪的工作原理 全自动生化分析仪器均有自动吸样、加试剂、混合、去干扰物、保温、检测、计算结果、清洗等基本功能。仪器自动定量吸取样品并转移，通过沉淀、离心、过滤、层析或透析等技术分离去除大分子干扰物，再自动定量吸取试剂与样品混合，在一定温度下孵育（反应）后，通过检测器进行相应的测定，将检测的信号放大、转化、传输，电脑对接收到的数据进行分析处理，计算出待测物的浓度，显示并打印结果。

（1）连续流动式自动分析仪原理：这类仪器的分析全过程在管道系统中进行，又称管道式分析仪。在液体连续流动的情况下，借助比例泵提供使样品在仪器内进行运动的压力以及向流经管道的液体注入空气，并由比例泵决定样品和试剂的量，及管道内气泡的多少。混合管可将比重不同的液体（样品和试剂）定量充分混匀。透析器可去除反应管中大、小分子对反应的干扰，尤其是蛋白质等大分子物质。目前随着表面活性剂的应用，消除了蛋白质的沉淀干扰，已不需进行透析分离。随之进行保温反应和比色，记录检测结果。目前已发展到由电脑全面控制的多通道全自动仪器。由于使用同一流动比色杯，消除了比色杯间的吸光性差异，在 1960—1970 年间曾被广泛采用，后来由于其管道系统结构复杂，不能克服交叉污染，故障率高，操作繁琐，逐步被分立式生化分析仪所替代。

（2）离心式自动分析仪原理：因分析全过程在离心条件下完成而得名。其工作原理是将样品和试剂放在特制圆形反应器内，该圆形反应器称为转头，装在离心机的转子位置，当离心机开动后，圆形反应器内的样品和试剂受离心力的作用而相互混合发生反应，经过一定时间的温育后，反应液最后流入圆形反应器外圈的比色凹槽内，垂直方向的单色光通过比色孔进行比色，最后计算机对所得吸光度进行计算，显示结果并打印。在整个分析过程中，样品与试剂的混合、反应和检测等每一步骤几乎同时完成，基于"同步分析"的原理而设计。目前已被分立式全面取代。

（3）分立式自动分析仪原理：是按手工操作的方式编排程序，并以有序的机械操作代替手工操作，用加样探针将样品加入各自的反应杯中，试剂探针按一定时间自动定量加入试剂，经搅拌器充分混匀后，在一定条件下反应。反应杯同时作为比色杯进行比色测定。各环节用传送带连接，按顺序依次操作，故称为"顺序式"分析。

与连续流动式自动生化分析仪的主要区别为分立式自动分析仪是将各个样品和试剂在各自的试管中起反应,采用由加样器和加液器组成的稀释器来加样和加试剂,一般没有透析器,恒温器必须能容纳需保温的试管和试管架,所以比管道式分析仪的体积要大。

2. 干化学生化分析仪的工作原理

(1) 干化学生化分析仪的分析原理:干化学又称固相化学(solid phase chemistry),其原理是将待测液体样品直接加到已固化于特殊结构的试剂载体上,以样品中的水将固化于载体上的试剂溶解,再与样品中的待测成分发生化学反应,最后检测载体上的信号变化,计算出待测物的浓度。干化学生化分析仪是集光学、化学、酶工程学、化学计量学及计算机技术于一体的新型生化检测仪器。干化学生化分析仪多采用多层薄膜固相试剂技术,测定方法多为反射光度法(reflectance spectroscopy)和差示电位法(differential potentiometric)。

(2) 干化学生化分析仪的分类:根据反应原理不同,干化学生化分析仪可分为反射光度法技术分析仪和胶片涂层技术分析仪。

反射光度法技术分析仪使用试纸条,由密码磁带、血浆分离区和反应区三部分组成。密码磁带位于试纸条背面,储存了检测项目的全部检测程序及全部方法学资料;血浆分离区位于试纸条正面下部并标以红色,由玻璃纤维和纸层构成,用于阻截红、白细胞;反应区位于试纸条正面上部,血浆通过血浆分离区被转移介质运送到反应区底部,进行化学反应并检测。

胶片涂层技术分析仪使用试纸片(块),主要由扩散层、中间层及指示剂层组成,作用分别是接受样品、改变样品的物理化学性质及对待测物进行测定。

干化学生化分析仪完全脱离了传统的分析方法,所有的测定参数均存储于仪器的信息磁块中,当编有条形码的特定试验的试纸条、试纸片放进测定装置后,即可进行测定。操作简便,测定速度快,并且不需要使用去离子水,没有复杂的清洗系统,使用后的反应单元可以焚烧处理,对环境没有过多污染,灵敏度和准确性与典型的分立式自动生化分析仪相近,尤其适用于急诊检测和微量检测。

(二)自动生化分析仪的基本结构

就目前国内外应用最多的分立式自动生化分析仪,其基本结构由样品处理系统、检测系统、计算机系统组成。

1. 样品处理系统 ①用以放置样品杯或原始样品管的样品架;②冷藏装置(4~15 ℃)放置实验试剂的试剂仓;③样品和试剂取样单元(由机械臂、样品针或试剂针、吸量器、步进马达等组成),有条形码的分析仪,可以自动识别样品管相关信息及要检测的项目、试剂的种类等;④执行混匀功能的搅拌器。

2. 检测系统 ①光源(大多采用卤素灯,工作波长为325~800 nm);②分光装置(分光元件一般采用干涉滤光片或光栅);③比色杯;④恒温装置;⑤清洗装置。

3. 计算机系统 计算机系统指令有条不紊地进行整个分析过程。自动生化分析仪计算机与仪器相结合,使其具有识别样品和试剂、自动吸加样品和试剂、自动混合、恒温调控、结果计算和打印数据管理等功能。

(三)自动生化分析仪的应用

根据系统上机检测项目数量,可灵活、方便地分系统设置项目组合,除普通化学测定以外,同时可以满足免疫、药物、特定蛋白的测试及新开发的检测项目,从而提供全面的检测项目,方便临床诊断。全自动生化分析仪由仪器采样、加样并自动检测,最大限度减少人为因素对检验结果的干扰,其精密度、准确度都远高于手工操作。

1. 生化检验中的应用 目前大型全自动生化分析仪的生化检验项目均多达数十项,可进行肝功能、肾功能、血脂、血糖、激素、多种血清酶等项目检查，除常规生化项目外，多数仪器配有离子选择电极，能检测 pH 和电解质，开展多项急诊项目检查。通过这些检查项目，结合临床，可对肝脏疾病、肾脏疾病、高脂血症、糖尿病、内分泌疾病、心肌损伤、水和电解质代谢功能紊乱、酸碱平衡紊乱等多种疾病进行诊断和鉴别诊断、病情和疗效观察、预后评估等。

2. 免疫检验中的应用　　多数大型全自动生化分析仪配有紫外光、散射光/透射光免疫比浊功能，可用于免疫球蛋白、补体 C3 和 C4、类风湿因子、抗链球菌溶血素 O、C 反应蛋白和超敏 C 反应蛋白、尿微量白蛋白、转铁蛋白等多项特定蛋白检测，用于评价各种人群的免疫功能以及自身免疫病、血液免疫病、急性心肌损伤、缺铁性贫血、糖尿病肾病等疾病的诊断或辅助诊断。

3. 药物监测中的应用　　临床用于疾病治疗的药物，有些由于药效学、药动学等原因，需要进行监测，如强心苷类药、抗癫痫药、抗情感性精神障碍药、抗心律失常药、免疫抑制剂、平喘药、氨基糖苷类抗生素等；药物滥用也日益成为危害健康的棘手问题，如安非他明、大麻、鸦片、美沙酮、乙醇等，滥用药物的浓度测定在临床实验室也越来越有必要开展。药物监测最常用的检测方法是荧光偏振免疫分析，目前很多大型全自动生化分析仪具有荧光/荧光偏振功能，可以快速、准确监测血中药物浓度。

二、流式细胞仪的使用

流式细胞仪（flow cytometer，FCM）是以激光为光源，集流体力学、电子物理技术、光电测量技术、计算机技术、细胞荧光化学和单克隆抗体等技术为一体，对于处在快速直线流动状态中的生物颗粒进行快速、多参数的定量分析和分选技术（称为流式细胞术）的仪器。FCM 被广泛应用于细胞生物学、免疫学、肿瘤学、血液学、病理学、遗传学等多学科，在临床检验中也广泛应用。

（一）流式细胞仪的工作原理

流式细胞术原理是以高能量激光照射高速流动状态下被荧光色素染色的单细胞或颗粒，通过测量其产生的散射光和发射荧光的强度，对细胞（或微粒）进行定性或定量检测的一种细胞分析技术。由于流式细胞术可同时鉴别单个细胞上的多种抗原，而且在极短时间内分析大量细胞，因此在医学基础研究和临床疾病的诊断、治疗及发病机制研究中得到了广泛应用。

（二）流式细胞仪的基本结构

FCM 根据功能不同可分为临床型（亦称台式机）和科研型（亦称大型机）。临床型只有分析功能，没有分选功能。FCM 的结构可分为流动室及液流驱动系统、激光光源及光束成形系统、光学系统、信号检测与存储、显示、分析系统与细胞分选系统。

（三）流式细胞仪的功能

1. 流式细胞仪在免疫学中的应用　　FCM 的细胞免疫表型分析广泛用于外周血淋巴细胞亚群分析、白血病细胞免疫表型诊断、各种血小板功能异常、血小板活化检查以及各类细胞膜表面特异抗原、黏附分子和各种受体的检测等。FCM 的分选和细胞纯化技术对于分选纯化各种不同的免疫细胞进而研究其生理功能和不同的免疫细胞相互作用关系等是十分有用的手段。FCM 分选骨髓杂交瘤细胞在制备特异单克隆抗体的工作中可大量节约制备时间并提高生产单克隆抗体的质量。

另外，FCM 还常用于快速检测各种免疫活性细胞的功能测试等，包括免疫活性细胞的分型与纯化、淋巴细胞亚群分析、淋巴细胞功能分析、免疫分型、肿瘤细胞的免疫检测、机体免疫状态的监测、免疫细胞的系统发生及特性等免疫理论研究和临床实践研究。

2. 流式细胞仪在血液学中的应用　　FCM 在血液病检出、发病机制、诊断、治疗和预后评价等方面有重要意义。白血病免疫分型是选择化疗方案和判断预后的重要依据，联合应用 FCM 与单克隆抗体对白血病细胞进行免疫分型，可以提高白血病分型诊断的符合率，为指导治疗和判断预后提供帮助；检测母体血液中 Rh（+）或抗 D 抗原阳性细胞，可以了解胎儿是否可能因 Rh 血型不合而发生严重溶血。

3. 流式细胞仪在细胞生物学中的应用 FCM 为定量研究细胞各种结构与功能参数的新技术手段，其中应用最频繁、最普遍的集中在对细胞动力学、细胞周期分析、细胞增殖、细胞分化及细胞凋亡、细胞坏死等的研究方面。可以进行免疫活性细胞的分型与纯化、分析淋巴细胞亚群与疾病的关系、免疫缺陷病（如艾滋病）的诊断、器官移植后的免疫学监测等方面的研究。流式细胞测量术和分选术也被用于染色体、精子和精细胞的研究以及遗传学、分子遗传学方面。

4. 流式细胞仪在肿瘤学中的应用 FCM 在肿瘤学研究方面已成为主要研究手段之一，FCM 细胞 DNA 含量测定可以得到客观的测量数据进而发现 DNA 异倍体细胞群体的存在、异倍体细胞群的多少、异倍体细胞 DNA 含量偏离的程度以及肿瘤细胞中增殖细胞的百分比值等重要信息。这在正确判定临床肿瘤生物学特征及对白血病、淋巴瘤、肺癌、膀胱癌、前列腺癌等多种实体瘤细胞进行探测方面有重要意义。特别是近年来随着荧光细胞化学技术的发展和荧光标记的单克隆抗体探针的完善，为利用流式细胞技术研究各种肿瘤抗原、肿瘤蛋白、致癌基因提供了新的方法，极大地提高了肿瘤学的研究水平。

随着微电子技术和电极技术的进一步发展，临床检验仪器正在快速发展，目前已经广泛应用于免疫学、细胞生物学、血液学、肿瘤学等诸多领域。新推出的各种临床检验仪器已用数字电路取代模拟电路，充分发挥其微处理器的功能，数据自动分析能力更高，充分发挥其图形界面的优点，以实现操作简单、便捷化。

三、练习题

（一）病例分析

【简要病史】 李某，男，36 岁，公司职员。因乏力，恶心，食欲缺乏，肝区不适 2 周来诊。既往健康，否认肝炎接触史。

【体格检查】 T 36.6 ℃，P 65 次 / 分，R 25 次 / 分，BP 115/76 mmHg。一般状况尚可，巩膜及皮肤黄染。心肺未见异常。腹软，无压痛，肝右肋下 2.0 cm，质地稍韧，触痛（+），脾未触及。四肢及神经系统检查无异常。

【实验室检查】

血液一般检查：RBC 4.8×10^{12}/L，Hb 140 g/L，HCT 0.46；
　　　　　　　WBC 7.5×10^9/L，S 0.60，St 0.04，E 0.02，L 0.28，M 0.07。

临床生化检查：TP 71 g/L，ALB 46 g/L，GLB 25 g/L；
　　　　　　　ALT 980 U/L，AST 109 U/L，GDH 22 U/L；
　　　　　　　STB 177 μmol/L，CB 81 μmol/L。

尿液检查：尿色黄，尿胆红素定性（+），尿胆原 3.0 μmol/L。

【思考题】

1. 根据以上资料，该患者初步应考虑为何种诊断？为什么？
2. 为了明确诊断，还应该做哪些检查？

（二）单选题

1. 反映肝细胞损伤常用的酶学指标是
   A. MAO、pH　　　　　　　　B. ALP、GGT　　　　　　　C. ALT、AST
   D. AFU、5'-NT　　　　　　　E. AMY、LPS

2. 可以反映胆汁淤积的酶学指标是
   A. MAO、pH
   B. ALP、GGT
   C. ALT、AST
   D. AFU、5'-NT
   E. AMY、LPS
3. 下列可作为反映肝合成功能的灵敏指标是
   A. MAO
   B. GGT
   C. ALT
   D. 5'-NT
   E. ChE
4. 下列用于肝细胞癌与其他肝占位性病变鉴别诊断的指标是
   A. ALT
   B. GGT
   C. AST
   D. AFU
   E. ChE
5. 下列情况可出现血清白蛋白减低的结果，**除外**
   A. 营养不良
   B. 急性肝细胞损害
   C. 恶性肿瘤
   D. 肾病综合征
   E. 蛋白丢失性肠病
6. 下列符合溶血性黄疸的是
   A. 总胆红素升高
   B. 结合胆红素升高
   C. 非结合胆红素明显升高
   D. 尿胆原明显升高
   E. 以上均是
7. 下列符合梗阻性黄疸的是
   A. 总胆红素升高
   B. 结合胆红素明显升高
   C. 非结合胆红素升高
   D. 尿胆红素阳性
   E. 以上均是
8. 对黄疸的诊断和鉴别诊断最有价值的项目是
   A. 血清蛋白电泳
   B. AFP
   C. STB、CB、UCB、尿胆原和尿胆红素
   D. ALT、AST、ALP、GGT
   E. TP、ALB、GLB、A/G 比值
9. 年轻男性与朋友聚餐后，半夜出现上腹不适、恶心并伴有刀割样疼痛，该患者应首先选取的检查项目是
   A. MAO、pH
   B. ALP、GGT
   C. ALT、AST
   D. AFU、5'-NT
   E. AMY、LPS
10. 有助于诊断原发性肝癌的首选指标是
    A. ALT、AST
    B. AFP
    C. STB、CB、UCB
    D. AMA
    E. TP、ALB、GLB、A/G 比值
11. 诊断慢性肝病的检查项目应**除外**
    A. ALT、AST
    B. ALP、GGT
    C. TAG、A/G 比值、蛋白电泳
    D. PA
    E. STB、CB、UCB
12. 下列属于肝病型的血清蛋白电泳图形为
    A. 单克隆 γ 球蛋白增高
    B. 白蛋白及 γ 球蛋白减低，$α_2$ 及 β 球蛋白增高
    C. 白蛋白减低，γ 球蛋白增高
    D. $α_1$、$α_2$ 及 β 三种球蛋白均增高
    E. γ 球蛋白减低
13. 下列中**除哪项**外均可见血清 Lp（a）水平增高
    A. 心肌梗死
    B. 急性炎症
    C. 缺血性心脑血管疾病

D. 肾病综合征　　　　　　　E. 肝癌

14. 急性胰腺炎时血清浓度最早出现变化的指标是

　　A. LPS　　　　　　B. ALP　　　　　　C. ALT
　　D. AFU　　　　　　E. AMY

15. 下列检查结果，病毒复制活跃并有强传染性的是

　　A. HBsAg（＋）
　　B. HBsAg（＋），抗-HBc（＋）
　　C. HBsAg（＋），HBeAg（＋），抗-HBc（＋）
　　D. 抗-HBc（＋）
　　E. 抗-HBs（＋），抗-HBe（＋），抗-HBc（＋）

（三）名词解释

1. 血清前白蛋白（prealbumin，PAB）
2. "酶胆分离"现象
3. 钩状效应

（四）简答题

1. 简述肝胆胰疾病临床常用的诊断酶及其分类。
2. 简述黄疸的临床意义。

【参考答案】

（一）病例分析

1. 考虑本例的初步诊断为：急性黄疸性肝炎。该患者被诊断为急性黄疸型肝炎的依据：①病史和临床症状（乏力，食欲缺乏，恶心，肝区不适 2 周）及体征（肝右肋下 2.0 cm，质地稍韧，触痛（＋））。

（2）实验室检查

1）蛋白质检查：TP、ALB、GLB 及 A/G 比值均正常，说明不是慢性肝损伤；此与病程只有 2 周是完全符合的。

2）酶学检查：ALT、AST、GGT 均升高，表明有肝实质（肝细胞）的损伤。

3）肝损伤的细胞病理学定位：ALT（980 U/L）明显升高，AST（109 U/L）及 GDH（22 U/L）虽也有升高，但其升高不如 ALT 升高明显，表明是以 ALT 升高为主。说明损伤主要在肝细胞质，但同时有线粒体损伤（GDH 是线粒体损伤的标志酶，GDH 22 U/L，也有升高）。

4）血胆红素（STB 177 μmol/L，CB 81 μmol/L）及尿液检查结果（尿液色黄，尿胆红素定性阳性，尿胆原定量正常），提示为肝细胞性黄疸。

2. 为了进一步明确肝炎的病因和性质，还应做下列检查。

（1）肝炎病毒血清免疫学标志物（查明病原、病因）。

（2）ALP、GGT（了解有无胆汁淤积）。

（二）选择题

1. C；2. B；3. E；4. D；5. B；6. E；7. E；8. C；9. E；10. B；11. D；12. C；13. E；14. E；15. C

（三）名词解释

1. 血清前白蛋白：由肝细胞合成，分子量比白蛋白小，醋酸纤维膜电泳时向阳极泳动速度比白蛋白快，电泳图谱上位于白蛋白前方，为一染色很浅淡的区带。其血清浓度明显受营养状况和肝功

能改变的影响。其减低见于：①营养不良、慢性感染、恶性肿瘤晚期；②肝胆系统疾病（肝炎、肝硬化、肝癌及阻塞性黄疸）。因其半衰期短，其减低早于其他血清成分，对早期肝炎和急性重症肝炎有特殊诊断价值。

2. "酶胆分离"现象：肝炎在发展过程中，由于肝细胞的大量坏死，对胆红素的处理能力进行性下降，出现血清胆红素上升，同时转氨酶由于已经维持相当长时间的高水平，从而进行性耗竭，出现 ALT 和 AST 的下降，这就是所谓的"酶胆分离"现象，黄疸加深明显而转氨酶下降。

3. 钩状效应：即 hook 效应，是指由于抗原、抗体比例不合适而导致假阴性的现象，其中抗体过量称为前带效应；抗原过量称为后带效应。

（四）简答题

1. 肝胆胰疾病临床常用的诊断酶，按其临床意义可归为五大类：①反映肝细胞损害为主的酶：ALT、AST、GLD 或 GLDH、LDH 及同工酶、CHE。②反映胆汁淤积为主的酶：ALP、γ-GT 或 GGT。③反映肝纤维化为主的酶：MAO、pH、collagenase。④协助诊断肝细胞癌的酶：AFP 等。⑤反映胰腺疾病的酶：AMY/AMS、LPS/LIP、LAP。

2. 黄疸的临床意义：①判断有无黄疸、黄疸程度及演变过程。当 STB＞17.1 μmol/L，但＜34.2 μmo/L 时，为隐性黄疸或亚临床黄疸；34.2～171 μmol/L 为轻度黄疸，171～342 μmol/L 为中度黄疸，＞342 μmo/L 为高度黄疸。在病程中检测可以判断疗效和指导治疗。②根据黄疸程度推断黄疸病。溶血性黄疸通常＜85.5 μmol/L，肝细胞性黄疸为 17.1～171 μmol/L，不完全性梗阻性黄疸为 171～265 μmo/L，完全性梗阻性黄疸通常＞342 μmo/L。③根据总胆红素，结合及非结合胆红素增高程度判断黄疸类型。若 STB 增高伴非结合胆红素明显增高，提示为溶血性黄疸，总胆红素增高伴结合胆红素明显升高为梗阻性黄疸，三者均增高为肝细胞性黄疸。

（李　超　赵济华）

第十章　脑脊液实验室检查及中枢神经系统疾病实验诊断

【内容提要】

课堂病案讨论（化脓性脑膜炎）

实验内容：

1. 脑脊液检查概述
2. 脑脊液常规检测
    （1）脑脊液一般检查（示教）
    （2）脑脊液化学检查（示教）
    （3）脑脊液显微镜检查（示教）
3. 常见病例报告解读
4. 知识拓展（脑脊液压力测定的动力试验及练习题）

第一节　课堂病案讨论

【简要病史】患者，戴某，女，3岁，因发热，头痛2天伴呕吐、神萎、抽搐来医院就诊。

【体格检查】T 39.2 ℃，R 30次/分，心率96次/分，心律整，无异常杂音；发育正常，营养中等，面色苍白；皮肤散在少量出血点，咽充血（+），扁桃体（−），颈有抵抗，双肺（−），心界叩诊不大，心率110次/分，律齐，腹（−），下肢不肿，Brudzinski征（+），Kernig征（+），Babinski征（−）。

【实验室检查】血常规和脑脊液检查结果见表10-1和表10-2。

表10-1　血常规结果

项目	结果	参考值
WBC（$\times 10^9$/L）	19.0 ↑	4~10
RBC（$\times 10^{12}$/L）	3.4 ↓	4.0~5.5
Hb（g/L）	105 ↓	110~160
PLT（$\times 10^9$/L）	130	100~300
N（%）	90 ↑	50~70
L（%）	10 ↓	20~40

表 10-2 脑脊液检测结果

项目	检测结果	项目	检测结果
颜色	乳白色	细胞总数	$2400 \times 10^6/L$
透明度	浑浊	白细胞计数	$2100 \times 10^6/L$
凝固物	有凝块	白细胞分类	
潘迪氏试验	强阳性	多个核	95%
糖半定量试验	①-④管为阴性	单个核	5%

【思考题】
（1）初步考虑为何种疾病？为什么？
（2）如何分析实验检查结果？
（3）为了明确诊断还应该做哪些实验室检查？可能会有什么病理变化？
（4）分析其可能病因是什么？应该与哪些疾病进行鉴别诊断？

【病案分析】
（1）初步考虑该患者为化脓性脑膜炎，诊断依据如下。
1）发热，呕吐，伴颈强直。
2）血常规白细胞及中性粒细胞增高，提示急性化脓性感染。
3）脑脊液常规及化学检查各项结果，高度提示为化脓性脑膜炎（表 10-3）。
（2）分析实验室检查结果
1）结合临床资料，提出初步诊断；根据实验室检查结果，结合临床表现有突发高热、寒战、剧烈头痛、喷射性呕吐、皮肤瘀点、颈抵抗（+）以及锥体束征（+）等，应考虑中枢神经系统感染。
2）根据脑脊液检测结果，理学检查外观呈乳白色、浑浊；化学检查蛋白质明显增高，葡萄糖含量明显减低；细胞学检查白细胞数严重增高，而且以中性粒细胞为主，高度疑似化脓性脑膜炎。
3）结合患者年龄及皮肤散在少量出血点，高度疑似脑膜炎奈瑟菌引起的流行性脑膜炎。但要结合脑脊液病原学检测，进一步明确诊断。

附：常见脑膜炎实验室鉴别诊断（表 10-3）

表 10-3 常见脑膜炎实验室鉴别诊断

	压力	外观	细胞数及分类	蛋白质定性定量	葡萄糖	氯化物	细菌
正常人	侧卧位 0.69~1.76 kPa	无色透明	0~8个，多为淋巴细胞	阴性，0.15~0.45 g/L	2.5~4.5 mmol/L	119~129 mmol/L	无
化脓性脑膜炎	显著增高	浑浊脓性，可有凝块	显著增加，数千，以中性粒细胞为主	显著增加（>2+）	明显减少或消失	稍低	可发现致病菌
结核性脑膜炎	增高	微浊/毛玻璃样，静置后薄膜形成	增加，$500 \times 10^6/L$ 左右，多以淋巴细胞为主	增加（2+）	减少	明显减少	可找到结核分枝杆菌

续表

	压力	外观	细胞数及分类	蛋白质定性定量	葡萄糖	氯化物	细菌
病毒性脑炎或脑膜炎	稍增高	清晰或浑浊	增加，数十或数百，多以淋巴细胞为主	轻度增加（1+）	正常	正常	无
脑脓肿（未破）	增高	无色或黄色微浊	稍增加，以淋巴细胞为主	轻度增加	正常	正常	有或无
脑肿瘤	增高	无色或黄色	正常或稍增加，以淋巴细胞为主	轻度增加	正常	正常	无
蛛网膜下腔出血	稍增高	血性为主	增加，以红细胞为主	轻度增加	正常	正常	无

（3）为了进一步明确诊断，还应该做以下检查。

1）脑脊液病原学检测，进一步明确病原体，便于临床抗感染治疗。

2）必要时联合采集血培养，明确是否合并血流感染。

【最终诊断】

结合病史、临床体征及上述实验室检查结果分析，此病例的诊断考虑是化脓性脑膜炎，不除外脑膜炎奈瑟菌引起的流行性脑膜炎可能。待补做脑脊液病原学检测等实验室检查后，方可作出最终诊断。

（董爱英）

第二节　实验内容

一、脑脊液检查概述

（一）脑脊液检查适应证和禁忌证

1. 适应证　①有脑膜刺激症状，需明确诊断者；②疑有颅内出血；③疑有中枢神经系统恶性肿瘤；④有剧烈头痛、昏迷、抽搐及瘫痪等表现而原因未明者；⑤中枢神经系统手术前的常规检查；⑥中枢神经系统疾病需椎管内给药者。

2. 禁忌证　颅内压明显增高或伴显著视神经盘水肿者禁忌穿刺，以免发生脑疝。

（二）标本采集要点

一般常用腰椎穿刺术取得，特殊情况下可采用小脑延髓池或脑室穿刺，标本采集须注意：①收集于3个无菌管中，每管1~2 ml，总量<5 ml；②第一至第三管依次收集细菌学检查、化学及免疫学检查、细胞学检查脑脊液标本；③收集后立即送检。

二、检测项目

了解标本采集要点，掌握脑脊液检查的适应证和禁忌证。熟悉常见中枢神经系统疾病脑脊液的变化特点以及脑脊液检查结果的分析与病因辨析。

（一）一般检查及临床意义

1. 压力　成人 80～180 mmH$_2$O 或 40～50 滴/分，儿童 40～100 mmH$_2$O。

CSF 压力增高常见于：精神紧张，各型脑膜炎，脑水肿等。

CSF 压力降低常见于：脊髓-蛛网膜下腔阻塞，循环衰竭，脑脊液漏，脱水等。

2. 颜色　正常：无色透明。

（1）红色：提示脑脊液中混有血液，多因蛛网膜下腔出血或脑出血所致。离心后上清为淡红色或黄色，隐血试验阳性。

（2）黄色：见于陈旧性蛛网膜下腔出血及脑出血、椎管梗阻、脑脊髓肿瘤及严重的结核性脑膜炎、重症黄疸。

（3）乳白色：见于化脓性脑膜炎，白细胞增多。

（4）褐色或黑色：见于中枢神经系统黑色素瘤等。

（5）微绿色：铜绿假单胞菌所致的脑膜炎。

3. 透明度　正常：无色透明。

脑脊液浑浊主要是由于感染或出血导致脑脊液中细胞成分增多所致，浑浊程度与细胞数量有关。可用清晰透明、微浊、浑浊等描述。

（1）病毒性脑膜炎：清晰或微浊。

（2）结核性脑膜炎：毛玻璃样浑浊。

（3）化脓性脑膜炎：由于细胞数量及蛋白质含量明显增高，外观常呈乳白色浑浊。

（4）脑出血：红色浑浊。

（5）黄色胶冻状：蛛网膜下腔阻塞，蛋白质含量明显增高，可达 15 g/L。

4. 凝固性　正常脑脊液无凝块、沉淀或薄膜形成。

在炎症情况下，脑脊液中蛋白质含量增高，当高于 10 g/L 时，可形成凝块。

（1）化脓性脑膜炎的脑脊液静置 1～2 小时可形成凝块或沉淀物。

（2）结核性脑膜炎的脑脊液静置 12～24 小时后，标本表面有纤细的网膜形成，取此膜做结核分枝杆菌检查，可获得较高的阳性率。

（3）蛛网膜下腔梗阻时，由于脑脊液循环受阻，蛋白质含量增高，常呈黄色胶样。脑脊液凝固性可用无凝块、有凝块、有薄膜、胶胨状等描述。

（二）化学检查及临床意义

1. 蛋白质

（1）蛋白质定性（Pandy 试验）：正常多为阴性或弱阳性。

蛋白质定性试验（Pandy 试验）检测原理：脑脊液蛋白质与苯酚结合后，形成不溶性蛋白盐而产生白色浑浊。检测试剂：5% 的饱和苯酚溶液。

（2）蛋白质定量

【参考值】腰椎穿刺（成人）　　　0.20～0.45 g/L
　　　　　　　　　（儿童）　　　0.20～0.40 g/L
　　　　　小脑延髓池穿刺　　　　0.10～0.25 g/L
　　　　　脑室穿刺　　　　　　　0.05～0.15 g/L

【临床意义】

（1）蛋白质增高见于：①中枢神经系统炎症，如化脓性脑膜炎时，CSF 蛋白可高达 10～50 g/L，结核性脑膜炎时蛋白质含量可达 10 g/L；②脑出血和蛛网膜下腔出血及梗阻，脊髓肿瘤或蛛网膜下腔梗阻时，因 CSF 浓缩，蛋白质含量增高，常＞50 g/L；③中枢神经系统恶性肿瘤及转移癌；④损伤性腰椎穿刺等。

（2）蛋白质减少见于：①脑脊液更新加快，如大量脑脊液丢失；②损伤或腰椎穿刺引起的脑脊液漏等。

2. 葡萄糖　正常人脑脊液葡萄糖含量为外周血血糖的 60%。

【检测原理】葡萄糖氧化酶法：在波长 505 nm 处比色测定红色醌类化合物吸光度，同样处理标准液吸光度，计算标本中葡萄糖含量。

【参考值】2.5～4.5 mmol/L。

【临床意义】

增高：见于血性 CSF、糖尿病等。

减低：①显著减低：见于急性化脓性脑膜炎。
　　　②中度减低：见于结核性脑膜炎。
　　　③轻度减低：见于病毒性脑膜炎及其他，如肿瘤、低血糖、梅毒性脑膜炎等，葡萄糖含量越低，预后越差。

3. 氯化物　是保持 CSF 渗透压的重要因素，与蛋白质含量有一定关系。

【参考值】120～130 mmol/L。

【临床意义】

（1）结核性脑膜炎时，明显降低，常＜102 mmol/L。

（2）化脓性脑膜炎时，氯化物可轻度降低，常＜116 mmol/L。

（3）低氯血症时，也可降低。

4. 酶学检测 - 乳酸脱氢酶（LDH）及其同工酶测定

【参考值】成人 3～5 U/L。

【临床意义】细菌性脑膜炎时 LDH 活性增高，以 LDH_4、LDH_5 为主。

5. 化学检查项目及临床意义（表 10-4）

表 10-4　脑脊液化学检查项目及临床意义

检查项目	正常参考值	检查结果	常见病变
蛋白质定性/定量	阴性，0.15～0.45 g/L	蛋白质增加	中枢神经系统炎症、脑肿瘤、脑出血、蛛网膜下腔出血等
葡萄糖定量	2.5～4.5 mmol/L	显著减少/缺如	化脓性脑膜炎（因大量细菌分解葡萄糖）
氯化物定量	119～129 mmol/L	显著减少	结核性脑膜炎
乳酸脱氢酶（LDH）	血清水平的 1/10	LDH 正常 LDH 增加	病毒性脑炎或脑膜炎（可升高，LDH_1 和 LDH_2 为主），中枢神经系统恶性肿瘤、脱髓鞘病的进展期，颅脑外伤，细菌性脑膜炎（LDH 和 LDH_5 为主），脑血管疾病
肌酸激酶同工酶	血浆活性的 1/50	正常	病毒性脑炎或脑膜炎（可轻度增加）

（三）显微镜检查：细胞计数

【参考值】正常脑脊液中不含红细胞，仅有少量淋巴细胞和单核细胞，成人为 $(0～8) \times 10^6/L$，儿童为 $(0～10) \times 10^6/L$。

【临床意义】

1. 中枢神经系统感染性疾病

（1）化脓性脑膜炎：细胞数可达 1000×10^6/L 以上，以中性粒细胞为主。

（2）结核性脑膜炎：$<500 \times 10^6$/L，以淋巴细胞为主，早期以中性粒细胞为主，后期以淋巴细胞为主；中性粒细胞、淋巴细胞和浆细胞同时存在为特征。

（3）新型隐球菌性脑膜炎：多为数百 $\times 10^6$/L，以淋巴细胞为主。

（4）病毒性脑炎、脑膜炎：细胞数轻度增加，以淋巴细胞为主。

2. 中枢神经系统肿瘤性疾病 以淋巴细胞为主，脑肿瘤可发现肿瘤细胞。

3. 脑寄生虫病 以嗜酸性粒细胞为主，离心沉淀镜检可见到寄生虫。

4. 脑室和蛛网膜下腔出血 红细胞明显增加，白细胞以中性粒细胞为主；陈旧出血时，可见到含有红细胞或含铁血黄素颗粒的吞噬细胞。

（四）细菌学检查：直接涂片/离心沉淀物涂片

（1）疑化脓性脑膜炎，离心甩片做革兰氏染色。

（2）疑结核性脑膜炎，浓缩集菌做抗酸染色。

（3）疑隐球菌性脑膜炎，离心甩片做墨汁染色，或者隐球菌荚膜抗原检测。

（董爱英）

第三节 常见病例报告解读

一、产单核细胞李斯特脑膜炎报告及分析

×××医院检验报告单

姓名：戴××	性别：女	年龄：61岁	检验仪器：
科别：	病历号：	床号：	样本编号：
标本种类：脑脊液	临床诊断：发热、言语混乱原因待查	备注：	送检医生：

项目	检验结果	单位	参考值
外观	乳白色、微浑浊		
细胞总数	1760	$\times 10^6$/L	
白细胞总数	850	$\times 10^6$/L	
单个核白细胞	20%		
多个核白细胞	80%		
潘迪氏试验	阳性		阴性
氯化物	107.2 ↓	mmol/L	120~130
葡萄糖	1.63 ↓	mmol/L	2.50~4.50
脑脊液总蛋白	2.27 ↑	g/L	0.08~0.32
采样时间：	接收时间：	检验者：	审核者：

分析步骤：①确定异常检查结果，归类并分析临床意义；②结合临床资料，提出初步诊断；③病原学特点。

【临床资料】

患者，女，61岁，职业：农民，有食用冰箱里剩菜、过期肉类的习惯。

病史：既往体健。发热、头痛4天，体温最高达40.2 ℃，伴寒战，无咳嗽、咳痰，头痛为胀痛，程度可忍受；伴恶心，呕吐2次，非喷射样，呕吐物为咖啡色胃内容物，量约50 ml，就诊于当地县医院，给予对症治疗（具体不详），上述症状未见好转，1天前逐渐出现意识障碍，反应迟钝，就诊于我院。

体格检查：T 38.0 ℃，P 92次/分，R 19次/分，BP 142/78 mmHg，意识模糊，查体欠合作。皮肤、巩膜无黄染，双侧瞳孔等大、等圆，直径约3 mm，双侧对光反射灵敏，双眼球左视不能，颈强直（+），Kernig征（-），Brudzinski征（-），四肢肌力5级，左侧babinski征（+）。

辅助检查：血常规：WBC $10.0×10^9$/L，RBC $3.25×10^{12}$/L，Hb 97 g/L，L 8.0%，N 88.9%，M 2.1%，PLT未见异常。（第10天）WBC $6.6×10^9$/L，RBC $3.64×10^{12}$/L，Hb 109 g/L，L 22.2%，N 71.4%，M 2.5%。

【病案分析】

（1）确定异常检查结果，归类并分析临床意义：脑脊液外观轻微浑浊，蛋白质定性（+），葡萄糖减少，氯化物稍减少，白细胞明显增高，中性粒细胞增多。应考虑化脓性中枢神经系统疾病（见表10-3）。

但本例血常规白细胞升高并不严重，与急性化脓性感染符合程度较差，所以应进一步做脑脊液细菌培养，明确病原体。

（2）脑脊液细菌培养危急值提示：产单核细胞李斯特菌；根据实验室检查结果，结合临床表现应诊断为产单核细胞李斯特菌引起的脑脊髓膜炎。

（3）单核细胞增生李斯特菌广泛存在于自然界的水、土壤、人和动物粪便中，该菌可通过眼及破损皮肤、黏膜进入体内而造成感染，感染后主要表现为败血症、脑膜炎。本菌为胞内寄生菌，致病物质为李斯特溶素和菌体表面成分，健康带菌者是本病的主要传染源，传播途径是粪-口，也可通过胎盘和产道感染新生儿。其临床表现因人而异，一般经进食感染此菌后大约12小时内出现感冒样症状及发热、头痛或肠胃不适等，脑脊液特点为白细胞轻度增高，脑脊液蛋白质含量也轻度增高，氯化物和葡萄糖水平都轻度下降，与结核性脑膜炎生化特点比较相似，所以临床医生一定要正确鉴别。

二、新型隐球菌脑膜炎报告及分析

×××医院检验报告单

姓名：王××	性别：男	年龄：26岁	检验仪器：
科别：	病历号：	床号：	样本编号：
标本种类：脑脊液	临床诊断：发热、头痛原因待查	备注：	送检医生：

项目	检验结果	单位	参考值
外观	乳白色、微浑浊		
细胞总数	400	$×10^6$/L	
白细胞总数	310	$×10^6$/L	
单个核白细胞	15%		
多个核白细胞	85%		

续表

项目	检验结果	单位	参考值
潘迪氏试验	阳性		阴性
氯化物	90.2↓	mmol/L	120~130
葡萄糖	2.0↓	mmol/L	2.50~4.50
脑脊液总蛋白	0.8↑	g/L	0.08~0.32
采样时间：	接收时间：	检验者：	审核者：

分析步骤：①确定异常检查结果，归类并分析临床意义；②结合临床资料，提出初步诊断；③做好与结核性脑膜炎的鉴别诊断及病原学检查。

【临床资料】

患者男性，26岁，急性病程，发热、头痛10天就诊。患者10天前发热，最高温度39.1℃，偶有咳嗽，头痛呈持续性。查体：T 38.7℃，P 72次/分，R 18次/分，BP 131/79 mmHg，双肺呼吸音粗，未闻及干、湿啰音，心音有力，律齐，无杂音，腹软。

【实验室检查】

血常规结果：红细胞 $3.87×10^{12}/L$，血红蛋白 113 g/L，白细胞 $5.4×10^9/L$，中性粒细胞百分比 84.7%，淋巴细胞百分比 7.9%。

其他检查：人免疫缺陷病毒（1+2）抗体阳性，梅毒螺旋体抗体阴性。脑脊液新生隐球菌荚膜多糖抗原阳性。

【病案分析】

（1）该患者初步诊断是什么？依据有哪些？

答：中枢神经系统感染。依据：急性病程，患者以发热、持续性头痛就诊；脑脊液常规、生化检查均提示中枢神经系统感染；免疫缺陷病毒（1+2）抗体阳性提示患者为艾滋病患者，免疫力低下，是隐球菌性脑膜炎的易感人群，新生隐球菌的荚膜多糖特异性抗原阳性，提示下一步诊断的方向为隐球菌性脑膜炎。

（2）为进一步明确诊断，应完善哪些检查？

答：为进一步明确诊断，应完善脑脊液培养、脑脊液墨汁染色等。

（3）简述新生隐球菌的病原学特点，临床易感因素和实验室诊断检查方法。

答：新生隐球菌属于隐球菌属，是一种酵母型真菌，呈圆形或卵圆形，直径为5~10μm，外周围绕着一层宽厚的多糖荚膜，折光性强，一般染料不易着色，难以发现。根据抗原特异性的差异可分为A、B、C、D和AD五种血清型，以A型最常见。采用葡萄糖蛋白胨琼脂37℃培养可形成光滑的褐色菌落；对紫外线敏感，日晒可杀死隐球菌。

临床易感因素包括：严重基础疾病、免疫功能低下、饲养鸽子（因为从鸽粪中分离出的新生隐球菌密度高，被认为是重要的传染源），可发生于任何年龄组，以20~30岁的人群多发，儿童相对少见。较多发生于男性，呈散发性分布。

实验室诊断检查方法：①直接镜检（墨汁染色涂片镜检）是常用方法，脑脊液标本离心后取沉淀，染色后镜检，见有圆形或椭圆形的菌体，其外有宽厚的荚膜即可做出诊断。②沙保培养基分离培养：于30℃左右培养最为适宜，2~5天即可形成典型的隐球菌菌落。③抗原检测主要是检测新生隐球菌的荚膜多糖特异性抗原。

（董爱英）

第四节 知识拓展

一、脑脊液压力测定的动力试验

脑脊液穿刺过程中，在测压的同时，可行压力动力学试验，以了解蛛网膜下腔是否通畅。①颈静脉压迫试验（Queckenstedt试验）：用手压迫双侧颈静脉，使颅内静脉系统充血而致颅内压力增高，增高的压力传导到连接于腰椎穿刺针的压力管上，可引起液面的明显升高，放松压迫后液面迅速下降。当椎管有梗阻时，压迫后液面上升下降缓慢或不能下降。有颅内压力增高或疑有颅内肿物、出血者忌行。无梗阻时脑脊液压力应在颈部加压后15秒左右迅速升至最高点，去压后15秒左右又能迅速降至初压水平；部分梗阻时压力上升、下降均缓慢，或上升后不能下降至初压水平；完全梗阻时，则在颈部加压后，测压管脑脊液压力不升或上升极少。②压腹试验（Stookey试验）：以拳头用力压迫患者上腹部或令其屏气，使下腔静脉及下胸段以下硬脊膜外静脉充血，引起上述水平以下脑脊液压力迅速上升，可了解下胸段及腰骶部的脊髓蛛网膜下腔以及腰穿针和测压管有无梗阻。正常时压力升高约为初压的2倍，压迫停止后压力迅速下降至初压水平。若压力上升缓慢或不升则为阳性，说明下胸段以下蛛网膜下腔梗阻。③双针联合穿刺试验：在疑有椎管内梗阻的上下部位如 $L_2 \sim L_3$ 与 $L_5 \sim S_1$ 两处同时进行穿刺，借梗阻平面上下两处脑脊液压力在颈静脉压迫试验中所显示的差别，可以粗测 $L_2 \sim L_5$ 之间有无梗阻。

二、脑脊液的理学检查

视频：脑脊液的理学检查

三、练习题

选择题

A 型题：

1. 脑脊液中氯化物显著减少常见于以下哪种疾患
   A. 化脓性脑膜炎 B. 病毒性脑膜炎 C. 结核性脑膜炎
   D. 脑肿瘤 E. 以上都对
2. 脑脊液黄色见于
   A. 流行性脑膜炎 B. 化脓性脑膜炎 C. 蛛网膜下腔出血恢复期
   D. 结核性脑膜炎 E. 脑肿瘤

B 型题：

　　A. 脑脊液中细胞数常达数千 $\times 10^6$/L，以中性粒细胞为主
　　B. 细胞数 $<500 \times 10^6$/L，中性粒细胞、淋巴细胞及浆细胞同时存在
　　C. 细胞数轻度增加，多为数十 $\times 10^6$/L，以淋巴细胞为主

D. 细胞数可正常

E. 细胞数多为数百，以淋巴细胞为主

3. 病毒性脑炎、脑膜炎的脑脊液特点
4. 新型隐球菌性脑膜炎的脑脊液特点
5. 结核性脑膜炎的脑脊液特点
6. 化脓性脑膜炎的脑脊液特点
7. 脑肿瘤的脑脊液特点

C 型题：

A. 脑脊液蛋白定性试验阳性
B. 脑脊液中葡萄糖<2.25 mmol/L
C. 两者都有
D. 两者均无

8. 化脓性脑膜炎的脑脊液特点
9. 正常脑脊液的脑脊液特点

X 型题：

10. 以下脑脊液检查结果正常的是

    A. 压力 120 mmH$_2$O
    B. 蛋白质 0.30 g/L
    C. 葡萄糖 3.0 mmol/L
    D. 白细胞数 7.0×10^6/L，均为淋巴细胞
    E. 脑脊液静置 24 h 后，液面有纤细薄膜形成

【参考答案】

1. C；2. C；3. C；4. E；5. B；6. A；7. D；8. C；9. D；10. ABCD

（王一超）

第十一章 临床常用微生物免疫检查与实验诊断

【内容提要】

课堂病案讨论（肝脓肿致血流感染疾病诊断）
1. 实验内容：
    (1) 标本采集原则
    (2) 常见病原菌检查流程
    (3) 细菌分离培养及鉴定
    (4) 常见药敏试验及耐药机制
2. 常见案例解读与技能训练（肠杆菌目检验案例）
3. 知识拓展（自动免疫分析仪简介及练习题）

第一节 课堂病案讨论

【简要病史】李某，男，35岁，10余年前因发热出现黄疸，具体病因不详，经治疗后好转，未复查。2天前晨起出现皮肤、巩膜黄染，下午发热，体温最高39℃。以黄疸、发热待查收入院。既往糖尿病史伴高血糖5年。

【体格检查】T 37.3 ℃，R 19次/分，P 106次/分，BP 138/80 mmHg。贫血貌，巩膜黄染，浅表淋巴结未触及，心、肺、腹阴性，双下肢无水肿，病理征未引出。

【实验室检查】见表11-1。

表11-1 实验室检查结果

项目	结果	参考值	单位
感染指标			
降钙素原（PCT）	3.68 ↑	0～0.5	ng/ml
C反应蛋白（CRP）	146 ↑	0～6	mg/ml
白介素6（IL-6）	53.48 ↑	0～7	pg/ml
血常规			
白细胞（WBC）	15.2 ↑	3.5～9.5	10^9/L
红细胞（RBC）	3.33	4.3～5.8	10^{12}/L
血红蛋白（Hb）	105	130～175	g/L
中性粒细胞百分比	80.4 ↑	40～75	%

续表

项目	结果	参考值	单位
生化项目			
前白蛋白（PA）	136	200～430	mg/L
丙氨酸氨基转移酶（ALT）	92 ↑	9～50	U/L
γ-谷氨酰转肽酶（GGT）	109 ↑	10～60	U/L
总胆红素（TBIL）	100 ↑	0～26	μmol/L
直接胆红素（DBIL）	35.3 ↑	0～6	μmol/L
间接胆红素（IBIL）	64.7 ↑	1.7～21.2	μmol/L
葡萄糖	12.4 ↑	3.91～6.14	mmol/L

【影像学检查】

（1）肝彩超：肝左叶低回声。

（2）磁共振成像：肝左叶异常信号，考虑肝脓肿；肝S2囊肿；肝门区及腹膜后多发淋巴结。

【病原学检查】血培养0.47天报阳，肉汤直接涂片，显微镜下可见带有荚膜的革兰氏阴性杆菌，提示革兰氏阴性杆菌生长，可疑为肠杆菌目细菌感染；最终鉴定为肺炎克雷伯菌并附药敏结果回报临床。

【思考题】

（1）初步考虑为哪方面的疾病？

（2）如何分析实验室检查结果？

（3）结合临床该患者应考虑何种诊断？

（4）对于血培养检出细菌需要三级报告，何为三级报告？

（5）血流感染的治疗过程中要注意什么？

【病案分析】

（1）结合病史、体检及实验室检查结果，考虑本例为菌血症。

（2）分析实验室检查结果：白细胞和中性粒细胞百分比，感染相关指标降钙素原、白介素-6等均升高，提示细菌感染；需要关注的是患者同时伴有贫血（红细胞和血红蛋白均降低），不除外感染高毒力病原体可能。

（3）结合血培养结果，诊断为肺炎克雷伯菌菌血症；患者有高血糖史、肝脓肿伴贫血情况，推测高毒力病原体入血可能，临床需要及时、合理应用抗生素。

（4）血培养三级报告：一级报告：血培养、脑脊液培养出现阳性报警时，立即进行革兰氏染色、镜检，并在最短时间内将结果向临床主管医生进行紧急口头报告（电话）。二级报告：根据镜检结果（革兰氏阳性球菌、革兰氏阴性杆菌）进行直接药敏试验并记录，发现患者正在使用的抗生素直接药敏结果为耐药时，提示临床医生及时换药。三级报告：最终鉴定及药敏结果。

（5）对于血流感染，治疗过程中不容忽视如下几个问题。

1）血流感染必须清除原始感染灶，从源头阻断病原菌入侵。平时在和临床医生回报危急值时，经常要问的几个问题包括"患者在用哪种抗生素？""是否留置静脉导管？在哪个部位？留置多久？""除了发热，是否还有肛周脓肿？便秘？胆囊问题？肾周围炎？是否留置导尿管？""是否除外心内膜问题？"……其目的是和临床医生共同寻找可能存在的原始感染灶，明确感染部位，早期清除感染灶是抗感染治疗和改善患者预后的关键性因素。

2）改善宿主因素也很关键。例如，高血糖、自身免疫缺陷或应用免疫抑制剂、长期应用激素、低蛋白血症等，都是抗感染治疗的干扰因素。

总而言之，在治疗感染患者的路上，不要迷失于"遇菌打菌"，还要多措并举！做到知己知彼，百战不殆！

（邢 欢）

第二节 实验内容

一、标本采集原则

（一）血液标本采集原则及常见病原体

1. 皮肤消毒 为防止皮肤寄生菌污染，使用消毒剂（聚维酮碘或碘酊）对皮肤进行严格的消毒处理。严格执行以下三步法。

（1）70% 乙醇擦拭静脉穿刺部位 30 秒以上。

（2）1%~2% 碘酊作用 30 秒或 10% 聚维酮碘作用 60 秒，从穿刺点向外画圈消毒，至消毒区域直径达 3 cm 以上。

（3）70% 乙醇脱碘：对碘过敏的患者，用 70% 乙醇消毒 60 秒，待乙醇挥发干燥后采血。

2. 血培养采血时间和套数 只要怀疑菌血症，应即刻采集血培养。采血培养应该尽量在使用抗菌药物之前进行，成人常规血培养最少选择两个部位采集 2 套（需氧、厌氧各 1 套），血培养多套采集送检的意义主要是增加捕捉细菌的机会，血液中的细菌每时每刻流动于体内各个部位，多点采集有利于提高阳性率及判断污染菌。

3. 血流感染常见病原体种类（表 11-2）

表 11-2 血流感染常见病原体种类

种类	病原体
革兰氏阳性球菌	金黄色葡萄球菌、凝固酶阴性葡萄球菌、肺炎链球菌、化脓性链球菌、草绿色链球菌、肠球菌属
革兰氏阳性杆菌	结核分枝杆菌、产单核李斯特菌、阴道加特纳菌
革兰氏阴性球菌	脑膜炎奈瑟菌、淋病奈瑟菌、卡他莫拉菌属
革兰氏阴性杆菌	大肠埃希菌、铜绿假单胞菌、克雷伯菌属、肠杆菌属、变形杆菌属、沙雷菌属、沙门菌属、不动杆菌属、嗜肺军团菌、嗜血杆菌属
真菌	念珠菌、马尔尼菲青霉菌、隐球菌、球孢子菌
厌氧菌	拟杆菌属、产气荚膜梭菌

（二）脑脊液标本采集原则及常见病原体

1. 采集方法 脑脊液一般通过腰椎穿刺术采集，特殊情况下可采用小脑延髓池或脑室穿刺术。

2. 采集量、送检要求和储存条件 无菌条件下通过腰椎穿刺取脑脊液 3~5 ml，置于无菌管内立即送检，一般不能超过 1 小时。因为放置时间过久，其性质可能发生改变，影响检验结果，同时应避免凝固和混入血液。培养脑膜炎奈瑟菌、流感嗜血杆菌等需氧菌时，应将标本置于 35 ℃ 条件下保温送检，不可置于冰箱保存。但做病毒检查的脑脊液标本应放置在冰块中，可在 4 ℃ 保存 72 小时。

3. 脑脊液感染常见病原体种类（表 11-3）

表 11-3　脑脊液感染常见病原体种类

种类	病原体
革兰氏阳性菌	肺炎链球菌、B 群链球菌、A 群链球菌、葡萄球菌、结核分枝杆菌、产单核细胞李斯特菌
革兰氏阴性菌	脑膜炎奈瑟菌、大肠埃希菌、铜绿假单胞菌、肺炎克雷伯菌、流感嗜血杆菌、不动杆菌属
病毒	乙型脑炎病毒、柯萨奇病毒 A、柯萨奇病毒 B、脊髓灰质炎病毒、新肠道病毒 68～71、狂犬病毒
真菌及其他	新生隐球菌、白念珠菌、钩端螺旋体

（三）痰标本采集原则和常见病原体

1. 痰标本的采集时间　最好在应用抗菌药物之前，一般以晨痰为好。

痰标本的细菌学检查对呼吸道感染的诊断有重要意义，下呼吸道的痰是无细菌的，但咳出需经口腔，常可带有上呼吸道的正常寄生菌，故采集痰液标本时要注意采取来自下呼吸道合格的标本，以提高检出率和阳性的正确率。

2. 痰标本中常见的病原体　痰标本中常见的病原体种类较多，分为正常菌群、条件致病菌和致病菌。

痰标本的细菌学检查对呼吸道感染的诊断有重要意义。近年调查表明，由肺炎链球菌所致肺炎仍为常见，由流感嗜血杆菌、金黄色葡萄球菌、革兰氏阴性杆菌所致肺炎比例明显上升，同时军团菌肺炎引起了人们的重视。在医院感染中，革兰氏阴性杆菌占 50% 以上，成为主要病原体，一些条件致病菌和耐药菌成为医院内肺炎的主要致病菌。

支原体肺炎常以不典型肺炎表现，近几年发生率明显上升，占肺炎的 10%～20%，临床上约 80% 的慢性气管炎患者合并有支原体感染。

真菌性肺炎是致病性真菌和条件致病性真菌所引起。目前以条件致病性真菌感染致病为主，并呈上升趋势，常见以白念珠菌为主，曲霉菌、毛霉菌和隐球菌也常见。真菌性肺炎常合并其他多种细菌感染，患者常由于使用大量抗菌药物而发生双重感染，病情严重，给治疗带来困难。

病毒性肺炎常常由呼吸道病毒引起，发病初期可有感冒症状，1 周左右呼吸道感染加重，如促使气喘儿童的喘息发作，或使成人慢性支气管炎加重，进而发展为肺炎。

（四）尿液标本采集原则和常见病原体

1. 采集方法　采集清洁中段尿，最好留取晨起清洁中段尿标本，嘱患者睡前少饮水，清晨起床后用肥皂水清洗会阴部，女性应分开大阴唇，男性应翻开包皮，仔细清洗，再用清水冲洗尿道口周围；开始排尿，将前段尿排去，将中段尿 10～20 ml 直接排入专用的无菌容器中，立即送检，2 小时内接种。该方法简单、易行，是最常用的尿培养标本收集方法，但很容易受到会阴部细菌污染，应由医护人员采集或在医护人员指导下由患者正确留取。

2. 穿刺取尿　必要时经导尿或膀胱穿刺留尿标本，但要注意导尿容易引起逆行性感染。

3. 尿液标本中常见病原体　细菌中 80% 为革兰氏阴性杆菌，其中以大肠埃希菌最为常见，占尿道感染的 70% 以上，其次为变形杆菌、铜绿假单胞菌、克雷伯菌属、肠杆菌属、沙雷菌属、沙门菌属等；20% 为革兰氏阳性菌，其中以肠球菌属为多见，其次为葡萄球菌属。还有部分为真菌。

(五)粪便标本采集原则和常见病原体

1. 采集方法 用药前自然排便,采集脓血、黏液部分 2~3 g,外观无异常的粪便应从粪便的表面不同部位取材,液体便取絮状物 1~2 ml,置无菌容器内送检。对于排便困难或婴幼儿患者,可用直肠拭子法采集标本。

2. 送检要求 对住院的腹泻成人患者,应采集住院 3 天内的粪便标本送检,标本采集后应尽快送检,有条件的提倡使用运送培养基。

3. 粪便标本中常见病原体(表 11-4)

表 11-4 粪便标本中常见的病原体

类型	病原体
肠毒素为主的病原菌	霍乱弧菌、志贺菌(福氏、宋内)、大肠埃希菌(ETEC、EHEC、EAggEC)、金黄色葡萄球菌、难辨梭菌、产气荚膜梭菌
侵袭性为主的病原菌	沙门菌、大肠埃希菌(EPEC、EIEC)、志贺菌(鲍氏、志贺)、弯曲菌、副溶血弧菌、小肠结肠炎耶尔森菌、结核分枝杆菌、白念珠菌
病毒	轮状病毒、埃可病毒、Norwalk 病毒、甲型肝炎病毒、戊型肝炎病毒、腺病毒

二、常见病原体检验流程

(一)一般标本病原体检验程序

一般标本病原体检验程序如图 11-1 所示。

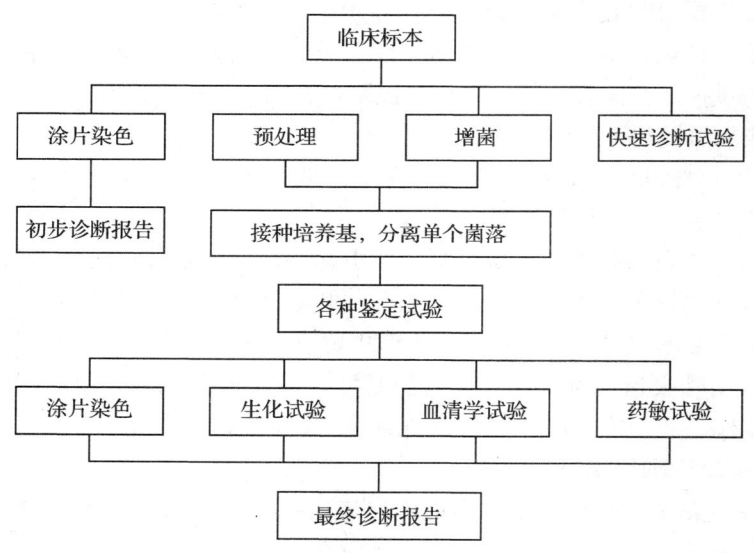

图 11-1 一般标本病原体检验程序

(二)血液和骨髓标本病原体检验程序

血液和骨髓标本病原体检验程序如图 11-2 所示。

三、细菌分离培养及鉴定

(一)革兰氏染色

【目的】熟悉革兰氏染色原理,掌握革兰氏染色方法及镜下形态,熟悉显微镜的使用。

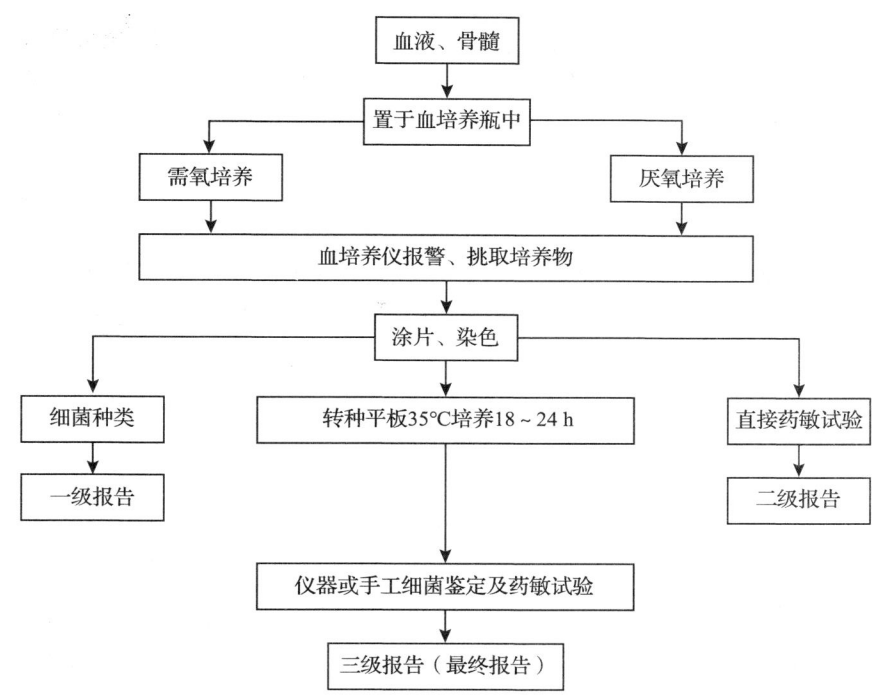

图 11-2 血液和骨髓标本病原体检验程序

【原理】本法是细菌学检验中最经典、最常用的染色方法，通过此染色法，可将细菌分为革兰氏阳性（G^+）菌和革兰氏阴性（G^-）菌两大类，并可初步识别细菌，缩小范围，有助于进一步鉴定。有时结合细菌特殊形态结构及排列方式，对病原菌可做出初步鉴定。

视频：革兰氏染色

革兰氏染色的原理至今尚未完全清楚，有以下几种学说：①细胞壁学说：G^-菌细胞壁结构较致密，肽聚糖层厚，脂质含量少，乙醇不易透入，G^-菌细胞壁结构较疏松，肽聚糖层少，脂质含量多，乙醇易渗入；②等电点学说：G^+菌的等电点低（pI 2～3），G^-菌的等电点较高（pI 4～5），在相同pH条件下，G^+菌所带负电荷比G^-菌多，与带正电荷的结晶紫染料结合较牢固且不易脱色；③化学学说：G^-菌细胞内含有大量核糖核酸镁盐，可与结晶紫和碘牢固地结合成大分子复合物，不易被乙醇脱色，G^-菌细胞内含极少量的核糖核酸镁盐，吸附染料量少，形成的复合物分子也较小，故易被乙醇脱色。目前认为，细胞壁结构与化学组成上的差异是染色反应不同的主要原因。

【试剂】革兰氏染液，生理盐水，95%乙醇溶液，镜油。

【器材】显微镜，接种环，酒精灯，载玻片。

【操作】

革兰氏染色的步骤：涂片→固定→初染→媒染→脱色→复染（图 11-3）。

1. 涂片 取载玻片 1 张，滴加生理盐水 1 滴，用接种环挑取单个菌落少许涂片，注意涂片要均匀，薄厚适宜，菌膜大小一般以 1 cm×1 cm 左右为宜。每次取菌前要注意将接种环灭菌。

2. 干燥 涂片最好在室温下自然干燥，不可在火焰上烤干。

3. 固定 用火焰加热法将已干燥的涂片在酒精灯火焰中通过 3 次。固定目的：杀死细菌，使菌体与玻片黏附牢固，改变细菌对染料的通透性。

4. 染色

（1）初染：将甲紫染液加于制好的涂片上，染色 1 min，用细流水冲洗，甩去积水。

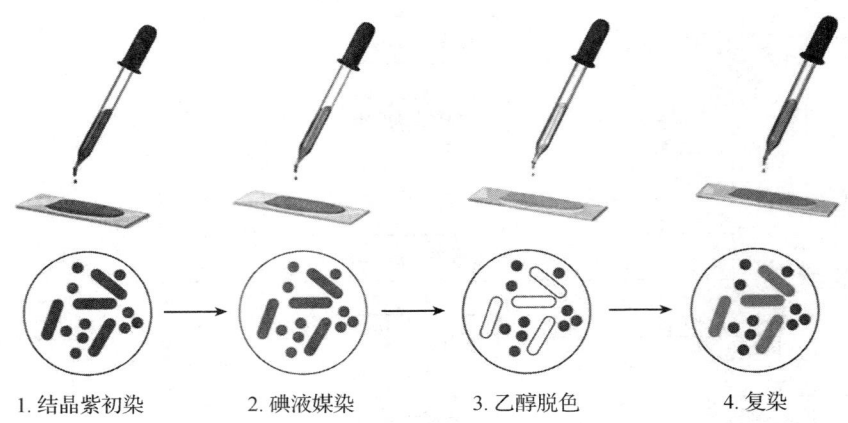

图 11-3 革兰氏染色步骤

（2）媒染：加卢戈碘液染 1 min。用细流水冲洗，甩去积水。

（3）脱色：滴加 95% 乙醇溶液数滴，摇动玻片数秒钟，使其均匀脱色，然后斜持玻片，再滴加乙醇，直到流下的乙醇无色为止（约 0.5 min），用细流水冲洗，甩去积水。

（4）复染：加稀释苯酚复红染 0.5 min，用细流水冲洗，甩去积水。待标本片自干或用吸水纸吸干后，在涂片上滴加镜油，置于油镜下观察。

5. 结果 葡萄球菌染成紫色，为革兰氏阳性菌，呈葡萄状排列，如图 11-4 所示（彩图见书后）；大肠埃希菌染成红色，为革兰氏阴性菌，呈散在的杆状，如图 11-5 所示（彩图见书后）。

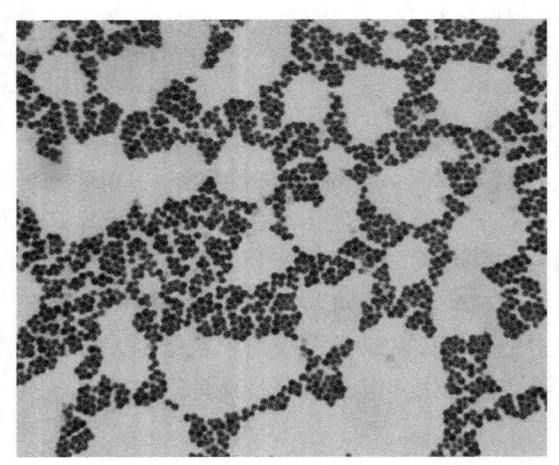
图 11-4 葡萄球菌

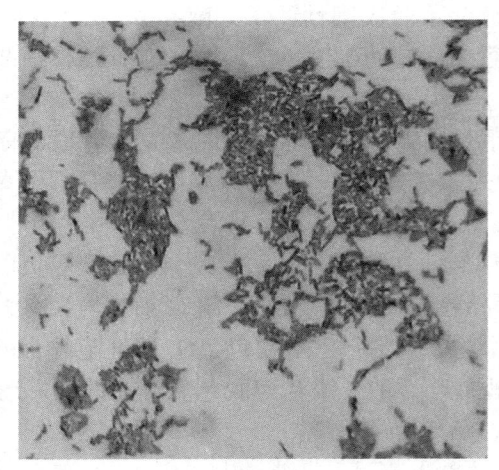
图 11-5 大肠埃希菌

6. 报告方式 革兰氏染色找到形似葡萄状的阳性球菌或革兰氏染色找到阴性杆菌。

【注意事项】

1. 操作因素 涂片过厚，固定时菌体过分受热，以及脱色时间长短，都会影响染色结果。

2. 染色因素 所有染液应防止蒸发而改变浓度，特别是卢戈碘液久存或受光作用后易失去媒染作用；涂片积水过多会改变染液浓度，影响染色效果，如脱色用乙醇浓度以 95% 为宜，浓度降低会增强其脱色能力。

3. 细菌因素 细菌的菌龄不同，革兰氏染色的结果也有差异，一般以 18～24 小时的培养物染色效果最好，菌龄过长会影响细菌染色。

【临床意义】

通过革兰氏染色将所有细菌分为G^+菌和G^-菌两大类，可初步识别细菌，缩小范围，有助于进一步鉴定。甚至有时结合细菌特殊形态结构及排列方式，对病原菌可进行初步鉴定，如一脑脊髓膜炎患者，取其脑脊液涂片、革兰氏染色、镜检，如检到革兰氏阴性、肾形、凹面相对的双球菌，位于细胞内或细胞外，可报告"找到革兰氏阴性双球菌，形似脑膜炎奈瑟菌"；如检到革兰氏阳性、菌体周围有明显荚膜的双球菌，可报告"找到革兰氏阳性双球菌，形似肺炎链球菌"。其结果可为临床早期诊断及治疗提供依据。

革兰氏染色除用于鉴定细菌外，病原菌革兰氏染色特性可为临床选择用药提供参考，帮助临床制订有针对性的治疗方案。因为G^+菌与G^-菌对一些抗菌药物表现出不同的敏感性，且其致病物质（前者产生外毒素而后者多产生内毒素）及其作用机制不同。

（二）抗酸染色

【目的】熟悉抗酸染色的步骤，掌握抗酸染色原理及镜下形态，熟悉显微镜的使用。

【原理】分枝杆菌细胞壁含脂质较多，其中主要成分为分枝菌酸，此物具有抗酸性，染色时与石炭酸复红结合牢固，能抵抗酸性乙醇的脱色作用，因此抗酸菌能保持复红的颜色，达到染色目的。

视频：抗酸染色

【试剂】抗酸染液，生理盐水，3%盐酸酒精，镜油。

【器材】显微镜，接种环，酒精灯，载玻片。

【操作】抗酸染色的步骤：涂片→固定→初染→脱色→复染。

1. 涂片 取载玻片1张，滴加生理盐水1滴，用取菌环挑取单个菌落少许涂片，注意涂片要均匀，薄厚适宜，菌膜大小一般为1 cm×1 cm左右为宜。每次取菌前要注意将接种环灭菌。

2. 干燥 涂片最好在室温下自然干燥，不可在火焰上烤干。

3. 固定 用火焰加热法将已干燥的涂片在酒精灯火焰中通过3次。固定目的：杀死细菌、使菌体与玻片黏附牢固、改变细菌对染料的通透性。

4. 染色

（1）初染：将石炭酸复红染液加于制好的涂片上，加温促使菌体着色5~10 min，用细流水冲洗，甩去积水。

（2）脱色：滴加3%盐酸酒精脱色1~3 min，摇动玻片数秒钟，使其均匀脱色，直到无色为止，用细流水冲洗，甩去积水。

（3）复染：加亚甲蓝复染30 s，用细流水冲洗，甩去积水。待标本片自干或用吸水纸吸干后，在涂片上滴加镜油，置于油镜下观察。

5. 观察结果 油镜下观察300个视野，抗酸菌被染成红色，非抗酸菌及细胞均被染成蓝色。

【注意事项】

（1）脱色时间需根据涂片厚薄而定，厚片可适当延长，以无红色脱出为止。

（2）冬季室温过低时，染色时间要适当延长。

（3）染色时勿使玻片上的染液干燥。

【临床意义】

抗酸染色也可将细菌分为两大类，即抗酸性细菌和非抗酸性细菌。因为临床上绝大多数病原菌为非抗酸性细菌，所以抗酸染色不作为临床上常规的细菌检查项目，只针对性用于结核病、麻风病等的细菌检查。疑似结核分枝杆菌感染的标本，经抗酸染色后用油镜检查，即可做出初步鉴定。将有肺结核症状患者的痰标本制成涂片后，做抗酸染色镜检，根据所见结果即可报告"找到（未找到）抗酸菌"。对临床疾病的诊断和治疗具有重要参考价值。

（三）墨汁染色（示教）

新鲜标本中的新型隐球菌菌体周围有肥厚的荚膜，比菌体宽1～2倍，折光性强。经墨汁染色后，镜下观察，可见黑色的背景上有圆形菌体，周围有一宽的空白圈，隐球菌常有出芽。因此墨汁染色可以快速诊断脑脊液标本中新型隐球菌的感染状况。

（四）细菌分离培养

视频：接种培养划线

【目的】熟悉病原菌的分离步骤，掌握平板划线法及用途。

【原理】为了从临床标本中分离出病原菌并进行准确鉴定，除选择好合适的培养基外，还要根据待检标本的来源、培养目的及所使用的培养基性状，采用不同的接种方法，其中包括：平板划线接种法、斜面接种法、倾注培养法、穿刺接种法、液体接种法、涂布接种法。

【器材】酒精灯、接种环、接种针，琼脂平板、斜面、液体和半固体培养基，菌种葡萄球菌、大肠埃希菌。

【操作】

1. 接种环（针）的使用 在接种时通常右手以执笔式持接种环（针），左手持培养基配合操作。其接种程序依次为：火焰灭菌接种环（针），即先烧红金属丝部分，再转动杆部通过火焰3～5次（尤其针与杆接头处）即离开火焰，自然冷却，以不烫死细菌为度，可接触含琼脂培养基，如不融化即已冷却，蘸取细菌或标本接种，接种后利用火焰灭菌接种环（针），先将金属丝中部置于火焰中，使热自然传向环或针尖端，待残留的菌液标本干涸后，再将接种环（针）垂直置于火焰外层中烧红灭菌，以防突然高热致使残余菌液标本暴烈四溅，污染环境，最后转动杆部通过火焰3次。

2. 分区划线法 首先以火焰灭菌冷却后的接种环，蘸取标本均匀涂布于平板培养基边缘一小部分（为一区）；然后将接种环火焰灭菌，待冷后只通过一区2～3次后连续划线（为二区）；依次可供划线3～5区，用火焰灭菌接种环。培养后可见每一区细菌数可逐渐减少，甚至分离出单个菌落。划线接种完毕，盖好平皿盖，倒置（平皿底部向上），标记好标本号、日期等，放入35±1℃孵育培养（图11-6）。

3. 连续划线法 首先将标本均匀涂布于平板培养基边缘的一小部分，然后自此开始，向左右两侧连续划线并逐渐向下移动直至下边缘（图11-7）。

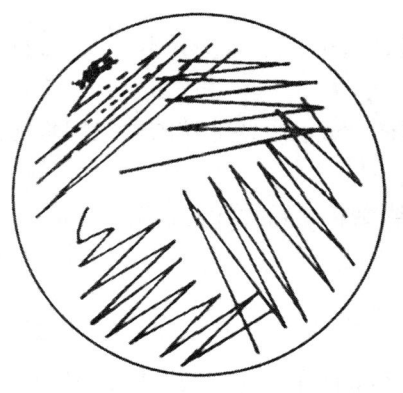 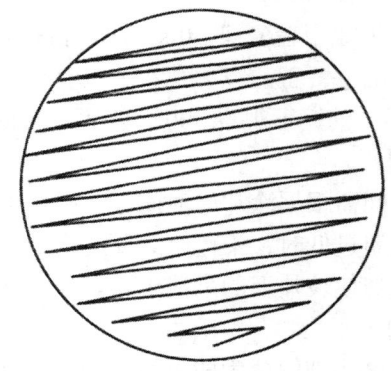

图11-6 分区划线法　　　　图11-7 连续划线法

4. 斜面接种法 其接种步骤如下。

（1）首先以左手持待接种培养物，右手持接种环火焰灭菌，待冷后挑取菌落。

（2）然后左手立即换取斜面培养基管，并以右手小指和环指先转动、后拔取棉塞，夹持于手指间，注意棉塞塞入试管口内的部分不得触碰手和其他任何物品，以防污染。

（3）立即将试管口通过火焰灭菌后即可将接种环插入管内，从斜面底部自下而上划一条直线，再从底部开始向上划曲线接种。划线时尽可能密而匀或直接自下而上划曲线接种。

（4）接种试管培养物时可将其与斜面培养基管同时持于左手。而右手持接种环，其小指与环指及环指与中指之间各拔取并夹持一个棉塞，取培养物直接接种于斜面培养基上。

5. 倾注培养法 用无菌吸管吸取原标本或经适当稀释（一般 $10^{-5} \sim 10^{-1}$ 倍稀释）的标本各 1 ml，分别置于直径为 9 cm 的无菌平皿内，倾入已融化并冷至 50 ℃ 左右的培养基约 15 ml，立即混匀，待凝固后倒置于 35±1 ℃ 培养 18~24 小时，进行菌落计数。

6. 穿刺接种法 用经灭菌后的接种针挑取菌落或培养物，由培养基中央刺到距管底 0.3~0.5 cm 处，然后沿穿刺线退出接种针。如为双糖铁等含高层斜面的培养基，则先穿刺高层部分，退出接种针后直接划曲线接种斜面部分即可。

7. 液体接种法 用左手持培养基与菌种管，右手持接种环，其小指与环指及环指与中指之间各拔取并夹持一个棉塞，用火焰灭菌试管口，以灭菌冷却后的接种环蘸取菌种，倾斜液体培养基管，先在管壁与液面交界处研磨（研磨处以试管直立后液体能淹没接种物为主），然后再在液体中摆动 2~3 次接种环，塞好棉塞后轻轻混合即可。

8. 涂布接种法 同平板划线接种法。

【注意事项】

1. 严格按要点操作。
2. 要树立无菌操作观念，严防菌液污染。

（五）常见细菌的鉴定流程

1. 过氧化氢酶试验（触酶试验）

（1）原理：具有过氧化氢酶的细菌，能催化过氧化氢生成水和新生态氧，继而形成分子氧出现气泡。

（2）试剂：3% 过氧化氢溶液。

（3）应用：革兰氏阳性球菌中，葡萄球菌和微球菌均产生过氧化氢酶，而链球菌属为阴性，故此试验常用于革兰氏阳性球菌的初步分类。

2. 凝固酶试验

（1）原理：葡萄球菌可产生两种凝固酶：一种是结合凝固酶，结合在细胞壁上，使血浆中的纤维蛋白原变成纤维蛋白而附着于细菌表面，发生凝集，可用玻片法测出；另一种是分泌至菌体外的游离凝固酶，作用类似凝血酶原物质，可被血浆中的协同因子激活变为凝血酶样物质，而使纤维蛋白原变成纤维蛋白，从而使血浆凝固，可用试管法测出。

（2）应用：作为鉴定葡萄球菌致病性的重要指标，也是鉴别葡萄球菌时常用的一个试验。

3. 链球菌鉴定程序

（1）链球菌鉴定程序（图 11-8）

（2）常见 β 溶血链球菌属内鉴别（表 11-5）

4. 嗜血杆菌的鉴定程序

（1）嗜血杆菌鉴定程序（图 11-9）

（2）几种嗜血杆菌的鉴别试验（表 11-6）

视频：常见链球菌鉴定流程

视频：嗜血杆菌鉴定流程

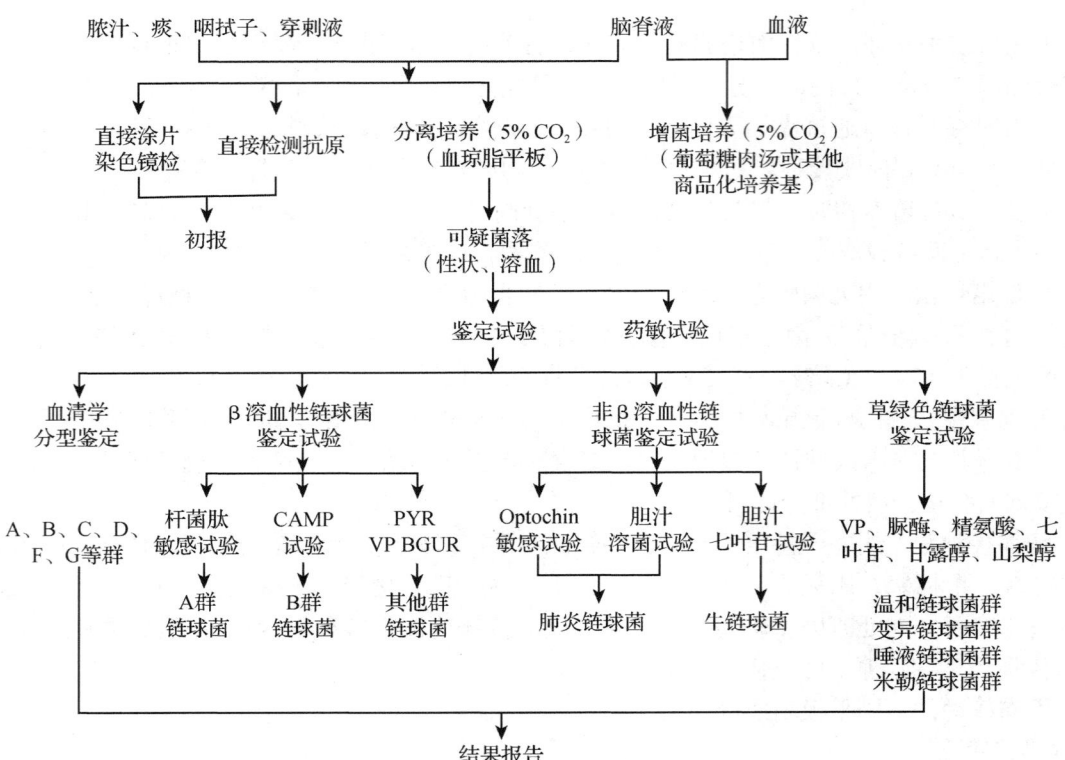

图 11-8 链球菌鉴定程序

表 11-5 常见 β 溶血链球菌属内鉴别

菌种	血清分群	杆菌肽	CAMP	SXT
化脓性链球菌	A	敏感	−	R
无乳链球菌	B	耐药	+	R
C 群、G 群	C、G	耐药	−	S

注：CAMP：协同溶血试验；SXT：复方新诺明纸片

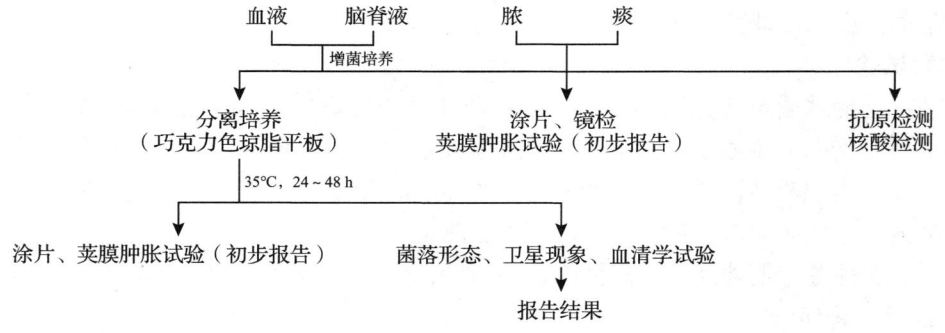

图 11-9 嗜血杆菌鉴定程序

表 11-6 几种嗜血杆菌的鉴别试验

嗜血杆菌	X 因子	V 因子	β 溶血	过氧化氢酶	CO_2 生长
流感嗜血杆菌	+	+	−	+	−
副流感嗜血杆菌	−	+	−	D	D
溶血嗜血杆菌	+	+	+	+	−
副溶血嗜血杆菌	−	+	+	+	−

注：+：≥90% 阳性；−：≥90% 阴性；D：不同结果。

（3）嗜血杆菌卫星现象（图 11-10）和 V、X 因子试验（图 11-11）（彩图见书后）

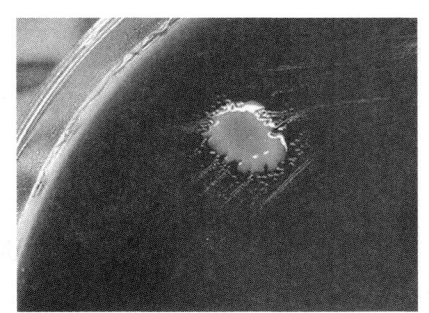

图 11-10　卫星现象（+）

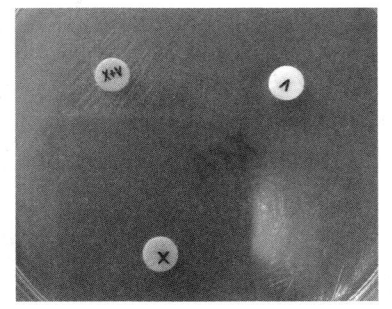

图 11-11　流感嗜血杆菌 V、X 因子试验

四、常见药敏试验及耐药机制

（一）抗菌药敏试验常用的方法

临床微生物实验室应选择科学、方便的方法进行常规的抗菌药物敏感试验，常用的方法包括纸片扩散法、稀释法、抗菌药物梯度法和自动化仪器法。其中稀释法包括宏量肉汤稀释法、微量肉汤稀释法和琼脂稀释法。

视频：抗菌药敏试验常用方法

1. 纸片扩散法　纸片扩散法又称 Kirby-Bauer（K-B）法，由于纸片扩散法在抗菌药物的选择上具有灵活性，且花费低廉，被 WHO 推荐为定性药敏试验的基本方法，得到广泛使用。

（1）实验原理：将含有定量抗菌药物的纸片贴在已接种测试菌的琼脂平板上，纸片中所含的药物吸收琼脂中水分并溶解后不断向纸片周围扩散，形成递减的浓度梯度，在纸片周围抑菌浓度范围内测试菌的生长被抑制，从而形成无菌生长的透明圈，即为抑菌圈。抑菌圈的大小反映测试菌对测定药物的敏感程度，并与该药对测试菌的 MIC 呈负相关关系。

（2）培养基和抗菌药物纸片

1）抗菌药物纸片：选择直径为 6.35 mm、吸水量为 20 μl 的专用药敏纸片。

2）培养基：水解酪蛋白（MH）培养基是 CLSI 推荐采用的兼性厌氧菌和需氧菌药敏试验标准培养基，pH 为 7.2~7.4，对那些营养要求高的细菌如流感嗜血杆菌、淋病奈瑟菌、链球菌等需加入补充物质。琼脂厚度为 4 mm。配制的琼脂平板当天使用或置于塑料密封袋中 4 ℃ 保存，使用前应将平板置于 35 ℃温箱孵育 15 min，使其表面干燥。

（3）实验方法

1）实验菌株和标准菌株接种采用直接菌落法或液体生长法。步骤如下。

①配制菌悬液：用 0.5 麦氏比浊管校正菌液浓度，校正浓度后的菌液应在 15 min 内接种完毕。

②涂布平板：用无菌棉拭子蘸取菌液，在管内壁将多余菌液旋转挤去后，在琼脂表面均匀涂抹接种 3 次，每次旋转平板 60°，最后沿平板内缘涂抹 1 周。

③贴药敏纸片：将平板置于室温下干燥 3~5 min，用纸片分配器或无菌镊子将含药纸片紧贴于琼脂表面，各纸片中心相距＞24 mm，纸片距平板内缘＞15 mm，纸片贴上后不可再移动，因为抗菌药物会自动扩散到培养基内，置于 35 ℃孵育箱 16~18 小时后阅读结果。

2）结果判断和报告：用游标卡尺或直尺量取抑菌圈直径（抑菌圈的边缘应是无明显细菌生长的区域），先量取质控菌株的抑菌环直径，以判断质控是否合格，然后量取试验菌株的抑菌环直径。根据 CLSI 标准，对量取的抑菌圈直径作出"敏感""耐药"和"中介"的判断。

3）质控菌株：推荐标准菌株 ATCC25922 大肠埃希菌，ATCC25923 金黄色葡萄球菌，ATCC27853 铜绿假单胞菌。

2. 微量肉汤稀释法（仪器）

3. E-test 法（示教）

（二）常见耐药机制

1. 葡萄球菌常见耐药机制 检测包括 β-内酰胺酶、甲氧西林耐药性、万古霉素耐药性、红霉素诱导克林霉素耐药性等。

（1）β-内酰胺酶： β-内酰胺酶检测方法包括硝噻吩试验和青霉素纸片抑菌环边缘试验。硝噻吩试验适用于葡萄球菌，青霉素纸片抑菌环边缘试验只用于金黄色葡萄球菌的检测。检测金黄色葡萄球菌是否产生 β-内酰胺酶，青霉素纸片抑菌环边缘试验比硝噻吩试验敏感，如果硝噻吩试验为阴性，建议对青霉素纸片抑菌环边缘进行评估实验进一步检测，以保证青霉素治疗有效性。

（2）甲氧西林耐药： 耐甲氧西林的金黄色葡萄球菌和耐甲氧西林的葡萄球菌（Methicillin-resistant staphylococci，MRS）多由 mecA 基因介导，其基因产物是低亲和力的 PBP2a。目前，采用苯唑西林和头孢西丁的药敏结果检测 MRSA 和 MRS。

1）头孢西丁纸片扩散法：挑选来自孵育过夜琼脂平板的培养物，制备被检菌株悬液，调整至 0.5 号麦氏浊度，具体操作见常规纸片扩散法药敏试验。贴头孢西丁（30 μg/片），于空气中 33~35 ℃（不可超过 35 ℃，否则可能会漏检）孵育 16~18 小时后读取抑菌圈直径。质控菌株推荐金黄色葡萄球菌 ATCC25923 作为其阴性质控菌株（mecA 阴性，抑菌圈直径 23~29 mm）；金黄色葡萄球菌 ATCC43300 作为其阳性菌株（mecA 阳性，抑菌圈直径 ≤21 mm）。其抑菌圈直径结果解释标准见表 11-7。

2）头孢西丁微量肉汤稀释法：使用补充 4 μg/ml 头孢西丁的 CAMHB（阳离子校正 MH 肉汤）培养基，接种 $5×10^4$/孔被检菌悬液，于空气中 33~35 ℃（不可超过 35 ℃）孵育 16~20 小时后读取 MIC。质控菌株推荐金黄色葡萄球菌 ATCC29213 为其阴性质控菌株（mecA 阴性，MIC 1~4 μg/ml）；金黄色葡萄球菌 ATCC43300 为其阳性质控菌株（mecA 阳性，MIC＞4 μg/ml）。其 MIC 结果解释标准见表 11-7。

表 11-7 头孢西丁检测 *mecA* 基因介导的葡萄球菌耐药性解释标准

菌种	头孢西丁纸片（mm）			头孢西丁 MIC（μg/ml）		
	S	I	R	S	I	R
金黄色葡萄球菌	≥22	-	≤21	≤4	-	≥8
路邓葡萄球菌	≥22	-	≤21	≤4	-	≥8
凝固酶阴性葡萄球菌	≥25	-	≤24	-	-	-

注：根据此解释标准耐药者即为耐甲氧西林葡萄球菌；S：敏感；I：中介；R：耐药。

3）分子检测法检测：检测 *mecA* 基因、*mecA* 基因编码的蛋白质或青霉素结合蛋白 2a（PBP2a），是预测苯唑西林耐药的最准确的方法。

（3）红霉素诱导克林霉素耐药性检测： 对大环内酯类耐药的葡萄球菌可能对克林霉素耐药，通过 *erm* 基因编码的 23S rRNA 甲基化也称为 MLSB（大环内酯、林可霉素和 B 型链阳霉素）耐药，或只对大环内酯类耐药（由 *msrA* 基因编码的外排机制）。

纸片扩散法（D 试验）：使用标准的纸片扩散法，涂布 0.5 麦氏浊度菌液到 M-H 琼脂平板，将红霉素（15 μg）与克林霉素（2 μg）纸片相邻放置，边缘相距 15~26 mm。在 35±2 ℃空气环境下孵育 16~18 小时后阅读结果，在靠近红霉素纸片侧的克林霉素抑菌圈出现截平（形状如大写的"D"字),此为D试验阳性(如图11-12,彩图见书后),则提示该微生物诱导克林霉素耐药阳性。如果克林霉素抑菌圈不出现"D"形现象,则D试验为阴性。

2. 肠杆菌目细菌常见耐药机制

(1)超广谱β-内酰胺酶(ESBLs):ESBLs是A和D类中对抑制剂敏感的酶,可以由常见的质粒编码的β-内酰胺酶的基因突变引起,如TEM-1、SHV-1、OXA-10、CTX-M等。ESBLs可以使临床分离的肺炎克雷伯菌、产酸克雷伯菌、大肠埃希菌、变形杆菌和其他肠杆菌科细菌对青霉素、头孢菌素、氨曲南耐药。

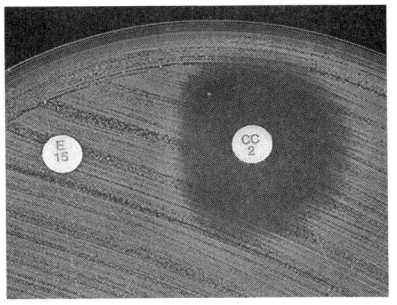

图11-12 "D试验"阳性结果

ESBLs筛选和确证实验采用纸片扩散法或肉汤微量稀释法。其中纸片扩散法培养基采用MHA,肉汤微量稀释法培养基采用CAMHB;接种物皆采用标准的方法;两种方法都有初筛试验和表征确证试验两部分。确证试验中纸片扩散法的结果2个药物中有任何一个在加克拉维酸后,抑菌环直径与不加克拉维酸的抑菌环直径相比,增大值≥5 mm,判定为产ESBLs(图11-13,彩图见书后);肉汤微量稀释法的结果与克拉维酸联合的药物MIC相对单独药物MIC减低≥3个倍比稀释度,则判定为ESBLs。

(2)碳青霉烯酶检测:碳青霉烯酶可以定义为具有水解碳青霉烯类抗菌药物活性的β-内酰胺酶,主要分布于β-内酰胺酶A、B、D类中,可在不动杆菌、铜绿假单胞菌、肠杆菌科细菌中发现。根据水解机制中作用位点的不同,可以将碳青霉烯酶分为两大类,一类称为金属碳青霉烯酶,这类酶以金属锌离子为活性作

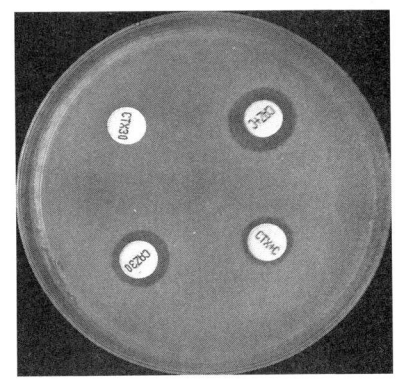

图11-13 ESBLs(阳性菌株)
CAZ+C比CAZ环>5 mm

用位点,可以被EDTA抑制,属于B类β-内酰胺酶;另一类以丝氨酸(Ser)为酶的活性作用位点,可以被酶抑制剂克拉维酸和他唑巴坦所抑制,属于A、D类β-内酰胺酶。肠杆菌目细菌碳青霉烯酶的表型检验方法主要有以下3种:改良Hodge试验、mCIM试验、eCIM试验和碳青霉烯酶基因型检测。

1)改良Hodge试验步骤:用无菌生理盐水配制0.5麦氏浊度大肠埃希菌ATCC25922的菌悬液,并用生理盐水稀释10倍,用无菌棉签将稀释后的菌悬液均匀涂布于MH琼脂平板上,干燥10 min,将美罗培南贴于MH琼脂平板,使用1 μl接种环挑取3~5个过夜生长待测菌落垂直于药敏纸片从纸的边缘开始划线,至平板边缘,长度为20~25 mm,37 ℃孵育16~20 h,观察待测菌抑菌圈边缘划线处生长有无矢状增强,若有,则判为阳性,提示待测菌株产碳青霉烯酶。每次检测均应同时进行(肺炎克雷伯菌ATCCBAA1705)阳性和(肺炎克雷伯菌ATCCBAA1706)阴性质控。1—肺炎克雷伯菌ATCCBAA1705阳性质控;2—肺炎克雷伯菌ATCCBAA1706阴性质控;3—待测菌株(检测结果:改良Hodge试验阴性),见图11-14(彩图见书后)。

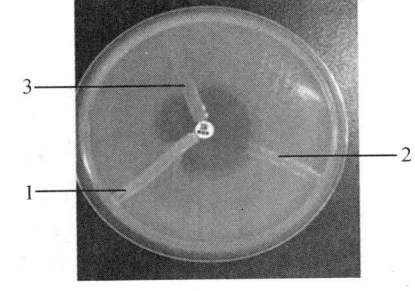

图11-14 改良Hodge试验图

2)mCIM试验步骤:①用1 μl接种环满环挑取生长于血琼脂平板上过夜培养的(肠杆菌科细菌)纯菌落,加入装有2 ml胰蛋白胨肉汤(TrypticSoyBroth,TSB)的试管中,振荡混匀10~15 s;②每管放入一张含10 μg美罗培南的无菌纸片,确认纸片浸润于菌悬液中。在35±2 ℃空气环境孵育4 h±15 min;③孵育结束后,立即用生理盐水制备0.5麦氏浊度的大肠埃希ATCC25922

悬液，菌悬液制备和平板涂布须在 15 min 内完成，干燥 3~10 min；④用 10 μl 接种环将美罗培南纸片从 TSB 肉汤中取出，将纸片贴于试管内壁，轻轻按压以挤去纸片上多余的水分，然后将纸片取出、贴于已涂布有大肠埃希菌 ATCC25922 的 MHA 平板上；⑤倒置平板，在 35±2 ℃空气环境孵育 18~24 h，量取抑菌圈直径。结果判读：①碳青霉烯酶阳性：美罗培南抑菌圈直径 6~15 mm，或直径 16~18 mm 但抑菌圈内有散在菌落。②碳青霉烯酶阴性：抑菌圈直径≥19 mm。

3）eCIM 试验步骤：在 TSB 肉汤中加入 20 μl 0.5 mol/L 的 EDTA 溶液，余步骤同 mCIM 试验步骤①~⑤。结果判读：①金属酶阳性：与 mCIM 结果相比，美罗培南抑菌圈直径之差≥5 mm（如 mCIM=6 mm，eCIM=18 mm，抑菌圈直径之差为 12 mm）。②金属酶阴性：与 mCIM 结果相比，美罗培南抑菌圈直径差≤4 mm（如 mCIM=6 mm，eCIM=9 mm，抑菌圈直径之差为 3 mm）。对于 eCIM，忽略任何抑菌圈内的散在针尖样菌落，见图 11-15（彩图见书后）。

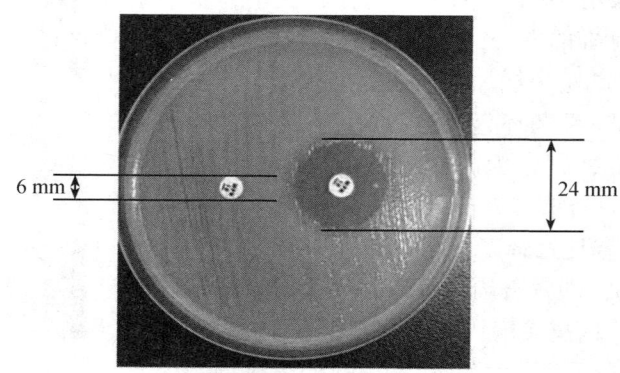

图 11-15　mCIM 和 eCIM 试验图

左：mCIM 试验（抑菌圈直径为 6 mm，箭头为两直线间的垂直距离）；右：eCIM 试验（抑菌圈直径 24 mm，箭头为两直线间的垂直距离）。实验结果：mCIM 试验阳性，eCIM 试验阳性，抑菌圈直径之差为 18 mm

4）碳青霉烯酶基因型检测——免疫层析技术（胶体金法）：目前已有商品化试剂胶体金检测条，可同时快速检测 KPC、NDM、VIM、IMP、OXA-48，20 min 内即可获得检测结果，灵敏度和特异度均在 90% 以上。免疫层析技术操作简单，结果容易判读，但价格较高，适用于高危患者（免疫抑制患者或骨髓移植患者等）分离的 CRE 菌株碳青霉烯酶类型的快速检测，有助于临床尽早启动更加精准的抗感染治疗方案。常见碳青霉烯酶基因型见图 11-16（彩图见书后）。

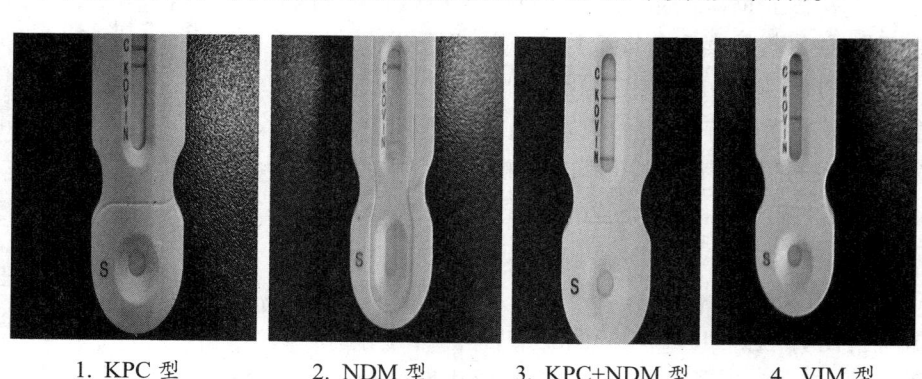

1. KPC 型　　2. NDM 型　　3. KPC+NDM 型　　4. VIM 型

图 11-16　常见碳青霉烯酶基因型

（邢　欢　周君辰）

第三节 常见案例解读与技能训练

肠杆菌目检验案例

1. 该案例侧重考查肠杆菌目肺炎克雷伯菌的形态学特点、培养特性、鉴定和药物的分析与处理的案例编写。

2. 该案例参考检验报告单 --> 案例患者基本情况 --> 结果分析 --> 结果处理为主线进行分析，其中结果处理环节专家可根据案例特点自拟分析主线。形式可以多样，选择题、是非题、连线题、思维导图和流程图等均可，但不出主观题（图11-17）。

3. 目标：通过对临床检验报告单进行解读分析，提高学生对检验报告单的分析与处理能力，培养临床检验思维。

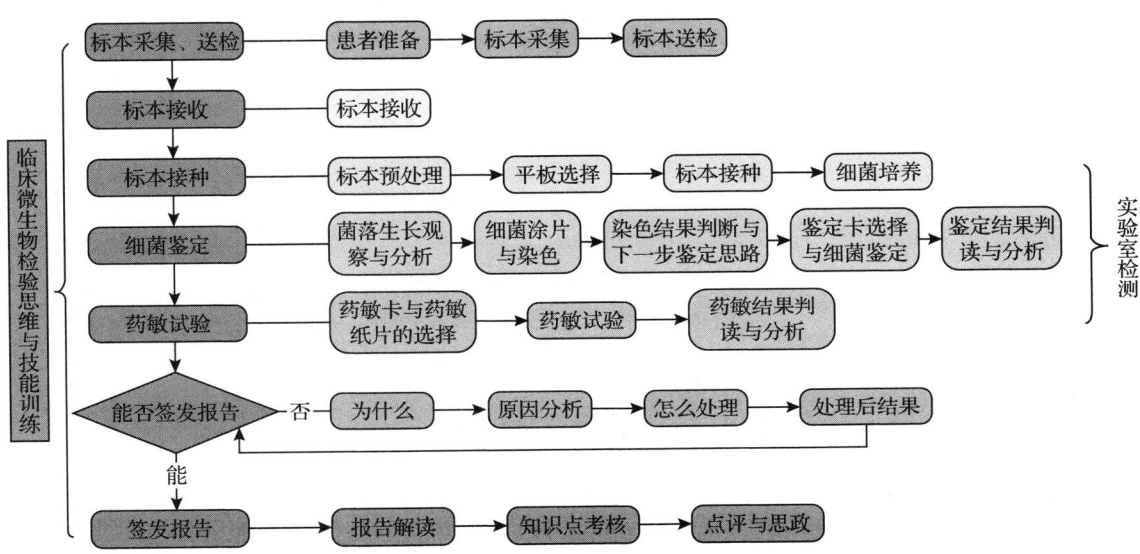

【病历资料】

住院号：×××；姓名：周××；性别：男；年龄：91岁；科别：重症监护室。

主诉：主因突发意识模糊2小时入院。

现病史：患者于入院前2小时突发意识模糊，精神萎靡，不易叫醒，无胸闷、喘息，咳大量白色黏稠痰液，无恶心、呕吐，无腹痛、腹泻，无发热，无抽搐，无晕厥及意识丧失，无二便失禁，为求进一步诊治来院，急诊以"肺炎"收入重症监护室。患者自发病以来精神、睡眠、食欲较差，二便如常，体重无明显改变。

既往史：高血压病史10年余，最高血压达185/100 mg，近期未服用降压药物，未检测血压；2型糖尿病病史7年余，最高空腹血糖 8~9 mmol/L，入院诊断为"糖尿病肾病Ⅳ期肾性贫血"，近期未服用降糖药物，自诉监测血糖可，应用胰激肽原酶肠溶片240单位，每日3次；陈旧性脑梗死病史6年，未规律服用药物。吸烟史约40年，平均20支/日，饮酒史约70年，每天250 g。

体格检查：体温37.2 ℃，血压125/63 mmHg，心率94次/分；对光反射迟钝；双肺呼吸音粗，可闻及哮鸣音及啰音；四肢肌力检查不配合，肌张力略高，双侧巴氏征阳性；腹肌软，压迫无痛苦表情，无肌紧张，肝、脾未触及异常肿大，肠鸣音未闻及；双下肢水肿，右下肢为著，四肢末梢凉，指尖处青紫。

辅助检查：胸部 CT 显示右肺上叶占位性病变，床旁胸部 X 线检查提示双肺渗出性病变，双侧胸腔积液；WBC 11.4×10^9/L，NEU 9.47×10^9/L，RBC 3.10×10^{12}/L，Hb 93 g/L，PLT 107×10^9/L，PCT 3.4ng/ml，TP 61.0 g/L，ALB 26.6 g/L。

【问题】

1. 患者的感染指征有

   A. 双肺呼吸音粗，双肺可闻及哮鸣音及啰音

   B. 双侧巴氏征阳性

   C. 咳大量白色黏稠痰液

   D. 感染指标升高

   E. 双肺渗出性病变

2. 综合患者基本情况，您认为患者需要做哪些微生物学检查

   A. 血培养＋鉴定＋药敏

   B. 痰液一般细菌培养＋鉴定＋药敏

   C. 尿液一般细菌培养＋鉴定＋药敏

   D. 分泌物一般细菌培养＋鉴定＋药敏

   E. 脑脊液培养＋鉴定＋药敏

第一部分　标本采集、送检

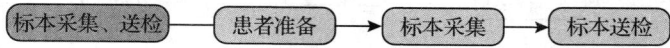

患者准备、标本采集、标本送检相关知识点及注意事项

1. 关于痰标本采集时间说法正确的是

   A. 饭前采集痰标本

   B. 在清晨采集第一口痰

   C. 在应用抗生素前采集痰标本

   D. 在痰液较多时采集痰标本

2. 关于痰标本采集方法说法正确的是

   A. 需要刷牙漱口后采集痰标本

   B. 小儿痰标本可借用棉拭子刺激咳嗽采集

   C. 可在纤维支气管镜检查时吸取痰液

   D. 只要咳出痰液即可送检

3. 在痰标本的运送和保存中，应注意

   A. 需尽快（<2 h）送至实验室

   B. 不能及时送检时可暂时在 −20 ℃冰箱保存

   C. 延迟送检或待处理标本保存时间不超过 24 h

   D. 不能及时送检时可暂时在 4 ℃冰箱保存

第二部分　实验室检测

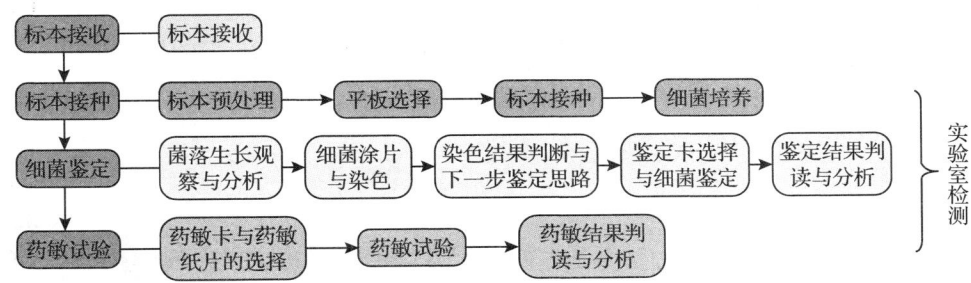

一、标本接收与检验

标本接收

1. 实验室收到痰培养标本后,应注意核对和检查
   A. 标本容器是否合格,是否密闭、无渗漏
   B. 容器内标本是否与申请单相符
   C. 观察痰标本性状是否明显不合格
   D. 痰液量是否合格

2. 在进行实验室检验前,需对标本进行质量评估,以下哪些痰标本是合格的
   A. 黄色、灰色、血性、铁锈色,浑浊、稠厚,呈现团块状
   B. 无色、白色,有黑色小点,清稀,呈泡沫状
   C. 脓细胞<10/HP 或复层鳞状上皮>25/LP
   D. 鳞状上皮细胞≤10/LP,且白细胞≥25/HP

标本预处理

3. 为了检验结果的准确性,检验前需对痰标本进行预处理,以下说法正确的是
   A. 痰标本预处理的目的是防止口腔菌群干扰检验
   B. 用于培养的痰标本可使用肉汤增菌提高病原菌的检出率
   C. 痰标本可使用无菌生理盐水洗涤进行预处理
   D. 侵入性操作采集的痰标本不需进行洗涤的预处理

平板选择

4. 痰一般细菌培养应选择下列哪个培养基进行接种(图 11-17,彩图见书后)

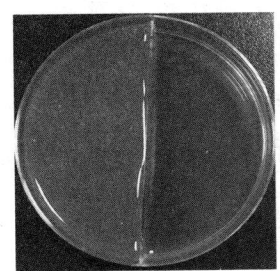
A. 血琼脂平板和中国蓝琼脂平板

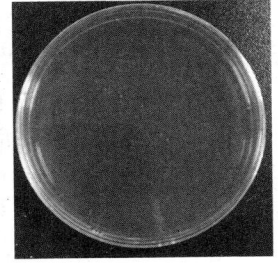
B. SS 琼脂平板

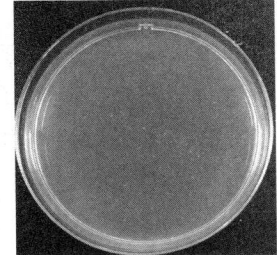
C. 水解酪蛋白(M-H)培养基

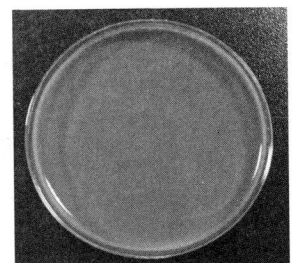
D. 巧克力培养基

图 11-17　细菌培养基

标本接种与培养

5. 关于痰培养标本接种时的方法和注意事项，正确的是
   A. 痰标本需进行均质化处理后再接种
   B. 血琼脂平板和中国蓝琼脂平板均可放置在 5%~10%CO_2、28 ℃的培养箱中
   C. 接种划线方法为三区划线
   D. 挑取痰液脓性或血性部分进行接种

二、细菌鉴定

细菌生长与观察分析

1. 痰培养接种的平板培养 18~24 h 后，观察到患者痰培养接种的血琼脂平板和中国蓝平板上均生长出了较大、凸起的黏液型菌落（如图 11-18 所示，彩图见书后），高度怀疑是
   A. 大肠埃希菌
   B. 肺炎克雷伯菌
   C. 铜绿假单胞菌
   D. 洋葱伯克霍尔德菌

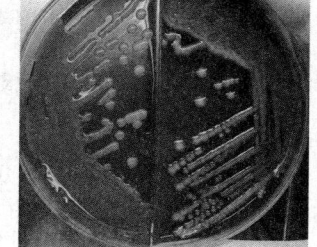

图 11-18　黏液型菌落

细菌涂片与染色

2. 为鉴定病原菌，需制作菌落涂片观察细菌镜下形态，以下做法正确的是
   A. 涂片染色前需用酒精灯火焰固定
   B. 应进行抗酸染色，步骤包括石炭酸复红初染、3% 盐酸酒精脱色和吕氏美蓝复染
   C. 应进行革兰氏染色，步骤包括结晶紫初染、卢戈氏碘液媒染、95% 乙醇脱色和稀释石炭酸复红复染
   D. 应进行墨汁染色，观察病原菌是否有荚膜

细菌染色结果、特点和下一步鉴定思路

3. 菌落涂片革兰氏染色后，在 10×100 倍的油镜下观察菌体呈红色，粗短杆状，单个或短链状排列（图 11-19，彩图见书后），可鉴定为
   A. 非发酵菌
   B. 肠杆菌科细菌
   C. 革兰氏阳性杆菌
   D. 革兰氏阴性杆菌

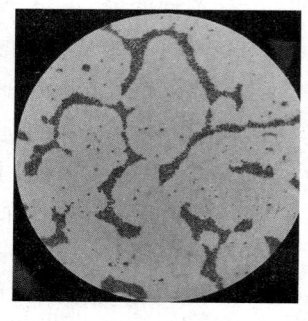

图 11-19　菌落涂片

鉴定卡的选择与细菌鉴定

4. 关于细菌鉴定方法，下列说法正确的是
   A. 不同细菌菌落形态和镜下形态不同，只需形态辨别便可鉴定
   B. 生化试验是细菌鉴定的金标准，因此可利用不同细菌生化代谢特点来鉴别
   C. 每种细菌都拥有独特的蛋白质指纹图谱，因此可利用质谱技术进行鉴定
   D. 可选用自动生化分析仪及配套的鉴定卡进行鉴定

鉴定结果判断与分析

5. 此株菌动力试验阴性，O/F 试验结果为发酵型，IMViC 试验结果为（--++），则可确定此株菌为
   A. 大肠埃希菌
   B. 铜绿假单胞菌
   C. 肺炎克雷伯菌

D. 阴沟肠杆菌

6. 在琼脂板上用接种环挑菌落，可拉出＞5 mm 的黏液丝（如图 11-20 所示，彩图见书后），提示

　　A. 拉丝试验阳性

　　B. 拉丝试验阴性

　　C. 高毒力肺炎克雷伯菌

　　D. 高黏液表型肺炎克雷伯菌

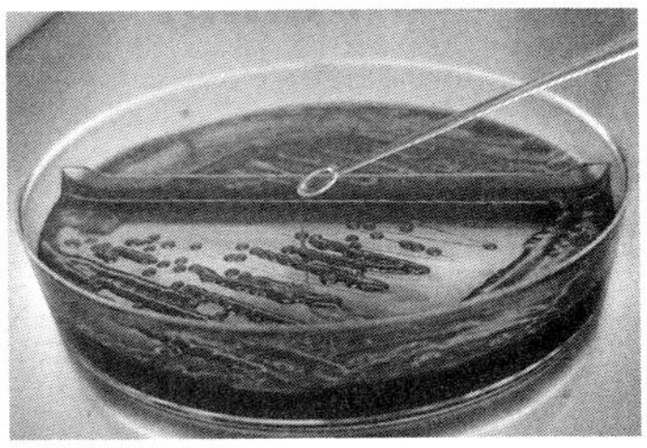

图 11-20　菌落黏液丝

三、药敏试验

1. 关于临床常用的细菌药敏试验方法，说法正确的是

　　A. 所有细菌药敏试验的培养基均应使用水解酪蛋白（M-H）培养基

　　B. 临床常用的细菌药敏试验方法包括纸片扩散法、稀释法、E-test 法和自动化仪器法

　　C. 稀释法、E-test 法和自动化仪器法的检测结果用最小抑菌浓度（mg/L 或 μg/ml）表示，数值越小，表示细菌对此药物越敏感

　　D. 纸片扩散法的检测结果用抑菌圈直径（mm）表示，数值越小，表示细菌对此药物越敏感

2. 关于细菌药敏试验结果的判读，说法正确的是

　　A. 我国药敏试验结果判读标准参照英国抗微生物化疗协会（British Society for Antimicrobial Chemotherapy，BSAC）文件

　　B. 我国药敏试验结果判读标准参照美国临床实验室标准化研究所（Clinical and Laboratory Standards Institute，CLSI）标准文件

　　C. 我国药敏试验结果判读标准参照法国微生物学会抗菌谱委员会标准文件

　　D. 药敏试验的判读结果以敏感（Sensitive，S）、中介（Intermediate，I）、耐药（Resistant，R）表示

3. 肺炎克雷伯菌属于肠杆菌科细菌，肠杆菌科细菌的重要耐药表型有

　　A. 产超广谱 β 内酰胺酶（extended spectrum β-lactamases，ESBLs）

　　B. 氨基糖苷类高水平耐药

　　C. 碳青霉烯类抗生素耐药

　　D. 诱导克林霉素耐药

4. 碳青霉烯类耐药肺炎克雷伯菌是临床上重要的耐药菌，其主要的耐药机制是产碳青霉烯酶，以下关于碳青霉烯酶的说法正确的是

　　A. 碳青霉烯酶属于水解酶，可分为金属碳青霉烯酶和丝氨酸类碳青霉烯酶

　　B. 碳青霉烯酶的表型检测方法主要有 CarbaNP 试验、改良 Hodge 试验、EDTA 协同试验

　　C. 碳青霉烯酶的表型检测方法推荐使用的抗生素为亚胺培南

　　D. 碳青霉烯酶的基因型检测方法主要有胶体金免疫层析法和 PCR 检测

四、耐药机制检测结果

1. 使用改良 Hodge 试验联合 EDTA 协同试验检测碳青霉烯酶，结果如图 11-21 所示（彩图见书后），关于结果的判断说法正确的是

　　A. mCIM 试验阳性，eCIM 试验阴性，此菌产丝氨酸型碳青霉烯酶

　　B. mCIM 试验阳性，eCIM 试验阳性，此菌产金属酶

　　C. 改良 Hodge 试验阳性，此菌产丝氨酸型碳青霉烯酶

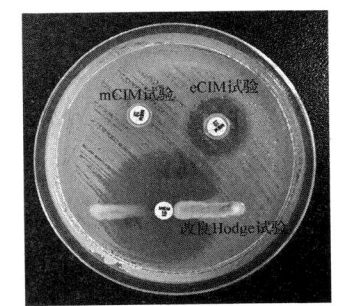

图 11-21　碳青霉烯酶检测结果

D. 改良 Hodge 试验阴性，此菌产金属酶

2. 根据以上碳青霉烯酶检测试验的结果，判断此株肺炎克雷伯菌的酶型为

A. 丝氨酸酶　　　　　　　　　　　　B. 金属酶

C. 结果不一致，应检查标准菌株和药敏纸片的质控

D. 结果不一致，应进行复核

3. 碳青霉烯酶检测试验所用的大肠埃希菌标准菌株 ATCC25922 及美罗培南药敏纸片的质控均在控，使用胶体金免疫层析法进行复核，结果如图 11-22 所示（彩图见书后），则可判断此株菌碳青霉烯酶型是

A. KPC 型合并 NDM 型

B. NDM 型合并 OXA-48 型

C. KPC 型合并 NDM 型、OXA-48 型

D. KPC 型合并 OXA-48 型

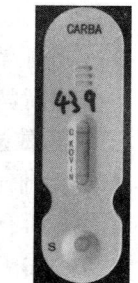

图 11-22　复检结果

五、报告单

×××医院微生物检验报告单

姓名：周××	性别：男	年龄：91 岁	样本编号：
科别：重症医学科	病历号：	床号：	申请医生：
标本类型：痰液	临床诊断：肺炎	检验仪器：	

检测结果	菌落数 cfu/ml	耐药机制
肺炎克雷伯菌肺炎亚种		产碳青霉烯酶
抗生素结果：	该报告使用测试方法 K-B（mm）	抗生素个数：18

抗生素名称	结果	折点	敏感度	抗生素名称	结果	折点	敏感度
哌拉西林	6	≤17，≥21	耐药	阿莫西林/克拉维酸	6	≤13，≥18	耐药
哌拉西林/他唑巴坦	6	≤17，≥21	耐药	头孢唑林	6	≤19，≥23	耐药
头孢他啶	6	≤17，≥21	耐药	头孢噻肟	6	≤22，≥26	耐药
头孢曲松	6	≤19，≥23	耐药	头孢吡肟	6	≤18，≥25	耐药
氨曲南	24	≤17，≥21	敏感	亚胺培南	6	≤19，≥23	耐药
美罗培南	6	≤19，≥23	耐药	庆大霉素	6	≤12，≥15	耐药
阿米卡星	6	≤14，≥17	耐药	左旋氧氟沙星	30	≤16，≥21	敏感
环丙沙星	6	≤21，≥26	耐药	复方新诺明	22	≤10，≥16	敏感
头孢西丁	6	≤14，≥18	耐药	头孢哌酮/舒巴坦	6	≤15，≥21	耐药

备注：产碳青霉烯酶（KPC+，OXA-48+，NDM+）
采样时间：　　接收日期：　　报告日期：　　检验者：　　审核者：

标本信息：痰液

室内质控情况：在控

仪器运行情况：正常

（能否直接签发报告：A. 可以　B. 不可以）

第三部分　报告单审核

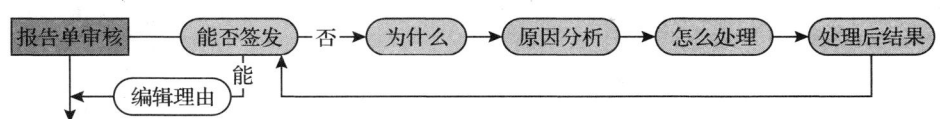

1. 患者痰标本检出肺炎克雷伯菌肺炎亚种，关于肺炎克雷伯菌的说法正确的是
   A. 肺炎克雷伯菌是上呼吸道正常菌群，不是致病菌，不需进行抗感染治疗
   B. 肺炎克雷伯菌肺炎亚种可引起原发性肺炎
   C. 肺炎克雷伯菌肺炎亚种可引起肠炎、脑膜炎（婴儿）、泌尿道感染和菌血症
   D. 肺炎克雷伯菌是临床检出率仅次于大肠埃希菌的重要医源性感染的致病菌
2. 关于药敏试验结果的解读，下列正确的是
   A. 此株肺炎克雷伯菌产 Ampc 酶
   B. 此株肺炎克雷伯菌为多重耐药菌
   C. 此株肺炎克雷伯菌产碳青霉烯酶，基因型为 KPC 型合并 NDM 型和 OXA-48 型
   D. 此株肺炎克雷伯菌产 ESBLs
3. 根据此药敏报告，不建议患者使用什么抗生素进行抗感染治疗
   A. 单环 β 内酰胺类抗生素
   B. 甲氧嘧啶 - 磺胺甲噁唑类抗生素
   C. 头孢菌素类抗生素
   D. 氨基糖苷类抗生素
4. 与临床医生沟通时，综合患者基础疾病和临床症状，建议如何制订治疗方案
   A. 选用报告单中肺炎克雷伯菌敏感的药物治疗即可
   B. 选用药敏试验敏感且呼吸道浓度较高的抗生素治疗，考虑联合用药
   C. 考虑为碳青霉烯类耐药肺炎克雷伯菌，且为多重耐药菌，可申请联合药敏试验
   D. 需长期使用抗生素进行抗感染治疗，直至痰培养标本不再检出肺炎克雷伯菌

第四部分　点评与思政

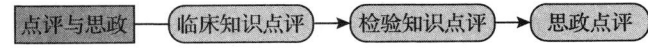

点评：
  肠杆菌目细菌是临床检出的常见致病菌，可根据其菌落形态、镜下形态和生化反应特点进行鉴别，也可以选用自动生化分析仪进行鉴定。此外，肠杆菌科细菌有两个重要的耐药表型，为产超广谱内酰胺酶（extended spectrum β-lactamases，ESBLs）和产碳青霉烯酶，需选用合适的方法对两种耐药表型进行检测，以提供给临床更精确的药敏报告。
  本案例使用改良 Hodge 试验联合 EDTA 协同试验检测肺炎克雷伯菌碳青霉烯酶的酶型，发现两种试验方法结果不一致，此时应检查大肠埃希菌标准菌株 ATCC25922 及药敏纸片质控是否在控，药敏纸片是否在有效期内，若均在控，则考虑可能合并多种酶型，选择其他可检测多基因型的试验方法如胶体金免疫层析法、PCR 等方法进行复核。
  思政： 碳青霉烯类抗生素耐药肺炎克雷伯菌是临床上的重要耐药菌，因此需要采用合适的试验方法对此类菌所产的碳青霉烯酶酶型进行检测，必要时应开展联合药敏试验，为临床制定精准的治疗方案提供依据；对于异常检验结果，实验室人员需进一步复核和确认，要确保结果的准确性；遇到复杂耐药菌时应积极与临床沟通，保证检验结果的及时性，真正做到"急患者所急，忧患者所忧"。

（董爱英　邢　欢）

第四节　知识拓展

一、自动免疫分析仪

自动免疫分析仪由于自动分析重复性好，干扰因素和污染少，结果判断客观、准确，便于质量控制，检测快速等优点，已在大中型医院应用。免疫分析的方法很多，但适用于自动免疫分析技术的方法主要有标记免疫分析和发光免疫分析两大类。

1. 标记免疫分析　目前应用广泛的有酶免疫分析（enzyme immunoassay，EIA）和荧光免疫分析（fluorescent immunoassay，FIA）。

EIA是抗原、抗体的特异性反应与酶催化的放大作用相结合的一种微量分析技术。将抗原或抗体吸附到固相表面，依次加入样品、酶标记物，将未结合的游离酶洗掉后，再加入适宜的底物，使其与酶反应而显色，其颜色变化与待测物的存在和浓度成比例。酶标记抗原或抗体后，既不影响抗原与抗体反应的特异性，也不改变酶本身的催化活性。EIA是一种特异而敏感的检测技术，可对微克甚至纳克数量级的物质进行定量或半定量检测，也可以在细胞或亚细胞水平上示踪抗原或抗体的所在部位。由仪器自动完成上述一系列过程，反应条件一致，避免了人为因素的干扰，使检测结果更加准确、可靠。酶免疫分析可分为非均相（或异相）酶免疫测定和均相酶免疫测定两种方法。

FIA的基本原理是应用荧光物质标记的抗原或抗体来检测相应的抗体或抗原，其荧光强弱与待测物浓度成比例。较为适合作标记物的荧光素有异硫氰酸荧光素（FITC）、二氯三嗪基氨基荧光素（DTAF）、四甲基异硫氰酸罗丹明（TMRITC）和四乙基罗丹明（RB200）4种。

2. 发光免疫分析　当物质吸收化学反应过程中释放的化学能之后，能使自身分子受激发（化学发光）和由电子激发（电化学发光）而发光及生物发光。

二、练习题

（一）病案与分析

1.【临床资料】患儿女，4岁2个月，因咳嗽7天、发热1天入院。

【查体】最高体温38.0 ℃，热型不规则；伴有头痛、食欲缺乏，软腭黏膜充血，有小米粒状红疹，躯干部皮疹稀少。

【辅助检查】血常规：WBC 23.1×10^9/L，中性粒细胞78.6%。PCT 24 ng/ml，C反应蛋白162 mg/ml。咽拭子培养：鉴定为A群链球菌。

【思考题】

（1）根据以上资料，该患者初步应考虑何种诊断？为什么？

（2）该菌引起感染应注意什么？

2.【临床资料】女性，35岁。面部红斑伴间断发热5个月。

患者5个月前暴晒后出现面部红色皮疹，后有间断发热，体温最高38.5 ℃，伴反复口腔溃疡，间断双膝关节肿痛，明显脱发，未就诊。发病以来有轻咳，无痰，无咽痛，无腹痛、腹泻，无尿频、尿急、尿痛，睡眠正常。既往对紫外线过敏，无结核病史，无毒物及放射线接触史。

【查体】T 38.0 ℃，P 94 次 / 分，R 24 次 / 分，BP 120/70 mmHg。头发稀疏，面部红斑，略高出皮面，浅表淋巴结未触及肿大。睑结膜无苍白，巩膜无黄染，舌面有散在溃疡，咽部无充血，扁桃体无肿大。

【辅助检查】血常规 Hb 110 g/L，WBC 4.5×10^9/L，N 0.68，L 0.23，PLT 105×10^9/L。尿常规：蛋白质（++），镜检（-），尿蛋白定量 0.95 g/d。抗核抗体 1∶6400（正常值<1∶40），类风湿因子 40 kU/ml（正常值 0~30 kU/ml）。

【思考题】根据以上病历摘要，初步诊断和诊断依据是什么？

3.【临床资料】女性，59 岁，间断发热、咳嗽、咳痰 1 个月。低热，体温最高达 37.8 ℃，伴有咳嗽、咳痰，黄色黏痰，初期有左侧胸痛，目前缓解，伴有夜间盗汗。既往史：糖尿病病史 3 年。

【查体】T 37.1 ℃，P 102 次 / 分，R 20 次 / 分，BP 133/86 mmHg，神清，口唇无疱疹，咽部充血，呼吸均匀，两肺腋后线与后正中线之间第 6 后肋以下范围语颤正常，两肺未闻及干、湿啰音。

【辅助检查】

血常规：WBC 8.4×10^9/L，NEU 72.2%；生化：白蛋白 37.6 g/L↓，葡萄糖 8.47 mmol/L，肿瘤标志物示癌胚抗原及 CA 125 升高。

痰涂片：检出抗酸杆菌（+），ISPOT（+）。

CT 示左肺上叶空洞性病灶，双侧肺炎。

【思考题】

根据以上病历摘要，初步诊断和诊断依据是什么？

（二）单选题

1. 以下哪种细菌为猩红热的主要病原菌
   A. 化脓性链球菌   B. 大肠埃希菌   C. 无乳链球菌
   D. 肺炎链球菌   E. 肠球菌属

2. 由病毒衣壳激发免疫系统后产生的中和抗体为
   A. IgG   B. IgA   C. IgM
   D. SIgA   E. IgD

3. 链球菌溶血素"O"是一种
   A. 抗体   B. 急性时相反应蛋白
   C. 菌体抗原   D. 具有溶血活性的蛋白质
   E. 细菌毒素

4. 血清补体 C3 含量升高见于
   A. 传染病早期   B. 急性链球菌感染后肾小球肾炎
   C. 营养不良   D. 大面积烧伤
   E. 慢性肝病

【参考答案】

1. A；2. A；3. D；4. A

（于笑涵）

第十二章 分子生物学检查与分子诊断

> 【内容提要】
>
> 课堂病案讨论（感染性疾病分子生物学检验）
>
> 实验内容：
>
> 1. 聚合酶链反应技术
>   （1）乙型肝炎病毒脱氧核糖核酸定量检测（示教）
>   （2）人乳头瘤病毒（23个型）核酸分型检测（示教）
> 2. 常见病例报告解读
> 3. 知识拓展（荧光原位杂交、基因诊断）

第一节 课堂病案讨论

病案讨论一

【简要病史】患者李某，男，5岁。咳嗽、喘憋，呼吸困难，头痛，全身酸痛，乏力伴发热4天入院，常规抗菌药物治疗疗效不佳。

【体格检查】皮肤、黏膜黄疸，双肺闻及哮鸣音，肝、脾肿大。

【实验室检查】

血液一般检查：RBC 4.58×10^{12}/L，Hb 128 g/L，Hct 0.37，
MCV 89.7 fl，MCH 30.8 pg，MCHC 344.0 g/L，
RDW-CV 12.7%，WBC 3.1×10^9/L，NEUT 0.25，
L 0.706，M 0.02，E 0.02，B 0.004，
PLT 225×10^9/L，PDW 11.9，MPV 10.5 fl，PCT 0.34。

生化检测：Na^+ 138 mmol/L，K^+ 3.6 mmol/L，Cl^- 104 mmol/L，HCO_3^- 30 mmol/L，Urea 24.0 mmol/L，Cre 0.2 μmol/L，Ca^{2+} 2.89 mmol/L，PO_4^{3-} 1.42 mmol/L，TP 110 g/L，ALB 26 g/L，ALP 188 U/L，ALT 45 U/L，AST 36 U/L，TBil 43.7 μmol/L，DBil 17.9 μmol/L。

免疫学检测：风疹病毒抗体IgG阴性，流感病毒抗体IgG阴性，单纯疱疹病毒抗体IgG阴性，巨细胞病毒抗体IgG阳性，呼吸道合胞病毒抗体IgG阴性，腺病毒抗体IgG阴性。

分子生物学检测：巨细胞病毒DNA 1.5×10^5 copies/ml，风疹病毒RNA$<1.0 \times 10^3$ copies/ml，呼

吸道合胞病毒 RNA 阴性，流感病毒 RNA 阴性。

微生物学检测：痰涂片可见散在细菌及大量有核细胞，痰细菌培养未见致病菌。

胸部 X 线检查：双肺纹理增多，呈斑点状、片状阴影，提示双肺肺炎。

【思考题】

（1）该患儿应考虑为何种诊断？

（2）最常用的定量检测病毒核酸的方法是什么？

【病案分析】

（1）该患者最可能的诊断是病毒性肺炎。

依据：①患儿的临床症状：咳嗽，呼吸困难，喘憋，头痛，全身酸痛，乏力伴发热，常规抗菌药物治疗疗效不佳；②体征：双肺闻及哮鸣音，肝、脾肿大；③实验室检测结果：WBC 3.1×10^9/L，NEUT 0.25，LYM 0.706；痰涂片可见散在细菌及大量有核细胞，痰细菌培养未见致病菌；巨细胞病毒抗体 IgG 阳性和巨细胞病毒 DNA 1.5×10^5 copies/ml；④胸部 X 线检查：双肺纹理增多，呈斑点状、片状阴影，提示双肺肺炎。

（2）最常用的定量检测病毒核酸的方法是荧光定量 PCR。

【最终诊断】 巨细胞病毒肺炎。

病案讨论二

【简要病史】 患者王某，男，48 岁。因咳嗽、胸痛、低热（午后为著）、盗汗、乏力、食欲缺乏、消瘦 3 个月，偶有咳嗽、咳痰、咯血、胸痛、不同程度胸闷或呼吸困难，痰中带血 2 周而来诊。

【体格检查】 体温 37.7 ℃，双侧颈后可触及多个活动、质软的淋巴结；右上肺可闻及湿啰音，叩诊呈浊音，语颤增强，肺泡呼吸音弱和湿啰音。余未见明显异常。

【实验室检查】

血液学检测：Hb 126 g/L，WBC 6.6×10^9/L，PLT 205×10^9/L。

生化检测：Na^+ 141 mmol/L，K^+ 4.6 mmol/L，Cl^- 109 mmol/L。

微生物学检测：痰涂片抗酸染色，显微镜下找到红色的抗酸阳性分枝杆菌。

结核菌素试验：强阳性。

胸部 X 线检查：右上肺云雾状阴影，边缘模糊。

【思考题】

（1）该患者最可能的诊断是什么？

（2）为了明确诊断，可进行哪些实验室检查？

（3）患者用利福平、异烟肼等四联抗结核药物治疗 6 个月后，疗效不佳，疑为利福平耐药。应进行哪种耐药基因的检测？

【病案分析】

（1）该患者最可能的诊断考虑为肺结核。

依据：①微热（体温 37.7 ℃），双侧颈后可触及多个活动、质软的淋巴结，听诊时呼吸音减低；右上肺可闻及湿啰音，叩诊呈浊音，语颤增强，肺泡呼吸音弱和湿啰音。②胸部 X 线显示为片状、絮状阴影，边缘模糊。③结核菌素试验强阳性，痰涂片抗酸染色，显微镜下找到红色的抗酸阳性分枝杆菌。

（2）为了明确诊断，可进行痰结核分枝杆菌培养，检测 PPD-IgG、TB DNA 或 TB RNA。结核分枝杆菌的常规检验方法包括痰涂片找抗酸杆菌、培养、结核分枝杆菌 DNA、RNA 检测等。痰涂片阳性率低，培养法是诊断的金标准，但结核分枝杆菌生长缓慢，耗时长，不利于临床及时诊断和治疗。血清学试验检测抗 PPD-IgG 特异性不强，因分枝杆菌属各菌之间的抗原有广泛的交叉。TB DNA 检测灵敏、快速、特异，适用于早期、快速诊断。检测 TB RNA 可检测活的结核分枝杆菌。

（3）患者疑为利福平耐药，应进行 $rpoB$ 基因检测。利福平是抗结核治疗的关键药物，对该药产生耐药性的分子基础是 RNA 聚合酶的改变，突变主要集中在 $rpoB$ 基因的 81 bp 区域。

【最终诊断】肺结核。

病案讨论三

【简要病史】患者吴某，男，6 岁。智力低下、生长发育迟缓，常有兴奋不安、多动和异常行为，语言发育障碍，反复发作的抽搐。抽搐时神志不清，双眼球向右侧凝视，头及颈向右侧转动。每次抽搐 3~5 min，后神志不清约 30 min，有时伴舌咬伤及尿失禁。每月发作 1~2 次，有时 2~3 天发作一次，发作前无明显诱因与先兆。

【体格检查】身高 98 cm，体重 17 kg。口齿不清，眼球转动不灵活，目光呆滞。听觉能力弱，听到声音没有反应。注意力很难集中，多动。皮肤白，毛发颜色浅。有湿疹、皮肤抓痕征及色素脱失和尿有鼠气味等特征。肌张力增高，反射亢进。心肺及腹部检查无异常发现。

【实验室检查】
血浆苯丙氨酸 1.22 mmol/L（参考区间：0.06~0.18 mmol/L）。
脑电图检查：棘慢波。

【思考题】
（1）该患者最可能的诊断是什么？
（2）为了明确诊断，可进行哪些实验室检查？
（3）该病的发病机制是什么？

【病案分析】
（1）考虑该患儿的初步诊断为苯丙酮尿症（phenylketonuria，PKU）。

依据：①患儿的临床症状表现为智力低下、生长发育迟缓，常有兴奋不安、多动和异常行为，语言发育障碍；②体征：有湿疹、皮肤抓痕征及色素脱失和尿有鼠气味，以及肌张力增高、反射亢进等特征，均符合苯丙酮尿症的临床表现；③实验室检测结果：血浆苯丙氨酸 1.22 mmol/L（参考区间：0.06~0.18 mmol/L）；④脑电图检查结果为棘慢波，以上均支持苯丙酮尿症的诊断。

（2）为了明确诊断，可进行苯丙氨酸羟化酶（phenylalanine hydroxylase，PAH）基因多位点突变检测。常用的检测方法有 STR 连锁分析、SSCP、多重等位基因特异性 PCR（allele specific PCR，ASPCR）和 DGGE 等，其中 STR 连锁分析的诊断率最高，根据扩增片段的长度多态性变异即可对 PKU 进行诊断，诊断率可达 66.2%。SSCP 一般用于第 3 外显子区域的突变检测。多重 ASPCR 是直接检测已知基因突变的方法，针对中国人常见的 20 多种 PAH 突变基因设计正常引物和突变引物，经多重 PCR 扩增后电泳，可同时对几种突变做出明确诊断。DGGE 法常针对 PAH 基因外显子 6、7、12 的突变进行检测，是 PKU 家系产前基因诊断的首选方法。因 PKU 的遗传具有明显的异质性，每个患者都可能有其独特的基因突变类型，为避免漏诊，应联合应用多种方法进行该病的基因诊断。

（3）苯丙酮尿症的发病机制是编码 PAH 的基因发生突变，致使 PAH 活性降低或丧失，导致苯丙氨酸不能转变为酪氨酸，使大量苯丙氨酸和苯丙酮酸在体内堆积，导致患儿智力发育异常，为常染色体隐性遗传病。

【最终诊断】苯丙酮尿症。

（高学敏）

第二节 实验内容

聚合酶链反应（polymerase chain reaction，PCR）是20世纪80年代中期发展起来的一种选择性体外扩增DNA或RNA片段的技术。其反应原理与细胞内的DNA复制相似，具有特异、敏感、产率高、快速、简便、重复性好、易自动化等突出优点；能在一个试管内将所要研究的目的基因或某一DNA片段在数小时内扩增至十万乃至百万倍，使肉眼能直接观察和判断；可从一根毛发、一滴血，甚至一个细胞中扩增出足量的DNA供分析研究和检测鉴定。过去几天或几星期才能做到的事情，用PCR几小时便可完成。由此可见，PCR技术是生物医学领域中一项革命性的创举和里程碑。

实时荧光定量PCR技术在分子诊断中的主要应用：常规PCR检测技术是一种特异、敏感的分子检测技术，在病原微生物的快速诊断方面发挥着重要作用。但是普通PCR技术在实际应用中问题较多，尤其是机械化程度比较低，在PCR后处理方面基本需要依靠人工操作来实现。另外，普通PCR技术还有不能实现定量、PCR扩增产物易受污染等不足。荧光定量PCR技术是在普通PCR技术基础上发展起来的核酸定量新技术，其基本原理相同，仅在PCR反应体系中加入荧光基团，由于荧光定量PCR技术具有高灵敏度、高特异性和高精确性的特点，目前，该项技术已被应用于肿瘤基因检测、病原微生物诊断、免疫分析、基因表达等多个领域。

一、乙型肝炎病毒脱氧核糖核酸定量检测（示教）

【目的】熟悉实时荧光定量PCR的原理、定量方法；熟悉乙型肝炎病毒脱氧核糖核酸定量检测方法；掌握乙型肝炎病毒脱氧核糖核酸定量检测的临床意义。

【原理】PCR技术的基本原理类似于DNA在细胞内的复制过程，即以拟扩增的DNA分子为模板，以一对分别与模板互补的寡核苷酸片段为引物，在DNA聚合酶的作用下，按照半保留复制的原则沿着模板链延伸，直至完成新的DNA合成。通过不断重复这一过程，可以使目的DNA片段得到扩增。另外，新合成的DNA片段也可以作为模板，因而可使DNA的合成量呈指数型增长（图12-1）。

本实验采用乙型肝炎病毒（HBV）-核酸释放剂快速裂解、释放血清或血浆样本中的乙型肝炎病毒（HBV）DNA，利用针对乙型肝炎病毒（HBV）核酸保守区设计的一对特异性引物、一条特异荧光探针，配以PCR反应液，在荧光定量PCR仪上，应用实时荧光定量PCR检测技术，通过荧光信号的变化实现乙型肝炎病毒HBV-DNA的定量检测。

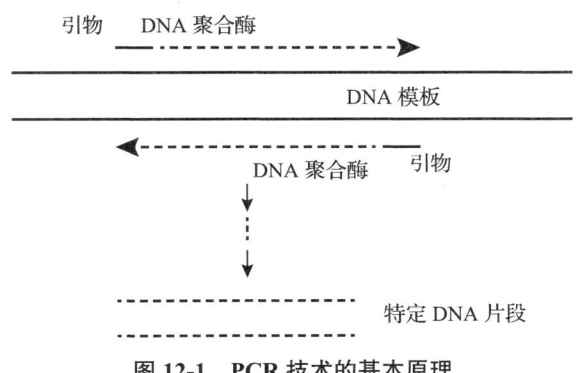

图12-1 PCR技术的基本原理

【试剂】乙型肝炎病毒核酸测定试剂盒（PCR-荧光探针法）包括：乙型肝炎病毒HBV-PCR反应液、乙型肝炎病毒（HBV）-酶混合液、乙型肝炎病毒（HBV）-内标、乙型肝炎病毒（HBV）-

定量参考品（A、B、C、D）、乙型肝炎病毒（HBV）-阴性对照、乙型肝炎病毒（HBV）-阳性对照。

【器材】 荧光定量 PCR 仪，高速离心机，漩涡振荡器，恒温金属浴，超净工作台，微量移液器及吸头，PCR 反应管，EP 管，管架，一次性 PE 手套。

【操作】

1. 试剂准备 在试剂准备区进行。

（1）取出包装盒中的各组分，室温放置，待其温度平衡至室温后，混匀后备用。

（2）根据待测样本、阴性对照、阳性对照以及定量参考品 A-D 数量，按比例（反应液 38 μl/人份 + 酶混合液 2 μl/人份 + 内标 0.2 μl/人份，取相应量的反应液、酶混合液及内标，充分混匀成 PCR 混合液，瞬时离心后备用。

2. 样本处理及加样 样本选用血清或血浆，在样本处理区进行（阴性对照、阳性对照、定量参考品与待测样本同步处理）。

（1）建议使用样本释放剂提取样本核酸。

（2）每管加入 PCR 混合液 40 μl，盖上管盖（可用手指弹击，去除气泡），2000 rpm 离心 30 秒。

3. PCR 扩增 在扩增与分析区进行（请参照各仪器使用说明书进行设置）。

（1）将 PCR 反应管放入扩增仪样品槽，按对应顺序设置阴性对照、阳性对照、定量参考品 A-D 以及未知样本，并设置样本名称及定量参考品浓度。

（2）荧光检测通道选择以 ABI7300 仪器为例：选择 FAM 通道（Reporter：FAM.Ouencher：none）检测乙型肝炎病毒（HBV）DNA；选择 HEX/VIC 通道（Reporter：HEX/VIC，Quencher：none）检测乙型肝炎病毒（HBV）内标，参比荧光（Passive Reference）设置为 ROX。

（3）循环参数设定（不同仪器的时间参数不同，见表 12-1）。

表 12-1 PCR 扩增循环参数设定

步骤		温度	时间		循环数
			ABI、Stratagene 仪器	Roche 仪器	
1	UNG 酶反应	50 ℃	2 min	2 min	1
2	Taq 酶活化	94 ℃	5 min	2 min	1
3	变性	94 ℃	15 秒	5 秒	45
	退火，延伸，及荧光采集	57 ℃	30 秒	30 秒	
4	仪器冷却	25 ℃	10 秒	10 秒	1

注：若为 ABI7500 仪器，不能设置为 30 秒，可以设置为 31 秒。

设置完毕，保存文件，运行反应程序。

4. 结果分析（请参照各仪器使用说明书进行设置）

反应结束后自动保存结果，根据分析后图像调节 Baseline 的 Start 值、End 值以及 Threshold 值（用户可根据实际情况自行调整，Start 值可设在 3～15、End 值可设在 5～20，调整阴性对照的扩增曲线平直或低于阈值线），点击 Analyze 进行分析，使各项参数符合下述"5. 质量控制"中的要求，然后到 Plate 窗口下记录定量结果。

5. 质量控制

（1）乙型肝炎病毒（HBV）阴性对照：无 Ct 值显示；但乙型肝炎病毒（HBV）-内标检测为阳性（Ct 值 ≤ 40）。

（2）乙型肝炎病毒（HBV）阳性对照：检测浓度值介于 $1.26 \times 10^5 \sim 1.26 \times 10^6$ IU/ml。

（3）4 个乙型肝炎病毒（HBV）定量参考品：均检测为阳性，且标准曲线相关系数 $|r| \geq 0.98$。

（4）以上要求需在同一次实验中同时满足，否则，本次实验无效，需重新进行。

6. 结果判读

（1）对于测定值在 $1.0 \times 10^2 \sim 5.0 \times 10^9$ IU/ml 之间的样本，且扩增曲线呈明显"S"型，报告相应的测定结果。

（2）对于测定值 $>5 \times 10^9$ IU/ml 的样本，且扩增曲线呈明显"S"型，报告注明 $>5.0 \times 10^9$ IU/ml。若需精确定量，可根据结果，将样本稀释至 5.0×10^9 IU/ml 以下再复测。

（3）对于测定值 ≥ 30 IU/ml，而 $<1.0 \times 10^2$ IU/ml 的样本，且扩增曲线呈明显"S"型，同时，内标检测为阳性且 Ct≤40，表明病毒载量低，可直接报告测定值，但注明：所测定量结果仅供参考。

（4）对于测定值 <30 IU/ml 的样本，同时，内标检测为阳性（Ct 值≤40），则报告乙型肝炎病毒（HBV）DNA 含量低于试剂盒检测下限；若内标 Ct 值 >40 或无显示，则该样本的检测结果无效，应查找并排除原因，并对此样本进行重复试验（若重复试验的检测结果仍无效，请与试剂公司联系）。

【注意事项】

（1）DNA 提取液、PCR 反应液和冻存的标本使用前，需充分融化后混匀。

（2）反应管中加入 DNA 模板后，应尽快上机开始 PCR 反应。

（3）不再使用的标本和反应管，应集中密封，定时高压灭菌处理。

（4）为避免污染，提高 PCR 准确性，应遵循以下 PCR 操作规则。

1）PCR 操作各阶段（标本处理，PCR 反应准备和加样，PCR 反应和测定）应在不同的实验室中进行，每个阶段使用专用的仪器和设备。

2）使用带滤芯枪头。

3）在试剂和标本处理阶段，使用负压超净工作台。

4）认真听取教师的讲解后再进行操作，操作时应穿工作服，戴一次性手套并经常更换。

5）使用一次性器具，工作台和加样器应经常用 10% 次氯酸或 70% 乙醇或紫外灯处理。

【参考区间】

通过参考值的研究试验确定本试剂盒的检测限为 30 IU/ml，内标 Ct 的参考值为 40。

【临床意义】

1. 早期诊断和病情监测 HBV-DNA 检测可以用于乙肝的早期诊断，帮助医生了解患者体内的病毒含量和病情发展状况，从而为治疗提供指导。

2. 指导抗病毒治疗 通过定量检测 HBV-DNA，医生可以根据病毒复制水平来决定是否需要启动抗病毒治疗，并选择合适的药物。此外，HBV-DNA 检测还可以用于评估抗病毒治疗的效果，帮助调整治疗方案。

3. 预后判断 HBV-DNA 检测结果对判断患者的预后具有重要意义。高病毒载量通常与较差的预后相关联。

4. 并发症监测 对于已经发生肝硬化或肝癌的患者，HBV-DNA 检测可以帮助监测病情进展和并发症的发生。

二、人乳头瘤病毒（23 个型）核酸分型检测（示教）

【目的】熟悉实时荧光定量 PCR 的原理、定量方法；熟悉人乳头瘤病毒（23 个型）核酸分型检测方法；掌握人乳头瘤病毒（23 个型）核酸分型检测的临床意义。

【原理】本实验采用人乳头瘤病毒 23 种型别的特异性引物及荧光探针，应用聚合酶链反应（PCR）结合 Taqman 技术，分成 6 个反应管，分别对人乳头瘤病毒 23 种型的特异性 DNA 片段进行分型检测。

【试剂】

序号	试剂名称	规格 24 人份盒	主要成分
1	人乳头瘤病毒分型 - 酶混合液	288 μl/管 ×1 管	Taq DNA 聚合酶、UDG 酶
2	人乳头瘤病毒（16、18、33、39 型）PCR 反应液	912 L/管 ×1 管	引物、探针、dNTPs、$MgCl_2$、PCRbuffer
3	人乳头瘤病毒（45、59、35、66 型）PCR 反应液	912 μl/管 ×1 管	引物、探针、dNTPs、$MgCl_2$、PCRbuffer
4	人乳头瘤病毒（51、52、53、68 型）PCR 反应液	912 L/管 ×1 管	引物、探针、dNTPs、$MgCl_2$、PCRbuffer
5	人乳头瘤病毒（31、56、58、β- 球蛋白）PCR 反应液	912 L 管 ×1 管	引物、探针、dNTPs、$MgCl_2$、PCRbuffer
6	人乳头瘤病毒（6、26、81、82 型）PCR 反应液	912 L/管 ×1 管	引物、探针、dNTPs、$MgCl_2$、PCRbuffer
7	人乳头瘤病毒（11、42、43、73 型）PCR 反应液	912 L/管 ×1 管	引物、探针、dNTPs、$MgCl_2$、PCRbuffer
8	人乳头瘤病毒分型 - 阴性对照	1000 μl/管 ×1 管	生理盐水
9	人乳头瘤病毒分型 - 阳性对照	200 μl/管 ×1 管	含目的基因片段的克隆质粒

注：不同批号产品的成分之间不可以混用或互换。

【器材】荧光定量 PCR 仪，高速离心机，漩涡振荡器，恒温金属浴，超净工作台，微量移液器及吸头，PCR 反应管，EP 管，管架，一次性 PE 手套。

【操作】

1. 试剂准备 在试剂准备区进行。

（1）取出试剂盒中的各组分，室温放置，待其温度平衡至室温，混匀后备用。

（2）取 6 种人乳头瘤病毒 PCR 反应液 n×38 μl 分别与 6 份 n×2 μl 酶混合液（n= 待检样本数 + 质控品 2 个），充分混匀成 PCR- 混合液，2000 rpm 离心 10 秒，置于 2~8 ℃保存待用。

2. 样本前处理（在样本处理区进行，阴性对照需与样本同步操作参与提取） 从样本收集管中吸取 1 ml 样本至 1.5 ml 离心管中，作为待测样本备用，按如下方式处理：推荐使用核酸提取或纯化试剂，取待处理样本 200 μl 加入等量核酸释放剂混合均匀，备用。

3. 加样（在样本处理区进行）

（1）待测样本及阴性对照：在 PCR 反应管中分别加入经上述前处理的待测样本核酸及阴性对照 10 μl（避免取到细胞碎片等杂质），需重复 6 次（即每个样本分别取 10 μl 核酸提取液加入 6 个反应管中，注意不要混淆！）。

（2）阳性对照：在 PCR 反应管中加入阳性对照 10 μl，需重复 6 次（阳性对照无需进行前处理）。

（3）向各待测样本、阴性对照、阳性对照的 6 个反应管中分别加入 40 μl 上述已配制好的 6 种

PCR-混合液，盖上管盖（如有气泡，可用手指弹击，去除气泡），2000 rpm 离心 10 秒或用手轻甩至管壁无明显液珠。

4. PCR 扩增（请参照各仪器使用说明书进行设置）

（1）将 PCR 反应管放入扩增仪样品槽，按对应顺序设置阴性对照、阳性对照以及未知样本，并设置样本名称。

（2）荧光检测通道选择

1）选择 FAM 通道，检测人乳头瘤病毒 6、11、16、45、51、56-DNA。

2）选择 HEX 或 VIC 通道检测人乳头瘤病毒 18、43、53、58、59、82-DNA。

3）选择 ROX 通道，检测人乳头瘤病毒 26、35、39、42、68-DNA 及 β-球蛋白。

4）选择 CY5 通道，检测人乳头瘤病毒 31、33、52、66、73、81-DNA。

5）循环参数设定（表 12-2）。

表 12-2 PCR 扩增循环参数设定

步骤		温度	时间	循环数
1	UDG 酶反应	50 ℃	2 min	1
2	Tag 酶活化	94 ℃	5 min	1
3	变性	94 ℃	15 秒	45
	退火，延伸，及荧光采集	57 ℃	30 秒	
4	仪器冷却（可选）	25 ℃	10 秒	1

设置完毕，保存文件，运行反应程序。

5. 结果分析（请参照各仪器使用说明书进行设置）

反应结束后自动保存结果，根据分析后图像调节 Baseline 的 Start 值、End 值以及 Threshold 值（用户可根据实际情况自行调整，Start 值可设在 3~15、End 值可设在 5~20，调整阴性对照的扩增曲线平直或低于阈值线），使各项参数符合下述"6. 质量控制"中的要求，然后记录 Ct 值。

6. 质量控制

（1）人乳头瘤病毒分型-阴性对照：FAM、HEX/VIC、ROX、CY5 通道 Ct 值无显示。

（2）人乳头瘤病毒分型-阳性对照：FAM、HEX/VIC、ROX、CYS 通道均有典型的"S"型扩增曲线，且检测 Ct 值在 24~30 之间。

（3）以上要求需在同一次实验中同时满足，否则，本次实验无效，需重新进行。

7. 阳性判断值 通过参考值的研究（ROC 曲线法），确定本试剂盒检测目标基因的 Ct 阳性判断值为 39，检测内标的 Ct 阳性判断值为 40。

8. 检验结果的解释

（1）阴性和阳性判断：待测标本按照表 12-3 进行结果判断。

（2）对以上 1~6 种人乳头瘤病毒 PCR-混合液 FAM、HEX、ROX、CY5 通道，有通道测定 Ct 值≤39，且 β-球蛋白检测为阳性（Ct 值≤40）的样本，报告相对应的人乳头瘤病毒型别阳性。

（3）对以上 1~6 种人乳头瘤病毒 PCR-混合液 FAM、HEX、ROX、CY5 通道，有通道测定 Ct 值≤39，但是 β-球蛋白检测为阴性（Ct 值>40 或无显示）的样本，表明标本内没有宫颈上皮细胞，但该患者近期接触过人乳头瘤病毒，是否感染人乳头瘤病毒尚不能确定。建议对此样本进行重新取样，再进行实验，如重复此现象，则报告相对应的人乳头瘤病毒型别阳性。

（4）对以上 1~6 种检测混合液 FAM、HEX、ROX、CY5 通道测定 Ct 值都>39，且 β-球蛋白检测为阳性（Ct 值≤40）的样本，报告人乳头瘤病毒阴性。

（5）对以上 1~6 种检测混合液 FAM、HEX、ROX、CY5 通道，测定 Ct 值都＞39，若 β-球蛋白检测 Ct 值＞40 或无显示，则该样本的检测结果无效，应查找并排除原因，并对此样本进行重新取样再进行试验（若重复试验的检测结果仍无效，请与试剂厂家联系）。

表 12-3 阴性和阳性结果判断

序号	人乳头瘤病毒 PCR 混合液	若 FAM 通道≤39，则结果判断为	若 HEX 通道≤39，则结果判断为	若 ROX 通道≤39，则结果判断为	若 CY5 通道≤39，则结果判断为
1	16、18、33、39 型	人乳头瘤病毒 16 型	人乳头瘤病毒 18 型	人乳头瘤病毒 39 型	人乳头瘤病毒 33 型
2	45、59、35、66 型	人乳头瘤病毒 45 型	人乳头瘤病毒 59 型	人乳头瘤病毒 35 型	人乳头瘤病毒 66 型
3	51、52、53、68 型	人乳头瘤病毒 51 型	人乳头瘤病毒 53 型	人乳头瘤病毒 68 型	人乳头瘤病毒 52 型
4	31、56、58、β-球蛋白	人乳头瘤病毒 56 型	人乳头瘤病毒 58 型	β-球蛋白	人乳头瘤病毒 31 型
5	6、26、81、82 型	人乳头瘤病毒 6 型	人乳头瘤病毒 82 型	人乳头瘤病毒 26 型	人乳头瘤病毒 81 型
6	11、42、43、73 型	人乳头瘤病毒 11 型	人乳头瘤病毒 43 型	人乳头瘤病毒 42 型	人乳头瘤病毒 73 型

【注意事项】

（1）DNA 提取液、PCR 反应液和冻存的标本使用前，需充分融化后混匀。

（2）反应管中加入 DNA 模板后，应尽快上机开始 PCR 反应。

（3）不再使用的标本和反应管，应集中密封，定时高压灭菌处理。

（4）为避免污染，提高 PCR 准确性，应遵循以下 PCR 操作规则。

1）PCR 操作各阶段（标本处理，PCR 反应准备和加样，PCR 反应和测定）应在不同的实验室中进行，每个阶段使用专用的仪器和设备。

2）使用带滤芯枪头。

3）在试剂和标本处理阶段，使用负压超净工作台。

4）认真听取教师的讲解后再进行操作，操作时应穿工作服，戴一次性手套并经常更换。

5）使用一次性器具，工作台和加样器应经常用 10% 次氯酸或 70% 乙醇或紫外灯处理。

【最低检出限】

对于 23 种人乳头瘤病毒基因型进行最低检测限研究，每种基因型最低检出限为 400 copies/ml。

【临床意义】

1. 早期筛查和诊断　HPV 感染是宫颈癌发生的必要条件。通过 HPV 分型检测，可以发现人体内是否存在 HPV 感染，并明确感染的具体类型，如高危型或低危型。高危型 HPV 感染直接与宫颈癌的发生有关，因此 HPV 检查是宫颈癌早期筛查的重要方法之一，对宫颈癌的早发现、早治疗有重要作用。

2. 指导临床治疗　不同类型的 HPV 有不同的临床表现和治疗方案。例如，低危型 HPV 常引起外生殖道湿疣等良性病变，而高危型 HPV 则与宫颈癌及其他恶性肿瘤密切相关。通过分型检测，医生可以根据具体的 HPV 亚型制定更为精准的治疗方案。

3. 预防措施的制定　了解 HPV 的具体感染类型有助于制订更有效的预防措施。例如，针对高危型 HPV 的疫苗接种可以有效预防宫颈癌的发生。

（赵力欣）

第三节　常见病例报告解读

一、人乳头瘤病毒感染

PCR 检验报告单

检验仪器：SLAT-96P

姓名：任某　　　　性别：女　　　　年龄：27 岁　　　　样本编号：1
科别：妇科门诊　　病历号：2000645901　　床号：
标本类型：宫颈上皮脱落细胞　　临床诊断：人乳头瘤病毒感染

代号　项目	结果	参考值	代号　项目	结果	参考值
HPV16 ★人乳头瘤病毒 16（高危）	阳性 +	阴性	HPV59 人乳头瘤病毒 59（高危）	阴性	阴性
HPV18 ★人乳头瘤病毒 18（高危）	阴性	阴性	HPV66 人乳头瘤病毒 66（高危）	阴性	阴性
HPV26 人乳头瘤病毒 26（高危）	阴性	阴性	HPV68 人乳头瘤病毒 68（高危）	阴性	阴性
HPV31 人乳头瘤病毒 31（高危）	阴性	阴性	HPV73 人乳头瘤病毒 73（高危）	阴性	阴性
HPV33 人乳头瘤病毒 33（高危）	阴性	阴性	HPV82 人乳头瘤病毒 82（高危）	阴性	阴性
HPV35 人乳头瘤病毒 35（高危）	阴性	阴性	HPV6 人乳头瘤病毒 6（低危）	阴性	阴性
HPV39 人乳头瘤病毒 39（高危）	阴性	阴性	HPV11 人乳头瘤病毒 11（低危）	阴性	阴性
HPV45 人乳头瘤病毒 45（高危）	阴性	阴性	HPV42 人乳头瘤病毒 42（低危）	阴性	阴性
HPV51 人乳头瘤病毒 51（高危）	阴性	阴性	HPV43 人乳头瘤病毒 43（低危）	阴性	阴性
HPV52 人乳头瘤病毒 52（高危）	阴性	阴性	HPV81 人乳头瘤病毒 81（低危）	阴性	阴性
HPV53 人乳头瘤病毒 53（高危）	阴性	阴性			
HPV56 人乳头瘤病毒 56（高危）	阴性	阴性			
HPV58 人乳头瘤病毒 58（高危）	阴性	阴性			

注：本实验送检项目：HPV：人乳头状瘤病毒。检验方法：PCR-荧光探针法。

采样时间：2024/06/14 11：24　　接收时间：2024/06/17 09：28　　检验者：
报告日期：2024/06/17 14：35　　　　　　　　　　　　　　　　　审核者：

报告与分析：
　　患者任某，半年前查体发现人乳头瘤病毒高危 16 型感染，TCT 结果未见明显异常，嘱患者半年后复查 HPV 分型检测。此次结果还是人乳头瘤病毒高危 16 型，判定为人乳头瘤病毒高危 16 型持续感染，该患者为宫颈癌高危患者，建议定期复查 HPV 分型检测、TCT，必要时进行阴道镜检查。

二、乙型病毒型肝炎

检验报告单

检验仪器：SLAN_96P

姓名：文某	性别：男	年龄：24岁	样本编号：2024061904
科别：肝病科一组门诊	病历号：	床号：	送检医生：
标本种类：血清	临床诊断：肝损害		备注：

序号	项目代号	项目名称	结果	单位	检测下限	检验方法
1	HEV-DNA	乙型肝炎病毒DNA	6.090E5	IU/ML	<1.000E2	荧光定量PCR

接收时间：2024/06/19 09：35　　采样时间：2024/06/19 07：40　　检验者：　　审核者：
报告时间：2024/06/19 14：25

报告与分析：
　　患者文某近3个月乏力，上腹部不适，食欲减退，经检查存在肝功能损害，为查找肝损害原因，进行乙肝五项及乙型肝炎病毒DNA定量检测，结果为6.09 E5IU/ml，确诊为乙型病毒性肝炎。

（赵力欣）

第四节　知识拓展（荧光原位杂交、基因诊断）

一、荧光杂交技术

　　荧光原位杂交（fluorescence in situ hybridization，FISH）技术是20世纪80年代末在放射性原位杂交技术基础上发展起来的一种非放射性分子细胞遗传学技术。FISH的原理是用已知的标记单链核酸为探针，按照碱基互补的原则，与待检材料中未知的单链核酸进行特异性结合，形成可被检测的杂交双链核酸。由于DNA分子在染色体上是沿着染色体纵轴呈线性排列的，因而探针可以直接与染色体进行杂交，从而对特定的基因在染色体上进行定位、定性、相对定量分析。与放射性同位素原位杂交相比，FISH具有操作相对简便、探针标记稳定、检测灵敏度高、可同时进行几种不同探针的检测等优点。因此，目前FISH已广泛应用于分子遗传学、细胞遗传学、病理学、免疫学、肿瘤学和血液学等临床和基础研究。

（一）染色体荧光原位杂交

　　染色体FISH是荧光原位杂交技术的主要应用之一，它将染色体制备技术、核酸杂交技术、荧光示踪技术结合起来，在染色体原位显示整条染色体、染色体的某一区带或某段特定的核酸序列。对染色体的准确识别、复杂染色体结构异常的检测、基因定位的研究具有重要意义。凡是可以进行体外培养、能够形成分裂中期的组织和细胞均可以用于染色体FISH。常规染色体FISH的操作流程见图12-2。

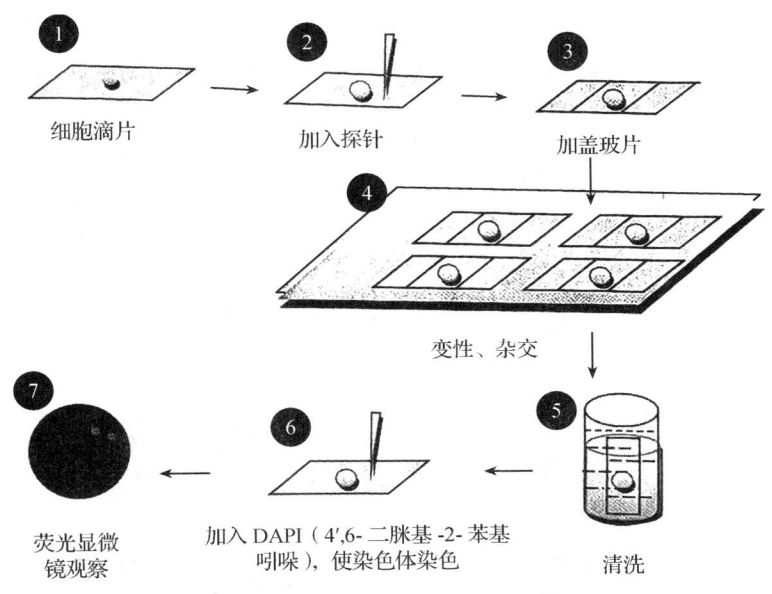

图 12-2 染色体 FISH 检测操作流程

以羊水脱落细胞染色体 FISH 分析为例，在荧光显微镜下随机计数至少 50 个细胞的杂交信号，正常情况下，核内荧光信号颗粒与正常人染色体数目一致，如用荧光标记的 21 号染色体探针胞内可见 2 个荧光信号颗粒；而异常情况下，则出现异常信号颗粒，如患有 21-三体综合征的胎儿胞内可见 3 个荧光信号颗粒。90% 以上为正常细胞则提示为正常样本，60% 以上细胞出现异常则提示为异常样本。

【参考区间】正常男性染色体核型：46，XY；正常女性染色体核型：46，XX。

【临床意义】

1. 染色体病的诊断 染色体荧光原位杂交是传统核型分析的重要补充手段，对于复杂染色体异常如嵌合体、非整倍体、复杂易位和微小缺失等，FISH 分析更加敏感、准确和快速。

2. 产前诊断 FISH 技术可以敏感、准确、高效地检出具有复杂染色体异常的胎儿，是显带染色体分析的重要补充手段。如采用 13、18、21、X、Y 染色体特异性探针，可对胎儿常见的非整倍体进行快速诊断；与常规染色体核型分析一起进行比较，可对常见的非整倍体进行确诊。单细胞 FISH 可用于第三代试管婴儿，即种植前的诊断。

3. 体液脱落细胞染色体异常诊断 对疑为恶性胸腔积液、腹水中的细胞进行染色体原位杂交分析，可敏感地检出肿瘤细胞染色体的多种畸变，有助于诊断。

【应用评价】染色体 FISH 是常用的基因探针杂交技术之一，具有灵敏度高、特异性强等特点；在染色体结构异常的产前诊断中，对易位性重排、重复、缺失、插入性重排、标记染色体、环状染色体都能为确定其类型来源、断裂点提供可靠的依据。

（二）间期细胞荧光原位杂交

间期细胞 FISH 是 20 世纪 80 年代中期发展起来的 FISH 技术之一，该技术将分子杂交与组织化学技术相结合，在间期细胞核的原位显示与核酸探针互补的特定 DNA 序列。间期细胞 FISH 的原理是根据核酸碱基互补的原则，用荧光素标记已知序列的 DNA 或 RNA 作为探针，在一定的条件下使标记的探针与被检组织细胞中的靶核酸序列以互补的方式特异性结合，形成稳定的杂交体，通过检测系统显示特异性的探针结合部位和结合荧光强度，从而对染色质上的特定核酸序列进行定性、定位和相对定量分析。多种标本均可用于间期细胞 FISH，例如在未培养的羊水细胞 FISH 检测中，常用13号、18号、21号、X和Y染色体探针进行非整倍体的检测。在荧光显微镜下正常二倍体细胞内常染色体为2个荧光信号颗粒，而三体型个体细胞胞内可见3个荧光信号颗粒；单体型则为1个荧光信号颗粒（图12-3）。

骨髓细胞、组织切片FISH检测常因应用不同的探针而产生不同的结果，探针可分为以下几类（以常用的红、绿色荧光探针为例）：①双色单融合探针：正常状态下为红、绿色荧光颗粒均为2个，异常情况下则会产生融合的荧光颗粒；②双色分离探针：正常情况下为2个融合的荧光颗粒，异常情况下为红、绿、融合荧光颗粒各1个；③双色双融合探针：正常状态下为红、绿色荧光颗粒均为2个，异常情况下则产生2个融合的荧光颗粒；④额外信号探针：正常状态下为红、绿色荧光颗粒均为2个，异常情况下则产生红、绿、融合荧光颗粒各1个以及额外的信号颗粒（图12-4）。

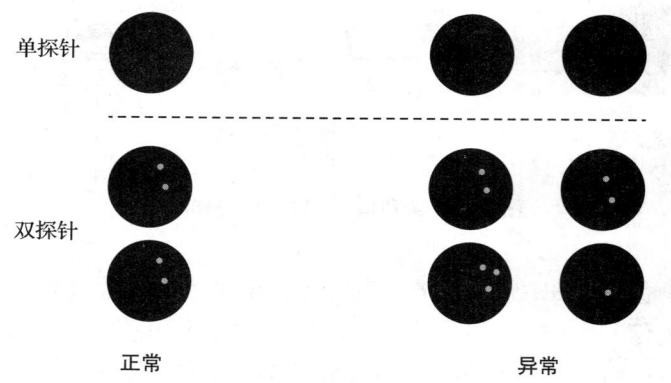

图12-3　羊水脱落细胞FISH检测结果示意图

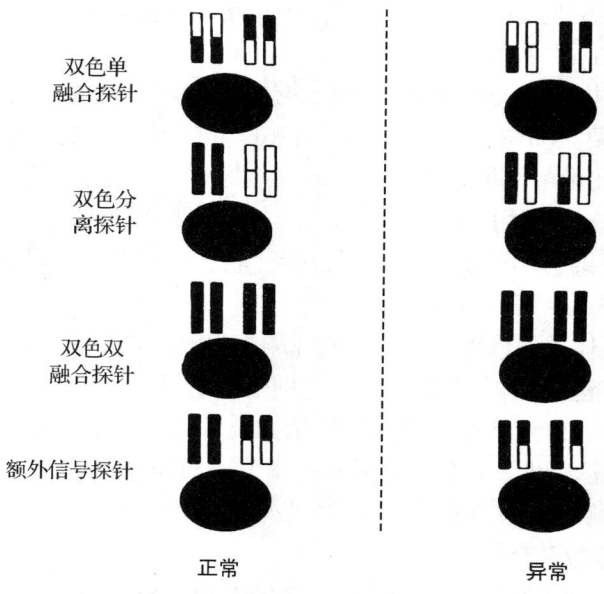

图12-4　间期骨髓结果FISH检测结果示意图

【参考区间】 根据不同探针类型可产生不同结果，正常二倍体细胞常染色体产生荧光颗粒为2个。女性个体X染色体信号颗粒为2个；男性个体X、Y染色体信号颗粒各为1个。

【临床意义】 目前间期细胞荧光原位杂交技术已被广泛用于遗传性疾病、肿瘤研究及临床诊断和治疗监测中，主要集中在以下几个方面。

1. 恶性血液病染色体异常

（1）在恶性血液病诊断中的应用：主要参见第五章第三节。FISH 技术较常规染色体核型分析方法能够更快、更准确地检出异常染色体：①染色体易位形成的融合基因，如 CML 的 *BCR-ABL* 融合基因、APL 的 *PML-RARA* 融合基因等。②复杂染色体畸变：例如 CML 的 Ph 染色体伴 4 号染色体异常 46, XY, t (4; 9; 22)(p16; q34; q11)；多发性骨髓瘤的微小易位 t (14; 16)(q32.3; g23)等。

（2）在恶性血液病治疗过程中的应用：①基因缺失的监测：染色体核型分析技术分辨率有限，无法检测到小于 4.5 Mb 的缺失，而 FISH 分辨率高，可以有效弥补该不足，用于微小缺失的检测。例如检测慢性淋巴细胞白血病患者的 *P53* 基因缺失，可用于指导选择临床化疗方案。②对异性间骨髓移植状态的监测：通过性染色体计数，动态监测供/受者混合性嵌合体比例变化，对异性造血干细胞移植后植入状态进行监测。

2. 产前诊断　应用脐血细胞、绒毛细胞、羊水脱落细胞 FISH，采用 13、18、21、X 和 Y 染色体特异性探针，可对胎儿常见的非整倍体进行快速诊断。

3. 实体瘤的辅助诊断　检测乳腺癌 *Her-2* 基因，是乳腺癌免疫组化检测的重要补充手段。

【应用评价】FISH 具有操作简便、探针标记后稳定、灵敏度高、检测快速、适用于各种类型细胞检测等特点。目前 FISH 已被广泛用于遗传性疾病、肿瘤研究及临床诊断和治疗监测。间期细胞 FISH 特别适合于染色体制备困难、标本获得量少或仅有以往存储的标本的特异性 DNA 或 RNA 序列的检测。

二、基因诊断检验技术

基因诊断（gene diagnosis）是通过检测人体基因的缺失、突变或异常表达，从而辅助诊断疾病的一门技术，在疾病的早期诊断、分期分型、疗效预测及预后评估等方面都具有重要作用。目前，基因诊断已被广泛用于肿瘤、遗传性疾病的诊断，与药物代谢有关的基因检测可以指导个体化用药，这些应用催生并促进了精准医疗的发展。

恶性肿瘤的基因诊断

随着肿瘤生物学及药物基因组学的发展，肿瘤相关基因检测不仅可对肿瘤的诊断起到重要作用，而且也应用于化疗及靶向药物选择。常用于基因诊断的标本包括经福尔马林固定、石蜡包埋的肿瘤组织，经支气管刷检细胞、经支气管穿刺针吸细胞和淋巴结穿刺针吸细胞，痰、血性胸腔积液等。近年来，利用外周血液标本进行肿瘤相关的基因检测备受关注。

常用的肿瘤基因检测方法包括核酸测序技术、荧光定量 PCR、扩增阻滞突变系统技术（amplification refractory mutation system，ARMhigh resolution melting assay，HRMA）、免疫组化、荧光原位杂交技术等。实际工作中根据标本类型及检测目的选择灵敏度、特异性、稳定性最合适的方法进行检测。目前，应用不同技术对不同肿瘤进行基因诊断时仍存在以下问题：①肿瘤组织的异质性，被检测组织中肿瘤细胞纯度不高，石蜡标本所提取基因组 DNA 的质量有限，以及采取的检测方法灵敏度限制等，容易导致检测的假阴性；②对于部分机制未明的基因，尚需结合患者其他指标，基因诊断只可起辅助作用。

1. 原癌基因与抑癌基因检测　大量研究表明，部分基因突变与肿瘤发生发展有关，它们通过影响胞内不同激酶受体对不同信号通路进行调控，从而影响细胞的分化、生长、增殖以及凋亡。此外，同一肿瘤往往涉及多个原癌基因与抑癌基因突变，同一原癌基因或抑癌基因也可见于多种肿瘤。

2. 与肿瘤靶向药物疗效相关的基因检测　随着靶向药物的不断发明与应用，人们发现靶向药物的疗效与患者的某些基因有关，针对特定患者的基因检测结果采用不同的治疗方案是个体化医疗（personalized medicine，PM）和精准医疗的核心，也是决定靶向药物疗效的关键。

（1）*EGFR* 基因突变：表皮生长因子受体（epidermal growth factor receptor，EGFR）是一种酪氨酸激酶活性跨膜蛋白，也被称作 HER1、ErbB1，其与表皮生长因子结合形成二聚体后激活酪氨酸激酶，启动下游细胞信号分子活化，从而促进肿瘤增殖、侵袭、转移及新生血管形成。因此，阻断 EGFR 活性的靶向药物治疗成为非小细胞肺癌（non-small cell lung cancer，NSCLC）的重要治疗手段。

【临床意义】*EGFR* 基因突变与吉非替尼、厄洛替尼等酪氨酸激酶抑制药（TKI）的疗效有关。与无突变患者相比，*EGFR* 突变的患者使用 TKI 获益的可能性更大。不同突变位点和突变类型的患者疗效差异很大。*EGFR* 外显子 19 缺失或外显子 21 突变（L858R、L861Q）的患者，靶向药物吉非替尼的有效率高达 80% 以上，外显子 18 突变（G719C/S/A）患者对吉非替尼敏感性增加。

【应用评价】临床实践表明，并不是所有 *EGFR* 突变的 NSCLC 患者都对 TKI 有效。超过 50% 对 EGFR-TKI 治疗有效的患者可出现 EGFR-TKI 耐药，这与 *EGFR* 基因 20 号外显子 T790M 突变有关。此外，BRAF V600E 突变和 PI3KCA 突变（H1047R/L、E542K、E545K/D）可导致部分 *KRAS* 基因野生型患者对 EGFR-TKI（吉非替尼或厄洛替尼）及 EGFR 单抗药物（西妥昔单抗或帕尼单抗）治疗不敏感。另外，*EGFR* 基因突变与性别、吸烟等预后因素有交叉，单独分析 *EGFR* 基因突变与否用于判断预后的意义不大。

（2）*EML4-ALK* 融合基因：棘皮动物微管相关蛋白样 4（echinoderm microtubule-associated protein-like 4，EML4）与间变型淋巴瘤受体酪氨酸激酶基因（anaplastic lymphoma receptor tyrosine kinase，ALK）发生倒位融合形成 *EML4-ALK* 融合基因。*EML4-ALK* 融合基因可见于多种肿瘤，其通过自身磷酸化激活下游信号通路导致细胞向恶性转化。

【临床意义】*EML4-ALK* 融合基因检测主要用于预测药物疗效和评价预后，阳性者对 TKI 的基础治疗耐药，但对克卓替尼（crizotinib）等针对 *ALK* 基因的小分子抑制药敏感。因此，在使用针对 *ALK* 基因的小分子抑制药前，需进行 *EML4-ALK* 融合基因的检测；携带 *EGFR* 基因野生型的肺腺癌患者，*EML4-ALK* 融合基因预示患者的总生存期更长，预后较好。

【应用评价】*EML4-ALK* 融合基因亚型不同的患者在接受克卓替尼治疗时，疗效可能存在差异。因此，使用克卓替尼治疗 *EML4-ALK* 融合基因阳性的 NSCLC 患者，需要定期监测疗效。

（3）*KRAS* 基因突变：西妥昔单抗和帕尼单抗作为 EGFR 单抗，通过与 EGFR 结合，阻断 EGFR 介导的细胞效应。KRAS 是位于 EGFR 下游级联信号通路上的一个重要的 G-蛋白，其基因包含 2 号外显子突变，可阻断 EGFR 的信号转导。第 2 号外显子的 12 个密码子 GGT 和 13 个密码子 GGC 原本均编码 Gly 氨基酸，突变导致这两个密码子分别编码 6 种和 4 种其他氨基酸，从而使抗 EGFR 的抑制药无效。

【临床意义】*KRAS* 基因突变是多种恶性肿瘤的重要驱动因素，*KRAS* 基因突变状态与患者的临床病理特征和预后密切相关。在结直肠癌患者中，*KRAS* 基因突变与患者的临床病理特征及预后有显著关联。此外，*KRAS* 基因突变还可能影响治疗效果，如化疗和免疫治疗的应答情况。随着对 *KRAS* 基因突变机制的深入研究，针对特定突变类型的靶向治疗策略正在逐步发展。例如，KRAS G12C 抑制剂 AMG 510 在临床试验中显示出良好的疗效。此外，联合检测 *KRAS*、*NRAS* 和 *BRAF* 基因突变有助于指导个体化治疗方案。

【应用评价】*KRAS* 突变是非小细胞肺癌中最常见的驱动基因突变之一，传统化疗效果有限，但随着 KRAS 抑制剂的研发和应用，靶向治疗取得了显著进展。特别是 *KRAS* G12C 突变，已有多种靶向药物如 Sotorasib 和 Adagrasib 获得 FDA 批准用于治疗携带该突变的 NSCLC 患者。KRAS-G12C

靶向抑制剂与其他疗法（如免疫检查点抑制剂）联合使用显示出良好的抗肿瘤活性，合理的治疗组合有望提高疗效。在结直肠癌中，尽管 KRAS 基因突变患者对西妥昔单抗和帕尼单抗等靶向药物并无明显效果，但在其他类型的癌症中，靶向 KRAS 突变的药物可能有更大的潜力。

（4）BRAF 基因突变：鼠类肉瘤滤过性毒菌（v-raf）致癌同源体 B1（v-raf murine sarcoma viral oncogene homolog B1，BRAF）是一种原癌基因，定位于 7 号染色体，编码丝氨酸/苏氨酸蛋白激酶 B-raf，B-raf 与细胞表面受体结合后通过多个信号通路参与调控细胞生长、分化和凋亡。BRAF 突变主要发生在 11 外显子和 15 外显子，其中最常见的突变为 15 外显子 V600E。V600E 突变能模拟 T598 和 S601 两个位点的磷酸化作用，使 BRAF 蛋白激活。BRAF 位于 KRAS 下游级联信号通路上，一旦发生突变，其编码的蛋白产物无须接受上游信号蛋白的活化即可激活并启动下游信号转导途径，使得细胞增殖，进而使得 EGFR 抑制药效果减弱或无效。

【临床意义】①预后方面：BRAF 基因可以作为患者预后评价的独立性指标，BRAF V600E 突变患者预后更差；②治疗方面：BRAF 基因突变患者可能不能从 EGFR 单抗靶向药物治疗中获益；③对于 KRAS 基因野生型同时具有 BRAF 基因 V600E 突变的患者，抗 EGFR 单抗靶向药物治疗可能无效。

【应用评价】BRAF 基因突变仅用于预测结直肠癌化疗药物-抗 EGFR 靶向药物的治疗效果和预后判断，必要时还需结合 KRAS、PI3KCA 等基因的突变检测。

（5）HER2 基因过表达：人类表皮生长因子受体 2（human epidermalgrowth factor receptor-2，HER2）是一种酪氨酸激酶受体，具有刺激、调节细胞生长、生存和分化的重要作用，其过度表达可导致细胞恶性增殖。25%~30% 的乳腺癌患者 Her-2/neu 基因过度表达，这些患者的病理类型多为低分化型，且具有进展迅速、激素受体阳性、易发生淋巴结转移、预后不良等特点。Her-2/neu 基因扩增，可导致 Her-2/neu 蛋白在 Her-2/neu 阳性乳腺细胞表面高度表达，可达正常乳腺细胞的 10~100 倍。最重要的是，HER2 存在于细胞表面，可作为靶向药物治疗的靶点，因此 Her-2/neu 基因表达水平还可用于靶向治疗药物疗效预测。

【临床意义】HER2 基因过表达通常与较差的疾病预后相关。例如，在乳腺癌中，HER2 过表达型乳腺癌患者的生存率较低，且更容易发生复发和转移。HER2 基因过表达的患者需要接受特定的靶向治疗药物，如曲妥珠单抗、帕妥珠单抗等单克隆抗体，以及拉帕替尼、图卡替尼等酪氨酸激酶抑制剂（TKI）。HER2 基因过表达与乳腺癌的其他病理特征密切相关。HER2 过表达的乳腺癌往往具有较高的雌激素受体（ER）和孕激素受体（PR）表达水平。这些特征有助于指导临床治疗方案的选择。乳腺癌中的 HER2 表达存在显著的异质性，不同患者的 HER2 表达水平和基因拷贝数可能有所不同。

【应用评价】由于肿瘤组织标本获取难度较大及疾病过程中 HER2 基因状态可能产生变化，目前无法通过 IHC 和 FISH 对患者的 HER2 基因状态进行实时动态监测，近年来，出现了血清可溶性 HER2 的检测技术，其价值备受关注。

（6）PI3KCA 基因突变：磷脂酰肌醇-4-5-二磷酸盐-3-激酶催化亚单位 α（phosphatidylinositol-4,5-bisphosphate 3-kinase catalytic subunit alpha，PI3KCA）1 基因，位于 3 号染色体，其编码的蛋白多聚体具有类脂激酶和蛋白激酶的双重活性，参与细胞的增殖、运动、黏附和分化等。PI3KCA 基因的突变包括基因的缺失和错义突变，以点突变为主。当 PI3KCA 基因突变后，将导致 PI3KCA/Akt 信号通路持续活化，且不受上游 EGFR 基因调节，促使细胞癌变。

【临床意义】在治疗上，PI3KCA 野生型而 Her2 基因表达上调的乳腺癌患者应用拉帕替尼、曲妥珠单抗等 TKI 抑制剂可显著改善患者的生存率，提高生活质量。当 PI3KCA 突变时则建议避免使用此类药物。乳腺癌患者中 PI3KCA 突变率不低，因此在使用酪氨酸激酶抑制药前，需进行 PI3KCA 基因突变的检测，为乳腺癌患者的合理用药提供参考依据。

【应用评价】若患者存在其他突变，即使 *PI3KCA* 为野生型也可能出现 TKI 耐药。*PI3KCA* 基因突变的检测仅用于预测乳腺癌治疗药物 -EGFR-TKIs 靶向药物的治疗效果。

3. 与肿瘤化疗药物疗效相关的基因检测 化疗是目前多数癌症常使用的一种治疗方法，可显著改善部分肿瘤患者的治疗效果，延长部分患者的生命。然而，由于人种、个体以及肿瘤的异质性，导致同一种化疗药物在不同个体使用时的有效率及毒性反应不同。某些基因表达水平或其型别作为肿瘤个体化疗的基础，在化疗药物疗效预测和药物毒性预测上起到了不可替代的作用。

（1）ERCC1 位点：核苷酸切除修复交叉互补组 1（excision repair cross complementation group 1，ERCC1）是核苷酸外切修复家族中的重要成员之一，位于 19 号染色体，参与 DNA 链的切割和损伤修复过程。已有临床研究证实 ERCC1 与铂类化疗药物耐药相关。*ERCC1* 基因表达水平增高则具有更强的 DNA 修复能力，从而导致铂类药物对 DNA 的破坏作用减弱。ERCC1 mRNA 低表达水平患者对铂类药物敏感。ERCC1 Asn118Asn 中，CT 或 TT 基因型使 ERCC1 mRNA 水平增高，DNA 修复能力增强，患者对铂类药物的敏感性降低，而野生基因型（CC）患者对铂类化疗药物更敏感。

【临床意义】ERCC1 在所有肿瘤细胞中都表达，而且表达水平差异很大。在药物疗效预测方面：如果肿瘤患者 ERCC1 基因为低表达，则使用铂类化疗药物，患者可从中获益，而高表达患者会出现铂类化疗药物抵抗。预后方面：ERCC1 呈低表达的肿瘤患者，存活率显著高于 ERCC1 基因高表达患者。

【应用评价】低表达的 ERCC1 人群肿瘤发生概率增加，高表达则对化疗药物的抵抗性增加。

（2）XRCC1 位点：X 线修复交叉互补基因 1（X-ray repair cross complementing 1，XRCC1）是碱基切除修复和单链断裂修复系统中的重要成分。研究发现 XRCC1 Arg194Arg 患者对铂类药物化疗失败的风险是 Arg194Trp 或 Trp194Trp 患者的 3 倍以上，建议化疗时对 Arg194Arg 患者加大铂类药物剂量。携带 XRCC1 Arg399Gln 或 Gln399Gln 基因型的患者对铂类药物化疗失败的风险是 Arg399Arg 基因型患者的 2.7 倍。

【临床意义】XRCC1 多态性可能影响 DNA 修复能力。通过检测 XRCC1 基因的多态性，可预测铂类化疗药物的敏感性。使用铂类化疗药物治疗时，XRCC1 基因存在 Arg194Trp 和 Arg399Gln 多态性，药物的敏感性将增强。

【应用评价】关于 XRCC1 基因多态性与不同肿瘤的化疗敏感性及预后关系的研究结果并不一致，若其介导的 DNA 修复能力弱，则对化疗较敏感，但肿瘤的易感性相应升高。其疗效预测价值有待进一步评估。

（3）亚甲基四氢叶酸还原酶基因突变位点：亚甲基四氢叶酸还原酶（methylenetetrahydrofolate reductase，MTHFR）是叶酸代谢过程中的关键酶，可将还原型叶酸转变成 5- 甲基四氢叶酸（5-mTHF），从而使氟脱氧尿苷酸（FdUMP）、脱氧胸苷酸合成酶（TS）与还原型叶酸组成的三元复合物减少，使得 5- 氟尿嘧啶（5-FU）的抗肿瘤作用减弱。

【临床意义】目前已发现 *MTHFR* 基因具有多种突变类型，其中最常见的是 C677T 突变和 A1298C 突变。677TT 型对 5-FU 敏感性较高，而 677CT 型和 677CC 型则敏感性较低。A1298C 基因型多态性与患者对 5-FU 的敏感性关系尚不确定，1298AA 型患者对 5-FU 的敏感性较高，但毒副反应也更加明显，需提前预防。此外，*MTHFR* 基因型还可以影响叶酸类拮抗药（化疗药物）甲氨蝶呤（MTX）的浓度及其在细胞内的分布，改变肿瘤细胞的生长及其对化疗药物的敏感性。在单用 MTX 时，基因型为 T677T 的患者药物不良反应发生率明显高于基因型 C677T、C677C 的患者；而基因型为 A1298C 及 C1298C 的患者对 MTX 的疗效较好。

【应用评价】目前对 MTHFR 的突变位点研究尚不够全面，临床用药方案选择时仅作为参考，还需结合患者其他情况综合考虑。

（4）胸腺嘧啶合成酶突变位点：5-氟尿嘧啶（5-FU）本身并无抗癌作用，需转变为 FdUMP 起作用。FdUMP 抑制胸腺嘧啶核苷酸合成酶（TYMS），从而阻止尿嘧啶脱氧核苷酸转变为胸腺嘧啶脱氧核苷酸，影响 DNA 的生物合成，从而导致细胞损伤和死亡。*TYMS* 基因编码的胸苷酸合成酶是嘧啶核苷酸合成的限速酶，也是 5-FU 发挥细胞毒作用的目标酶。而 *TYMS* 基因的多态性可使 TS 表达水平升高，促进细胞过度增殖、逃避衰老和凋亡，从而降低 5-FU 的化疗疗效。

【临床意义】如果患者 TYMS mRNA 低表达，则对氟类化疗药物敏感，而 TYMS 过量表达时则会出现氟类药物耐药。不同类型的 TYMS 突变及其启动子多态性都将影响 5-FU 的疗效，如 3R/3R 基因型对 5-FU 反应差，存活率低。

【应用评价】影响肿瘤对 5-FU 敏感性的因素有多种，应结合其他多种耐药基因及表达蛋白综合评估。

练习题

选择题

1. 聚合酶链反应是一种
   A. 体外特异转录 RNA 的过程
   B. 体外翻译蛋白质的过程
   C. 体外特异复制 DNA 的过程
   D. 体内特异复制 DNA 的过程
   E. 体内特异转录 RNA 的过程

2. 以下技术中**不适用**于检测 PCR 扩增产物的技术是
   A. RFLP
   B. SSCP
   C. PAGE 电泳
   D. Western blot
   E. Sequencing

3. 下列哪项**不是**多重 PCR 的特点
   A. 可扩增同一靶基因的多个不同序列
   B. 经济、简便
   C. 各对引物间的扩增效率差别大
   D. 可扩增多个不同的靶基因
   E. 高效

4. 反转录 PCR 的检测对象是
   A. 双链 DNA
   B. RNA
   C. cDNA
   D. 单链 DNA
   E. 蛋白质

5. 检测基因表达水平变化采用的生物芯片是
   A. DNA 芯片
   B. RNA 芯片
   C. SNP 芯片
   D. 突变芯片
   E. 表达谱芯片

6. 与家族性乳腺癌发生相关的抑癌基因是
   A. *Rb*
   B. *P53*
   C. *BRCA1* 和 *BRCA2*
   D. *K-ras*
   E. *N-ras*

7. 关于乙型肝炎病毒，下列说法**不正确**的是
   A. 属嗜肝 DNA 病毒科
   B. 基因组为不完全双链环状 DNA
   C. 基因组为完全双链环状 DNA
   D. 与肝细胞癌的发生发展密切相关
   E. 我国以 B 型和 C 型为主

8. 检测 HBV 耐药性的主要位点是
   A. 前 C/C 区的 C 基因
   B. 前 S/S 区的 S 基因
   C. P 区的 DNA 聚合酶 P 基因
   D. X 区的 X 基因
   E. *DR1* 基因

9. 苯丙酮尿症的致病基因是
   A. 苯丙氨酸转氨酶
   B. 苯丙氨酸激酶
   C. 苯丙氨酸羟化酶
   D. 苯丙氨酸羧化酶
   E. 苯丙氨酸解氨酶

10. 以下哪种情况可用基因连锁检测方法进行遗传病的基因诊断
    A. 基因片段缺失
    B. 基因片段插入
    C. 基因结构变化未知
    D. 表达异常
    E. 点突变

11. 关于核酸分子杂交技术说法正确的是
    A. 不同来源的单链核酸分子在合适条件下通过碱基互补配对形成双链杂交体
    B. 特异性差
    C. 不受反应体系中的离子浓度影响
    D. 要求两条单链的碱基完全互补
    E. 根据碱基互补配对原则，碱基间通过磷酸二酯键结合

12. 影响核酸分子杂交的因素**不包括**
    A. 核酸片段大小
    B. 核酸分子中的 GC 含量
    C. 核酸浓度
    D. 杂交溶液的离子强度和 pH 值
    E. 环境温度

13. 临床上检测 HBV DNA 最常用的方法是
    A. 核酸测序技术
    B. 支链 DNA 技术
    C. 核酸分子杂交技术
    D. 荧光定量 PCR 技术
    E. 基因芯片技术

14. **不能**用于检测基因序列异常的技术是
    A. 等位基因特异的单核苷酸探针杂交
    B. 限制性片段长度多态性分析
    C. 核酸测序
    D. 单链构象多态性分析
    E. 脉冲场凝胶电泳

15. 已明确的宫颈癌的主要病因是
    A. 持续高危型 EBV 感染
    B. 持续高危型 HCMV 感染
    C. 持续高危型 HCV 感染
    D. 持续高危型 HPV 感染
    E. 持续高危型 HSV Ⅱ 感染

【参考答案】

1. C；2. D；3. C；4. B；5. E；6. C；7. C；8. C；9. C；10. C；11. A；12. E；13. D；14. E；15. D

（赵力欣）

参考文献

[1] 王前，王建中.临床检验医学.2版.北京：人民卫生出版社，2021.
[2] 万学红，卢雪峰.诊断学.9版.北京：人民卫生出版社，2018.
[3] 张朝霞，张琼.实验诊断学实验指导.北京：科学出版社，2006.
[4] 尚红，张丽霞，郭晓临.实验诊断学病案、习题及实习指导.2版.北京：人民卫生出版社，2015.
[5] 尚红，王毓三，申子瑜.全国临床检验操作规程.4版.北京：人民卫生出版社，2015.
[6] 陈东科，孙长贵.实用临床微生物学检验与图谱.北京：人民卫生出版社，2011.
[7] 刘运德，楼永良.临床微生物学检验技术.北京：人民卫生出版社，2019.
[8] 夏薇，陈婷梅.临床血液学检验技术.北京：人民卫生出版社，2015.
[9] 王鸿利.实验诊断学.3版.北京：人民卫生出版社，2014.
[10] 葛均波，徐永健，王辰.内科学.9版.北京：人民卫生出版社，2018.
[11] 王建中，张曼.实验诊断学.4版.北京：北京大学医学出版社，2019.
[12] 张丽霞，陈金宝.实验诊断学彩色图谱.上海：上海科学技术出版社，2002.
[13] 丛玉隆，尹一兵，陈瑜.检验医学高级教程.北京：人民军医出版社，2010.